Kristin Leal

Ganzheitliche Anatomie

für moderne Yogis

Bibliografische Information der Deutschen Nationalbibliothek
Die Deutsche Nationalbibliothek verzeichnet diese Publikation in der Deutschen Nationalbibliografie. Detaillierte bibliografische Daten sind im Internet über https://dnb.de abrufbar.

Für Fragen und Anregungen
info@m-vg.de

Wichtige Hinweise
Dieses Buch ist für Lernzwecke gedacht. Es stellt keinen Ersatz für eine individuelle medizinische Beratung dar und sollte auch nicht als solcher benutzt werden. Wenn Sie medizinischen Rat einholen wollen, konsultieren Sie bitte einen qualifizierten Arzt. Der Verlag und die Autorin haften für keine nachteiligen Auswirkungen, die in einem direkten oder indirekten Zusammenhang mit den Informationen stehen, die in diesem Buch enthalten sind.

Ausschließlich zum Zweck der besseren Lesbarkeit wurde bei der Titelformulierung auf eine genderspezifische Schreibweise sowie eine Mehrfachbezeichnung verzichtet. Alle personenbezogenen Bezeichnungen sind somit geschlechtsneutral zu verstehen.

1. Auflage 2024

Türkenstraße 89
80799 München
Tel.: 089 651285-0

Die englischsprachige Originalausgabe erschien 2021 bei Sounds True, Inc. unter dem Titel *MetaAnatomy: A Modern Yogi's Practical Guide to the Physical and Energetic Anatomy of Your Amazing Body*.

Übersetzung: Marion Zerbst
Redaktion: Ulrike Reinen
Umschlaggestaltung: Manuele Amode, nach dem Original
Abbildungen: alle Illustrationen: Lauren Rebbeck; Foto der Autorin (S. 267): Francesco Sapienza 2020
Satz: feschart print- und webdesign, Michaela Röhler, Leopoldshöhe
Druck: Florjancic Tisk d.o.o., Slowenien
Printed in the EU

ISBN Print 978-3-7423-2683-6
ISBN E-Book (PDF) 978-3-7453-2449-5
ISBN E-Book (EPUB, Mobi) 978-3-7453-2448-8

Kristin Leal

Ganzheitliche Anatomie für moderne Yogis

Entdecke die physische und energetische Ebene deines Körpers

riva

Inhalt

Der Körper sagt,
was Worte nicht zu sagen vermögen.

MARTHA GRAHAM

Einführung

Das hier ist eigentlich kein richtiges Anatomiebuch, sondern eher ein Buch über Verbindungen. (Falls du ein Buch über Anatomie erwartet haben solltest, muss ich dir leider sagen, das ist es nicht – sondern noch viel mehr!) Es ist schon komisch – wenn man Menschen bittet, das Wort »Verbindungen« zu definieren, erzählen sie einem oft von Zeiten, in denen sie das Gefühl hatten, ihre Verbindung zu etwas oder jemandem verloren zu haben. Solche Situationen erinnern uns normalerweise daran, dass irgendetwas nicht stimmt. Etwas ist aus dem Gleichgewicht geraten. Egal, ob es sich um einen Beziehungsstreit oder eine Verletzung unseres physischen Körpers handelt – die unschönen Dissonanzen, die dabei entstehen, sind ein Weckruf für uns: Sie machen uns das wunderbare Potenzial der Harmonie bewusst.

Wir Menschen sind ein faszinierendes Chaos aus lauter Widersprüchen. Wir sind ungeheuer stark und doch gleichzeitig verletzlich. Wir sehen uns alle sehr ähnlich – schließlich sind 99,9 Prozent unserer Gene identisch (was man aber nicht allzu sehr überbewerten sollte; schließlich haben wir auch zu 90 Prozent die gleichen Gene wie Katzen) –, und doch machen diese winzigen Unterschiede eine ganze Menge aus: Jeder Mensch bewegt sich auf andere Weise durch die Welt. Unser Körper besteht aus vielen scheinbar sehr unterschiedlichen Teilen, die aber trotzdem so perfekt aufeinander eingestimmt sind wie ein Weltklasse-Orchester, das eine schwierige Sinfonie spielt. Wir sind ungeheuer komplexe Geschöpfe, aber wie mein Lehrer Rod Stryker, der uns gern ein bisschen auf die Schippe nimmt, wenn wir uns wieder einmal zu ernst nehmen, immer sagt: *So* interessant oder komplex sind wir nun auch wieder nicht.

Mir wird auch heute noch vor Ehrfurcht jedes Mal ganz schwummrig, wenn ich Gelegenheit habe, mit jemandem über die Großartigkeit des menschlichen Körpers zu sprechen. Ich studiere diesen Körper nun schon seit über 20 Jahren und staune immer noch über die verborgenen Schätze und neuen Informationen, auf die ich dabei stoße. Dieses Buch will dich auf eine Entdeckungsreise durch die dynamische Schönheit und Poesie deines Körpers einladen. Es ist eine Reise durch alle Metaebenen der Yogapraxis. Die Vorsilbe *Meta* – wie zum Beispiel im Wort metaphysisch oder Metakarpalknochen – bedeutet »über etwas hinausgehend«. Dieses Buch ist mein Versuch, über unsere oft sehr begrenzte

Sichtweise unserer eigenen körperlichen Form hinauszugehen.

Mich fasziniert übrigens auch die Idee der Metaanalyse, die Daten aus vielen verschiedenen Studien untersucht, bei denen es um die gleiche Fragestellung geht: Wer oder was glauben wir zu sein? Schon seit Jahrtausenden erstellen Menschen – Anatomen ebenso wie Yogi*nis – Modelle und Grafiken, um genau diese Frage zu beantworten. Ich glaube, wenn wir unsere physische und energetische Anatomie besser verstehen lernen und diese beiden Perspektiven miteinander kombinieren, gewinnen wir einen klareren Blick auf uns selbst und eine intensivere Selbsterfahrung. Hoffentlich wird diese Kombination zweier Sichtweisen dazu führen, dass wir uns über unsere Unterschiedlichkeit freuen und letztendlich auch unserer Verbundenheit miteinander gerecht werden.

Ich habe dieses Buch in drei mundgerechte Häppchen unterteilt. Im ersten Kapitel (»Das Physische«) geht es um deine körperliche Gestalt oder, wie ich es gern nenne, deine »fleischliche Hülle«. Dazu wird der ganze Körper auseinandergenommen, um dir die anatomischen Fachbegriffe zu vermitteln, über die du Bescheid wissen solltest, um deine fleischliche Hülle in ihrer ganzen Pracht kennenzulernen. Obwohl ich diese Kapitel eigentlich für Yogaschüler*innen und -lehrer*innen geschrieben habe, bin ich fest davon überzeugt, dass alle Menschen die darin enthaltenen Informationen kennen sollten. Aber denke bitte daran, dass ich dir in diesem ersten Teil nur eine kleine Einführung in ein paar Bereiche deines Körpers gebe! Der Kürze und Verständlichkeit halber werde ich nämlich nur auf bestimmte Knochen, Gelenke und Muskeln eingehen. Ich habe versucht, die manchmal überwältigend erscheinende Fülle an Informationen über die menschliche Anatomie in bekömmliche Bissen zu komprimieren. Dabei habe ich manche Aspekte vereinfacht und verallgemeinert, hoffe aber, dass ich ihrer Bedeutung trotzdem gerecht werde und die Genauigkeit der Informationen nicht darunter leidet. Jedes Thema schließt mit einer kleinen Kostprobe ab – einer kurzen Übung oder Selbsterfahrung, bei der du das Gelernte in die Praxis umsetzen kannst.

Im zweiten Kapitel (»Das Poetische«) möchte ich die Zusammenhänge zwischen der physischen und energetischen Anatomie, zwischen verschiedenen Yogasystemen oder -schulen und zwischen dir und mir herstellen – uns beiden, die wir gerade gemeinsam erleben, wie es ist, in diesen Formen lebendig und verkörpert zu sein. Zunächst werden wir auf verschiedene Möglichkeiten eingehen, das Konzept der Energie zu erforschen, und Korrelationen zwischen dem herstellen, was wir sehen und was wir erleben. Als Nächstes werden wir tief in die Themen Atmung, Nervensystem und in uralte Yogatechniken eintauchen, die unmittelbare Auswirkungen auf unsere Physiologie haben können. Mithilfe der Meditationen kannst du all diese Theorien zu einer gelebten Erfahrung machen.

Im dritten Kapitel (»Das Praktische«) geht es darum, wie du alle Informationen aus dem zweiten und dritten Kapitel zusammenbringen kannst, um echte, dauerhafte, praktische Veränderungen im Leben und in der Yogapraxis zu erzielen. Ich werde dir Werkzeuge in die Hand geben, mit deren Hilfe du in der Lage bist, einen Röntgenblick zu entwickeln! Damit kannst du in deine fleischliche Hülle hineinschauen, einen Blick auf die einzigartigen Formen und Proportionen deiner Knochen und Gelenke werfen und eine ganz persönliche Praxis entwickeln, dich an deiner Einzigartigkeit zu erfreuen. Ich werde auch über Yogahaltungen und bestimmte Anweisungen von Yogalehrer*innen sprechen, die für Schüler*innen problematisch sein können. Mit ein bisschen Neugier und den sich ständig weiterentwickelnden Perspektiven der Biomechanik und der Yogatherapie können wir zumindest in eine Diskussion über die positiven Auswirkungen dieser Positionen und Anleitungen einsteigen und darüber nachdenken, welcher Stellenwert ihnen in unserer eigenen Yogapraxis oder unserer Lehrtätigkeit zukommen könnte. Leicht verständliche Miniübungen bringen dich auf Anhieb in Kontakt mit deiner physischen und energetischen Anatomie.

Immer wenn es in meinem Buch um energetische Charts und Modelle geht, versuche ich diese nach Möglichkeit in einen historischen Zusammenhang oder Text einzubetten. Ich habe mich nach Kräften bemüht, die umstrittenen historischen Zeitlinien, Definitionen und Interpretationen genauer unter die Lupe zu nehmen; sich über die Details zu streiten überlasse ich aber lieber meinen gelehrteren Freund*innen. Statt die Informationen zu sezieren und in unterschiedliche Yogatraditionen aufzusplitten, finde ich es viel interessanter zu beobachten, wie verschiedene Kulturen, Denkschulen, Kunstrichtungen und Gesellschaften sich auf die Beschäftigung mit Yoga und Anatomie ausgewirkt haben und wie diese Faktoren auch weiterhin zu deren Entwicklung beitragen. Ich greife in meinem Buch oft auf Sanskrit-Wörter zurück, denn diese vermitteln eine wahre Fundgrube an Erkenntnissen. Aber damit wir gute Freunde bleiben können, habe ich beschlossen, die diakritischen Zeichen bei den Sanskrit-Begriffen wegzulassen.

Wenn du nach einer Anleitung dazu suchst, wie man in den vollen Lotussitz kommt, oder gern Bilder von Models im Bikini sehen möchtest, die einen Kinnstand machen, wirst du in diesem Buch leider nicht fündig werden. (Dann solltest du es vielleicht doch lieber unter ein wackeliges Tischbein schieben.) Aber vielleicht bist du ja auf der Suche nach einer Yogapraxis, mit der du dein ganz persönliches Potenzial maximieren kannst?

Oder du möchtest anatomisch sinnvolle, gefahrlose, heilende Yogasequenzen unterrichten oder praktizieren, mit deren Hilfe du die subtileren Aspekte deines Energie-, Mental- und Emotionalkörpers erforschen kannst – jener unsichtbaren Schichten, die dein wahres Ich wie feine Seidentücher umhüllen? Dann hoffe ich sehr, dass du in meinem Buch fündig werden wirst.

Darin gebe ich das Wissen weiter, das ich von den großartigen Lehrer*innen erworben habe, bei denen ich lernen durfte; und ich werde es dir so vermitteln, wie ich es in Erinnerung habe, und zwar durch die Brille meiner eigenen gelebten Erfahrung. Mit anderen Worten: Mit jedem Lob kannst du dich direkt an meine Lehrer*innen wenden, und alle Beschwerden oder Widersprüche gegen die hier dargelegten Ansichten können an mich adressiert werden. (Ich habe einen besonders schönen runden Korb für solche Reklamationen.)

Alle meine Kurse und Workshops beginnen mit dem Sanskrit-Chant, den ich von meinem ersten Lehrer gelernt habe:

Guru Brahma
Guru Vishnu
Guru Devo Maheshvarah
Guru Sakshat Param Brahma
Tasmai Shri Gurave Namaha

Das ist ein wunderschöner, tiefgründiger Sprechgesang, den ich folgendermaßen übersetze: »Die Anfänge sind unser Lehrer. Der Beginn von etwas Neuem, das Einnehmen einer Yogahaltung, ja sogar jedes Einatmen bietet uns eine Chance, die Wahrheit darüber zu erfahren, wer wir sind.«

Die Erfahrung des Jetzt und Hier – des gegenwärtigen Augenblicks – kann unser Lehrer sein. Die Prüfungen und Leiden, Höhen und Tiefen des Lebens, das Anhalten des Atems oder das Halten einer bestimmten Position – all das sind Gelegenheiten, unsere wahre Identität zu begreifen.

Doch auch das Ende von etwas kann ein guter Lehrmeister für uns sein. Das Ende eines Jobs oder einer Beziehung, das Ausatmen und das Verlassen einer Position – auch das sind Gelegenheiten, zu erkennen, wer wir sind.

Alle Menschen um dich herum sind Lehrer*innen, die dir dabei helfen können, die Wahrheit über dich selbst zu erkennen. Ich bemühe mich nach Kräften, etwas von diesen Lehrer*innen zu lernen. Alles – jeder Mensch und jeder Augenblick – wird zu einer Chance, etwas über uns selbst zu erfahren.

Und das Buch ist nur der erste Schritt dazu. Ich hoffe, dass du nach dieser Einführung Lust bekommst, weiterzulernen und noch mehr Fragen zu stellen. Selbst nach langjähriger Beschäftigung mit dem menschlichen Körper staune ich auch heute noch darüber, wie meine Wahrnehmung und mein Verständnis sich immer wieder aufs Neue verändern. Bei meinen ersten Versuchen, den menschlichen Körper besser zu verstehen, stützte ich mich auf Bücher und zweidimensionale Bilder. Erst als ich in Yoga- und Anatomiekursen mit echten Körpern zu arbeiten begann, wurde mir klar, wie einzigartig und unverwechselbar wir alle sind. Der Blick auf echte Körper offenbart uns aber auch die Wahrheit, dass alles miteinander verwoben, verflochten und voneinander abhängig ist. Für das Studium des menschlichen Körpers mag es zwar durchaus sinnvoll sein, einzelne Körperteile zu benennen, doch in der Realität ist alles untrennbar miteinander verbunden. Viele unserer Begriffe für bestimmte Körperteile sind Trennungen, die von Anatomen völlig willkürlich vorgenommen wurden. Aber wenn wir eine übergeordnete Perspektive einnehmen und Dinge wie beispielsweise die Funktionen und Aktivitäten bestimmter Gewebe betrachten, sehen wir, dass wirklich alles im Körper miteinander verbunden ist.

Wenn wir uns an unserer Unterschiedlichkeit und der Wandelbarkeit und Vergänglichkeit von Körper, Geist und Emotionen erfreuen, können wir uns auf jenen Teil unserer selbst besinnen, der nicht an Materie gebunden ist und reines Potenzial darstellt. Und wenn wir diesen Teil in uns selbst erkennen, wird es uns auch leichter fallen, ihn in anderen Menschen zu entdecken. Ich hoffe von ganzem Herzen, dass die Praxis des Yoga uns früher oder später dazu bringt, uns an unsere Verbundenheit zu erinnern und ihr gerecht zu werden.

Ich freue mich sehr darauf, diesen Weg mit dir zu gehen. Also lass uns loslegen!

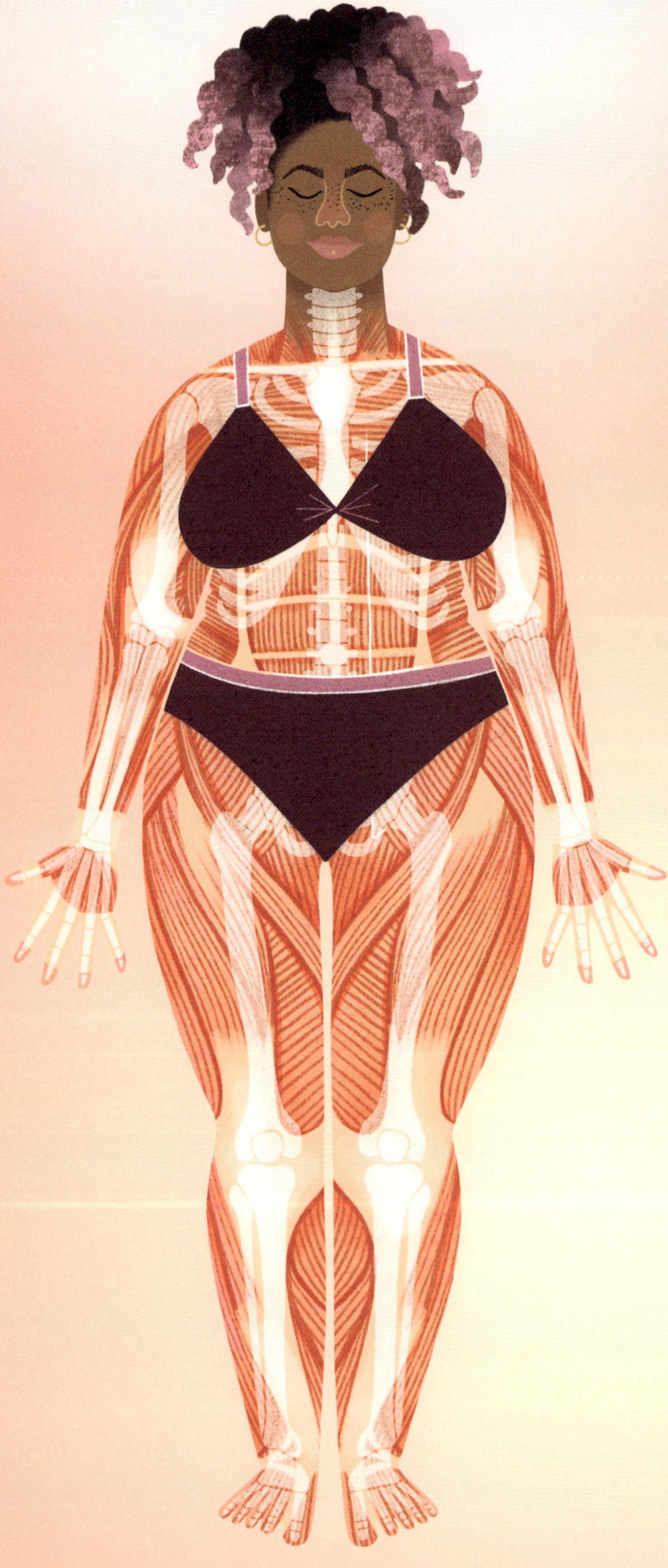

KAPITEL 1

Das Physische

Deine fleischliche Hülle

Ach du meine Güte! Wo sind meine guten Manieren geblieben? Darf ich vorstellen: Das ist dein Körper – der Körper eines Menschen, der Yoga praktiziert. Noch Fragen? Das dachte ich mir schon – also fangen wir am besten gleich an!

Wir bewohnen ein ganz erstaunliches, bewundernswertes Vehikel. In diesem Vehikel können wir rennen, springen, tanzen, küssen, uns umarmen, lesen, singen und immer wieder etwas Neues lernen. Wir können uns strecken, beugen, verdrehen, Yogaposen einnehmen und halten. Aber aus unerfindlichen Gründen interessieren wir uns viel mehr dafür, wie unser schickes neues Smartphone funktioniert, als für das wunderbare Potenzial unseres Körpers und dafür, was er alles kann. Das ist schade, denn unser Mobiltelefon wird wahrscheinlich nur ein paar Jahre halten, aber mit etwas Sorgfalt und Glück können wir 80 bis 100 Jahre lang in unserer eleganten körperlichen Hülle herumlaufen!

Sogar in der Definition des Wortes *Yoga* steckt der Gedanke, sich mit Anatomie zu befassen. Yoga wird oft mit »etwas zusammenspannen« oder »miteinander verkoppeln« übersetzt. Der medizinische Fachbegriff *Jugulum* – die Drosselgrube zwischen den beiden Schlüsselbeinen – kommt vom lateinischen Wort *jungere*, was ebenfalls »Dinge zusammenspannen« oder »miteinander verbinden« bedeutet. Die Jugularvenen in unserem Körper verbinden den Kopf mit dem Herzen; und vielleicht gibt es ja tatsächlich eine poetische Parallele zwischen dieser physischen Verbindung und der Yogapraxis, die in der Lage ist, uns mit unserem Herzzentrum zu verbinden.

Wenn wir als Yogaschüler*innen und -lehrer*innen im Lauf der Zeit ein gewisses Verständnis für die verschiedenen Bestandteile unseres Körpers entwickeln, können wir sie das tun lassen, wozu sie bestimmt sind. Wir können unsere wahren Fähigkeiten nutzen – statt Dinge von unserem Körper zu verlangen, für die er nicht geschaffen wurde – und uns auf diese Weise Schmerzen und Verletzungen ersparen.

Anfangs erscheint einem das Studium der Anatomie oft so überwältigend, dass man den Wald vor lauter Bäumen nicht mehr sieht. Du kannst dir das ungefähr so vorstellen wie das Erlernen einer neuen Sprache. Sobald du ein paar Schlüsselbegriffe gelernt hast, wird diese Sprache – die Sprache unserer körperlichen Form – jedoch leichter verständlich für dich.

Ein Haufen Knochen

Wenn man mich nach meinem Lieblingskörpersystem fragt (eine Frage, die mir – ehrlich gesagt – eher selten gestellt wird), habe ich darauf eine ganz klare Antwort: das Skelettsystem. Zugegebenermaßen, unser Skelett ist nicht ganz so sexy wie das Nervensystem, aber es nimmt definitiv einen besonderen Platz in meinem Herzen ein.

Doch bevor wir auf unsere Entdeckungsreise durch das Skelettsystem gehen, müssen wir uns erst mal über ein paar einfache Grundbegriffe unterhalten. Wir brauchen einen Ausgangspunkt – einen allgemein anerkannten neutralen Ort –, bevor wir lernen können, uns von dort aus sicher und effizient zu bewegen. Diese Ausgangsstellung bezeichnet man als anatomische Position, und sie sieht unserer Yogapose *Tadasana* (Berghaltung) verdammt ähnlich.

In der anatomischen Position befindet sich der oder die Yogi*ni vor der betrachtenden Person. Die Füße stehen genau unterhalb der Hüften flach auf dem Boden und zeigen nach vorn. Die Arme hängen seitlich herab. Die Handflächen zeigen ebenfalls nach vorn, und die Person schaut geradeaus. Auf diese Grundposition bezogen können wir die verschiedenen Teile oder Bereiche unseres Körpers folgendermaßen benennen:

Anterior: in der Nähe der Vorderseite des Körpers; vorn
Posterior: in der Nähe der Rückseite des Körpers; hinten
Superior: oben, oberhalb
Inferior: unten, unterhalb
Lateral: seitlich, zur Seite hin; von der Mittellinie weg
Medial: zur Mittellinie hin
Distal: von etwas weg; weiter vom Ursprung weg
Proximal: in der Nähe; näher am Ursprung
Tief: näher am Kern

Nun, da wir eine gewisse Orientierungshilfe geschaffen haben, wollen wir uns ein bisschen über deine Knochen unterhalten.

Dein erwachsener Körper besteht aus ungefähr 206 Knochen. »Ungefähr« sage ich, weil wir tatsächlich mit ein paar Knochen mehr auf die Welt kommen: Bei unserer Geburt sind es etwa 300. Doch wenn wir älter werden, ossifizieren einige dieser Knochen, das heißt, sie wachsen zusammen. Außerdem besitzt jeder zwanzigste Mensch eine zusätzliche Rippe, und zehn Prozent der Weltbevölkerung haben einen zusätzlichen Wirbel.

Obwohl ich keine Serienmörderin bin, habe ich in meinem Leben schon eine gan-

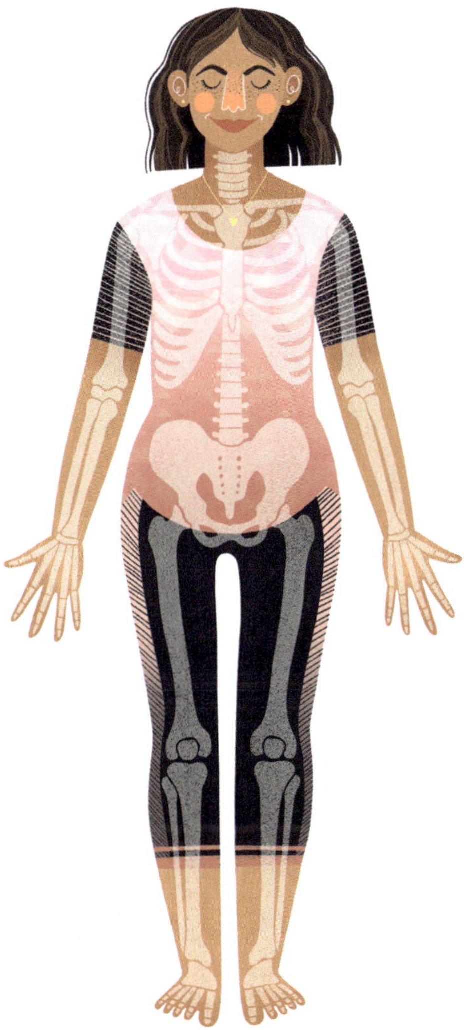

ze Menge Knochen und Skelette zu sehen bekommen, und ich kann dir versichern: Sie sehen alle ein bisschen anders aus. Wir können die Schüler*innen, die zu unseren Yogakursen kommen, ja schließlich nicht röntgen, um uns ihre Knochengerüste in ihrer ganzen Vielfalt anzuschauen; also müssen wir einfach im Hinterkopf behalten, dass jedes Skelett etwas anders aussieht. Und man darf auch nicht vergessen, dass die menschliche Anatomie ungeheuer vielfältig ist, obwohl wir in unserem Anatomieunterricht den durchschnittlichen Körper untersuchen. Deine Schüler*innen sind also absolut einzigartig – genau wie ihre Muskeln und Bänder, ihre Energie, ihre Konstitution und ihre Stimmung!

Als Yogalehrer*innen müssen wir diese Vielfalt im Auge behalten und dürfen nicht erwarten, dass alle unsere Schüler*innen die Yogaposen auf die gleiche Art und Weise ausführen oder dass diese Haltungen bei jedem gleich aussehen, so wie ein ausgestochener Keks dem anderen gleicht. Denn das ist anatomisch schlicht und einfach nicht möglich. Je nachdem, wie deine Hüftpfannen ausgerichtet sind und wie deine Knochen in ihren Gelenken miteinander artikulieren, bist du beispielsweise vielleicht nicht in der Lage, mit gekreuzten Beinen so dazusitzen, dass deine Knie den Boden berühren – und daran ist auch gar nichts Schlimmes! Versuche deine Knie lieber nicht nach unten zu drücken und rede einem Schüler auch nicht ein: »Wenn du dich weiter darum bemühst, klappt es schon irgendwann«; denn das kann und wird früher oder später zu Verletzungen führen. Es gibt zwar ein paar Tricks, um herauszufinden, ob eine Bewegungseinschränkung vom Knochenbau herrührt, also nicht veränderbar ist, oder auf die Muskeln zurückzuführen ist – sich also vielleicht doch verändern lässt–, doch idealerweise sollten wir unseren Schüler*innen dabei helfen, in ihren Yogahaltungen zu ihrer ganz persönlichen Präsenz zu finden, statt irgendeine idealisierte Form anzustreben.

Wer das menschliche Skelett lediglich als funktionelles und strukturelles Element betrachtet, das uns davor bewahrt, einfach nur formlose Fleischklumpen zu sein, macht es sich zu leicht. Diese unausgewogene Sichtweise wird leider auch dadurch begünstigt, dass man uns als Anatomiestudenten oft Plastikmodelle und zweidimensionale Halloween-Zeichnungen des menschlichen Skeletts zeigt, die über seine wunderbare Wahrheit hinwegtäuschen: Das Knochengerüst ist ein lebendiges, dynamisches Gewebe, das sich ständig verändert und umbaut. Aufgrund dieser Umbauprozesse hast du alle sieben bis zehn Jahre ein völlig anderes Skelett. Im Flüssigkeitsbad deines Körpers kann das Knochengerüst die Zugfestigkeit von Stahl, aber auch einen Hauch von Elastizität besitzen, so wie ein Bambusrohr – es ist stark und nachgiebig zugleich.

Ein echter Knochen ist etwas ganz anderes als ein Plastikknochen aus dem Anatomieunterricht. Die Knochen unseres Skelettsystems setzen sich aus verschiedenen Zelltypen zusammen. Zwei Zelltypen – die Osteoblasten und die Osteoklasten – bauen die Knochen ständig um. (»Bau deine Knochen um« wäre eigentlich ein ganz hübscher Titel für eine Reality-TV-Show, findest du nicht?) Angenommen, du versuchst, eine Bowlingkugel anzuheben. Dabei ziehen deine Muskeln über deren Sehnen an dem »Strumpf«, der deine Knochen umgibt – der sogenannten Knochenhaut. Bei dieser gesunden Belastung beginnen die Osteoklasten im darunterliegenden Knochen mit dem Abbau von Knochengewebe. Durch diesen Abbau wird ein Signal ausgesendet: »Hey! Ich baue hier ab! Lass uns mehr Knochenzellen bilden.« Daraufhin werden die Osteoblasten mobilisiert, um den Knochen wieder aufzubauen. Auf die gleiche Weise heilen Knochen übrigens auch nach einem Bruch.

Dieser Tanz aus Abbau und Aufbau von Knochengewebe lässt mit zunehmendem Alter nach. Und wenn mehr Knochen abgebaut als aufgebaut wird, entstehen mit der Zeit immer mehr kleine Löcher in unserem wabenähnlichen Knochengewebe: Die Knochendichte nimmt ab, die Knochen werden schwächer, und man zieht sich leichter Brüche zu. Bei Frauen wirken sich die hormonellen Veränderungen während der Perimenopause und Menopause negativ auf den Kalziumgehalt der Knochen aus und können Osteoporose verursachen. Oft verschreiben Ärzte älteren Menschen daher gewichtstragende Sportarten – Yoga ist übrigens auch so ein Sport –, um die Muskeln zu stärken. Stärkere Muskeln wiederum erhöhen die Knochendichte und bilden außerdem ein Muskelkorsett, das unsere Knochen und Gelenke stützt.

Das Skelett verrät, genau wie die weiche Haut auf unserem nicht durch Botox gestrafften Gesicht, welche Erfahrungen wir im Lauf unseres Lebens gemacht haben. Es erzählt allen Menschen, die ruhig und sachkundig genug sind, um darauf zu lauschen, unsere Lebensgeschichte. Genau das ist das Skelett jedenfalls für mich: ein Schnappschuss deiner Vergangenheit, aber auch ein Vehikel für das, was sich in einem ständigen Veränderungsprozess befindet.

Man kann das Skelett in zwei wichtige Komponenten unterteilen: das Achsenskelett und das appendikuläre Skelett.

Das Achsenskelett bildet, wie der Name schon sagt, die Achse deines Körpers. Es besteht aus folgenden Elementen:

Schädel *(Cranium)*: besteht aus mehreren verschiedenen Knochen (die wir an dieser Stelle für unsere Zwecke einfach alle zusammen in einen Topf werfen)
Kiefer *(Maxilla)*: besteht aus Unter- und Oberkiefer
Gehörknöchelchen (Hammer, Amboss und Steigbügel): drei winzig kleine Knochen im Ohr
Zungenbein *(Hyoid)*: u-förmiger Knochen im Rachenbereich, an dem deine Zunge befestigt ist
Wirbelsäule: besteht aus 24 durch Gelenke miteinander verbundenen Wirbeln sowie dem Kreuz- und Steißbein
Brustkorb: besteht aus zwölf Rippenpaaren: R1 bis R7 (den sogenannten echten Rippen); R8 bis R10 (den sogenannten falschen Rippen); und R11 und R12 (den sogenannten freien Rippen)

Das appendikuläre Skelett umfasst die Knochen der Gliedmaßen:

Schlüsselbein *(Clavicula)*
Schulterblatt *(Scapula)*
Oberarmknochen *(Humerus)*
Speiche *(Radius)*: der daumenseitige Unterarmknochen
Elle *(Ulna)*: der Unterarmknochen auf der Seite des kleinen Fingers
Handwurzelknochen *(Ossa carpi)*: acht wie Kieselsteine aussehende Knochen pro Handgelenk
Mittelhandknochen *(Ossa metacarpi)*: die Knochen der Hand, die distal vor (oder hinter) den Handwurzelknochen liegen
Fingerknochen *(Phalangen)*: die knöchernen Glieder der Finger
Becken *(Pelvis)*: ein einzelner Knochen, der aus drei Teilen (Darmbein, Sitzbein und Schambein) besteht
Oberschenkelknochen (*Femur*): der längste Knochen des Körpers
Kniescheibe *(Patella)*
Schienbein *(Tibia)*
Wadenbein *(Fibula)*
Fußwurzel *(Tarsus)*: bestehend aus sieben Fußwurzelknochen pro Fuß, die wie große Felsbrocken aussehen
Mittelfußknochen *(Ossa metatarsalia)*: die kleinen Fußknochen, die distal vor (oder hinter) der Fußwurzel liegen
Zehenknochen *(Phalangen)*: knöcherne Zehenglieder

Um unseren Körper zu bewegen, ziehen unsere Muskeln an diesen Knochen, sodass sich die Gelenke bewegen, und zwar in drei Ebenen: der Sagittal-, Koronal- und Transversalebene.

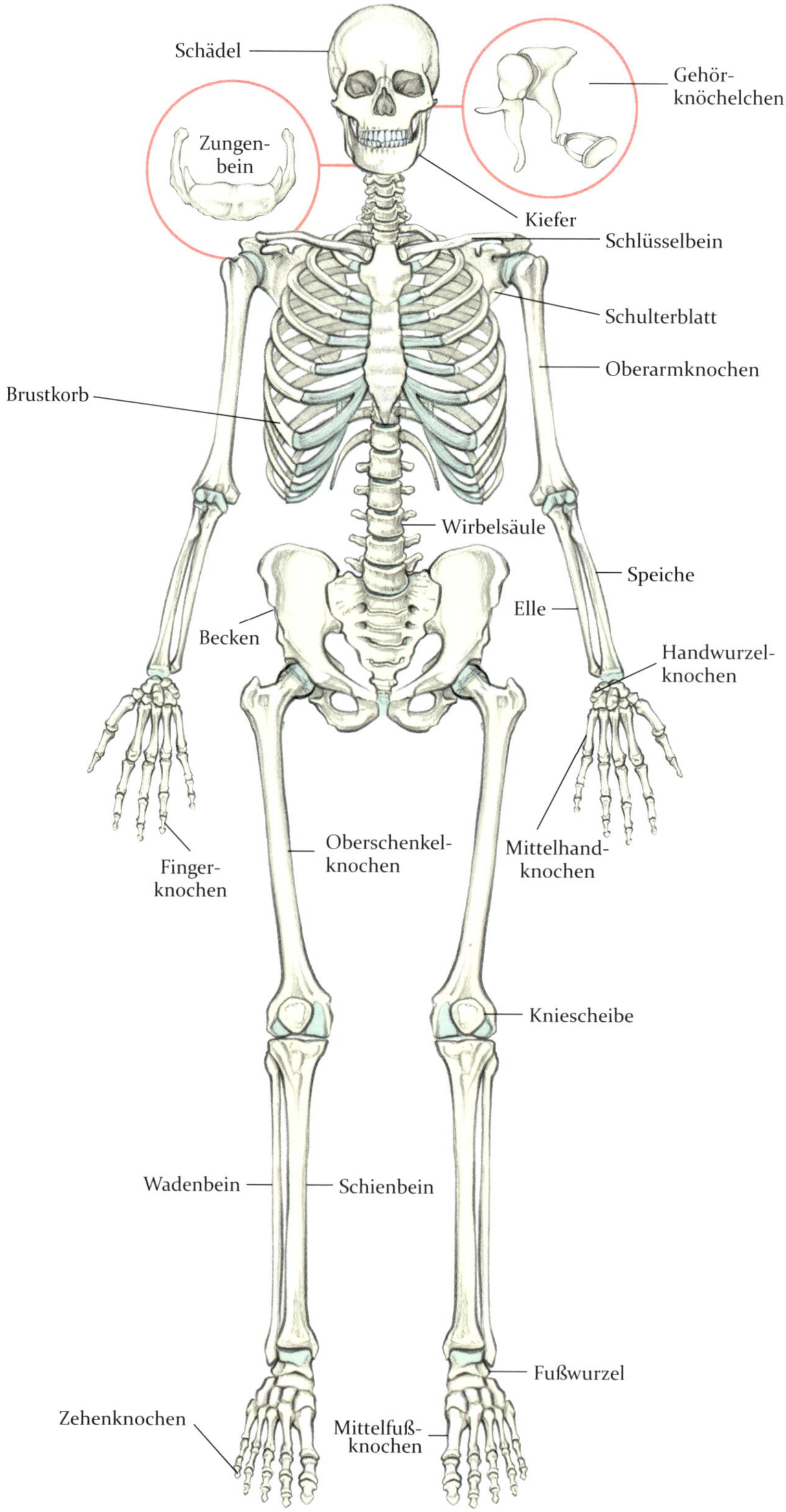
Schädel
Gehör-
knöchelchen
Zungen-
bein
Kiefer
Schlüsselbein
Schulterblatt
Oberarmknochen
Brustkorb
Wirbelsäule
Speiche
Elle
Becken
Handwurzel-
knochen
Oberschenkel-
knochen
Mittelhand-
knochen
Finger-
knochen
Kniescheibe
Wadenbein
Schienbein
Fußwurzel
Zehenknochen
Mittelfuß-
knochen

SAGITTALEBENE

Stell dir eine senkrechte Linie vor, die dich in zwei Hälften teilt – eine rechte und eine linke. Diese Linie kann genau in der Mitte verlaufen oder auch rechts beziehungsweise links von der Mitte liegen, dich also in zwei ungleich große Hälften teilen. (Die Sagittalebene ist also so etwas Ähnliches wie eine Fleischschneidemaschine. Aber wie gesagt: Ich bin keine Serienmörderin – Ehrenwort!) Die Bewegungen entlang dieser Ebene bezeichnet man als Beugung und Streckung.

Beugung: Eine Bewegung, die den Winkel zwischen den beiden Teilen eines Gelenks verkleinert. Das Beugen deines Ellbogens oder die Beugung deiner Knie im Sitzen sind gute Beispiele dafür.

Streckung: Eine Bewegung, die den Winkel zwischen den beiden Teilen eines Gelenks vergrößert. Bei einem Ausfallschritt ist das hintere Bein in der Hüfte gestreckt. Wenn du deine Ellbogen und Knie gerade ausstreckst oder den Kopf in den Nacken legst, um den Mond zu sehen, befinden Ellbogen, Knie und Nacken sich in einer Streckung.

Als hypermobil bezeichnet man Menschen, deren Gelenke über das normale Maß hinaus beweglich, also zu einer übermäßigen Beugung oder Überstreckung in der Lage sind. Diese ungewöhnliche Gelenkigkeit kann darauf zurückzuführen sein, wie die Knochen ineinandergefügt sind; es kann aber auch sein, dass die Bänder, die das Gelenk umgeben und stützen, besonders locker sind. (Dazu später mehr.)

KORONALEBENE

Stell dir eine senkrechte Linie vor, die dich in einen anterioren (vorderen) und einen posterioren (hinteren) Teil zerlegt. Die Bewegungen in dieser Ebene bezeichnet man als Abduktion und Adduktion.

Abduktion: Eine Bewegung von der Mittellinie weg. Stell dir vor, Außerirdische würden dich entführen und von deinem Zuhause wegbringen – weg von der Mittellinie. Deine Arme in der Yogahaltung Krieger 2 und deine Beine in der Vorwärtsbeuge mit gespreizten Beinen befinden sich in der Abduktionsstellung.

Adduktion: Eine Bewegung zur Mittellinie hin. Stell dir vor, du addierst zwei Zahlen zusammen. Adduktion ist eine Bewegung, die eine Struktur in Richtung Mittellinie oder über die Mittellinie hinaus zurückzieht. In der Adlerpose befinden sich deine Beine in der Adduktionsstellung.

TRANSVERSALEBENE

Stell dir eine waagerechte Linie vor, die dich in einen superioren (oberen) und einen inferioren (unteren) Teil halbiert. Sie kann genau in der Mitte deines Körpers verlaufen und dich in zwei gleich große Hälften unterteilen; oder sie verläuft an einer anderen Stelle, sodass zwei ungleich große Teile entstehen. Die Bewegungen in dieser Ebene nennt man Rotation (Drehung). Die Rotation der Wirbelsäule wird meist einfach als »Drehung nach rechts oder links« bezeichnet.

Außenrotation (Auswärtsdrehung): Wenn du deine Oberschenkelknochen *(Femuren)* wie ein Tänzer nach außen drehst oder die Oberarmknochen *(Humeri)* in der Haltung Herabschauender Hund nach außen, sind das gute Beispiele für eine Außenrotation.

Innenrotation (Einwärtsdrehung oder mediale Drehung): Das Drehen der Beine nach innen, sodass die Zehen zur Mittellinie zeigen, ist ein gutes Beispiel für eine Innenrotation.

Okay, das waren jetzt wahrscheinlich schon ziemlich viele neue Wörter. Wenn du dich dadurch überfordert fühlst, steh erst mal auf, atme tief durch und vertritt dir die Beine!

BEWEGE DEINE KNOCHEN!

Nun wollen wir uns ein paar Minuten Zeit nehmen und die Informationen aus diesem Kapitel in die Zellen unseres Skeletts einsickern lassen.

- Nimm die anatomische Position *Tadasana* (Berghaltung) ein.
- Bewege dich durch die Koronalebene und abduziere deine Arme und Beine.
- Drehe deinen rechten Oberschenkelknochen im Hüftgelenk nach außen und beuge das rechte Knie.
- Drehe deine Oberarme nach außen und deine Handflächen und Unterarme in Richtung Boden (Pronation).
- Drehe deine Halswirbelsäule in der Transversalebene nach rechts und schau über deine rechten Fingerspitzen hinweg.

In welcher Haltung befindest du dich jetzt? (Lösung: Virabhadrasana 2 [Krieger 2])

- Komme nun wieder in die anatomische Position Tadasana zurück.
- Bewege dich in der Sagittalebene und beuge beide Beine in den Hüft- und Kniegelenken.
- Hebe deine Arme durch Beugung in Richtung Decke.
- Hebe dein Herz ganz leicht an und bringe die Wirbelsäule in die Streckung.

In welcher Haltung befindest du dich? (Lösung: *Utkatasana* [Stuhl])

Dein Bewegungsspielraum – die Gelenke

Knochen artikulieren miteinander und bilden Gelenke. Es gibt viele verschiedene Arten von Gelenken. Zum Beispiel sind alle Schädelknochen (außer dem Unterkiefer) durch Nahtstellen miteinander verbunden; bei diesen Schädelnähten handelt es sich um synarthrotische, also unbewegliche Gelenke. Deine Zähne sind mit deinem Unter- und Oberkiefer ebenfalls durch ein synarthrotisches Gelenk (sogenannte *Gomphose*) verbunden. Solche Gelenke sind zwar auch ein ziemlich cooles Thema, aber ich gebe meinen Schüler*innen nun mal nicht so oft das Kommando, ihren linken Schneidezahn nach innen zu verschieben oder ihre Schädelplatten anders anzuordnen. Deshalb werden wir uns hier in erster Linie auf die sogenannten diarthrotischen Gelenke beschränken: die frei beweglichen Synovialgelenke.

Es gibt viele Faktoren, die den Bewegungsumfang (oder Bewegungsspielraum) eines Gelenks beeinflussen: die Art und Weise, wie die Knochen miteinander artikulieren, die Struktur und Funktion des Gelenks und die Lockerheit der umliegenden Bänder und Muskeln. Diese Faktoren sind individuell sehr verschieden; das ist ein weiterer Grund, warum man nicht von allen Yogaschüler*innen den gleichen Bewegungsspielraum erwarten kann. Oder, wie mein Lehrer Alan Finger gern sagt: »Der Bewegungsspielraum ist eine Frage des Egos; die Form ist eine Frage der Seele.« Auch wenn sie auf unterschiedliche Namen hören, haben doch alle Synovialgelenke vieles miteinander gemeinsam.

Zunächst einmal gibt es in dieser Kategorie Gelenke zwischen zwei oder mehr Knochen. Solche Gelenke sind von einer Gelenkkapsel – einer faserigen Membran – umgeben. Die innere Membran dieser Gelenkkapsel (Synovialmembran) erzeugt eine Flüssigkeit, die – wer hätte das gedacht – Synovialflüssigkeit genannt wird. Dabei handelt es sich um eine durchsichtige Schmierflüssigkeit, welche die Hitze und Reibung eindämmt, die bei Gelenkbewegungen entsteht. Sie dient aber auch dem Transport von Nährstoffen und Sauerstoff und trägt dazu bei, Abfallprodukte und Kohlendioxid aus dem Gelenk zu entfernen. Außerdem enthält sie Fresszellen, die Zelltrümmer aus dem Inneren des Gelenks beseitigen.

Vielleicht hast du schon mal ein Knacken oder Knistern oder Knallgeräusche in deinen Gelenken gehört, wenn du dich bewegst. Diese Geräusche rühren normalerweise daher, dass Gasblasen in der Gelenkkapsel platzen. Stell dir einmal eine geschlossene Wasserflasche vor. Genau wie die Gelenkkapsel ist auch diese Flasche ein mit Flüssigkeit gefüllter, geschlossener Raum. Wenn du deine Wasserflasche schüttelst, siehst du, wie sich Blasen darin bilden und zerplatzen. Das Gleiche passiert oft auch bei ganz normalen Bewegungen deiner Gelenke. Normalerweise sind diese mit einem leisen Knall platzenden Blasen nicht gefährlich, aber wenn du das Knacken immer nur in einem bestimmten Gelenk oder bei einer bestimmten Bewegung hörst oder wenn es Schmerzen verursacht, solltest du das Problem lieber einmal von einem Arzt untersuchen lassen.

Vielleicht denkst du jetzt an die alte Binsenweisheit deiner Großmutter: »Wenn du weiter so deine Knöchel knacken lässt, bekommst du Arthrose!« Eine kurze und bündige Antwort darauf lautet: Deine Großmutter hatte unrecht (Sorry, Oma!). Doch eine etwas kompliziertere Antwort lautet: Irgendwie hatte sie doch recht. Denn wenn jemand immer wieder mit seinen Gelenken »knackt«, manipuliert er sie dadurch auf eine aggressive Art und Weise, die nicht ihrer anatomischen Bewegungsweise entspricht; und diese Angewohnheit kann mit der Zeit durchaus zu einer Arthrose führen. Später, wenn wir uns näher mit den Gelenken beschäftigen, werde ich auf diesen Punkt noch genauer eingehen.

Außer Knochen und Gelenken brauchen wir aber auch eine Stützstruktur, damit die durch Gelenke miteinander verbundenen Knochen nicht verrutschen. Das ist die Aufgabe der Bänder. Diese aus Bindegewebe bestehenden Faserstränge stützen die Gelenke auf passive Weise und beugen unerwünschten Bewegungen vor. Sie sind zwar auch etwas dehnbar, aber nicht sehr elastisch: Einmal überdehnt, werden sie nie wieder so jugendfrisch wie früher, sondern bleiben schlaff. Außerdem sind Bänder praktisch gefäßlos, das heißt, sie werden nicht direkt mit Blut versorgt, das ihnen neue Nährstoffe und Eiweiße für den Wiederaufbau und die Reparatur von Schäden liefern könnte. Die Heilung einer Bänderverletzung ist also ein sehr mühsamer und langwieriger Prozess. Wenn Bänder durch Überdehnung oder Verletzung ihre Form verlieren, reiben die beiden Gelenkflächen auf ungünstige Weise aneinander, was leicht zu Schäden an den Strukturen innerhalb des Gelenks führen kann.

Manche Gelenke – beispielsweise Schulter, Hüfte, Knie und die Zwischenwirbelgelenke – sind mit einer besonderen Art von Knorpel ausgestattet: dem sogenannten Faserknorpel. Diese Knorpel haben je nach ihrer Position spezielle Namen wie *Labrum* (Gelenklippe), Meniskus oder Bandscheibe, dienen jedoch stets als Stoßdämpfer: Sie halten die Gelenkflächen auseinander und sorgen gleichzeitig dafür, dass sie besser ineinanderpassen. Stell dir vor, du wühlst nachts den Kopf in dein Kissen: Je tiefer er sich in das Kissen hineindrückt, umso größer ist die Kopffläche, welche die Kissenoberfläche berührt. Und je passgenauer sich die Knochen eines Gelenks in den Faserknorpel hineinschmiegen, umso mehr Knochenflächen berühren die Knorpeloberfläche. Ähnlich wie deine Bänder sind auch diese dichten Bindegewebsstücke nicht von Blutgefäßen durchzogen und heilen bei Verletzungen nur schwer oder gar nicht wieder ab.

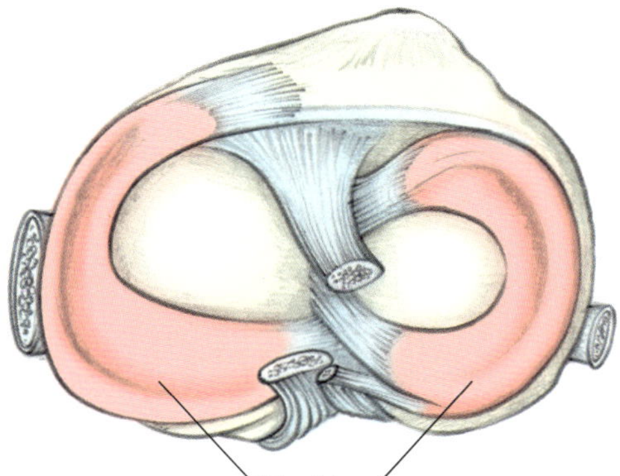

An den Enden der Gelenkfläche eines Knochens befindet sich der sogenannte Gelenkknorpel oder hyaline Knorpel. Den stelle ich mir immer wie auf die Enden der Knochen aufgetragenen Nagellack vor: Dabei handelt es sich nämlich um einen glasartigen, glatten, glänzenden Knorpel, der Stöße abfedert und verhindert, dass die Knochen aneinanderreiben. Genau wie Nagellack kann dieser Knorpel abplatzen und er regeneriert sich dann nicht wieder, da er ebenfalls gefäßlos ist.

Yogaposen können dazu beitragen, unsere Gelenke zu stützen und zu ernähren. Wenn wir nicht aufpassen, können sie diesen Strukturen aber auch Schaden zufügen. Viele Yogahaltungen (zum Beispiel Taube, Knöchel-zu-Knie-Pose, Schustersitz und Lotussitz) erfordern nämlich eine Außenrotation der Hüfte und eine Beugung des Knies. Wenn wir die Grenze unseres Hüftbewegungsspielraums erreichen, aber trotzdem versuchen, noch tiefer in diese Pose hineinzugehen, überträgt sich diese Belastung oft auf das Knie.

Da das Knie versucht, das, was die Hüfte nicht leisten kann, zu kompensieren und uns eine gewisse zusätzliche Drehung zu ermöglichen (die in seiner »Arbeitsplatzbeschreibung« als Gelenk aber eigentlich gar nicht vorgesehen ist), kommt es dadurch oft zu einer Überdehnung der Bänder. Dann reiben und schaben die Knochen am Meniskus, der sich dadurch womöglich so weit abnutzt, dass der Gelenkknorpel abzuplatzen beginnt und die Knochen belastet werden. Wie du vielleicht noch weißt, führt diese Belastung zum Abbau von Knochengewebe, wodurch wiederum ein Signal zur Bildung von mehr Knochenzellen in diesem Bereich entsteht. Dieser Aufbau zusätzlicher Knochenzellen führt oft dazu, dass sich kleine knöcherne Stalagmiten und Stalaktiten *(Osteophyten)* im Gelenk bilden, die seine Beweglichkeit einschränken und starke Schmerzen und Schwellungen verursachen. Diese kleinen knöchernen Auswüchse können auch abreißen und im Gelenk herumschwimmen. Ärzte bezeichnen diese schwimmenden Auswüchse als »Gelenkmäuse«. Das hört sich zwar niedlich an, doch der Prozess der Arthrose-Entstehung ist alles andere als niedlich. Das ist ein weiterer Grund, warum wir lieber versuchen sollten, zu unserer ganz persönlichen Präsenz in einer Yogahaltung zu finden, statt unbedingt immer tiefer in die Haltung hineinkommen und »noch mehr aus ihr herausholen« zu wollen.

In den stark beanspruchten Bereichen deines Körpers, wo viele verschiedene Gewebe übereinanderliegen, befinden sich oft sogenannte Schleimbeutel – mit Synovialflüssigkeit gefüllte Säckchen, so ähnlich wie weiche, zusammenquetschbare Murmeln, die für mehr Polsterung und gleitende Bewegungen zwischen den Körpergeweben sorgen. Wie bei den meisten Dingen im Körper (und auf der Welt) kann es auch bei Schleimbeuteln zu Reizungen kommen. Durch solche Reibungen oder Reizungen entsteht eine Schleimbeutelentzündung *(Bursitis)*.

Rund um das Gelenk befinden sich die gefäßreichen, supercoolen Skelettmuskeln. Diese Muskeln haben ganz andere Eigenschaften als die oben beschriebenen Strukturen:

- Sie sind **erregbar**, das heißt, sie können Reize empfangen und darauf reagieren.
- Sie sind **kontraktil**, das heißt, sie können sich bei Erregung zusammenziehen.
- Sie sind **dehnbar**.
- Sie sind **elastisch**, das heißt, sie können nach einer Dehnung wieder zu der Länge zurückkehren, die sie in Ruhestellung hatten.

Wenn du Fleisch isst (sorry an alle Leser*innen, die sich wie ich vegetarisch ernähren), verzehrst du die Muskeln des betreffenden Tiers. Aus der Ferne sieht das Ganze einfach nur aus wie ein Fleischklumpen, aber wenn du ein bisschen genauer hinschaust, erkennst du, dass er aus lauter kleinen Fasern besteht. Wenn du noch genauer hinschaust, wirst du feststellen, dass jede dieser Fasern aus noch kleineren Fasern besteht. Und jede dieser kleinen Fasern setzt sich wiederum aus Eiweißen (Proteinen) zusammen. Diese Proteinfäden schieben sich wie Spannerraupen aneinander vorbei und bewirken eine Kontraktion, durch die sich sowohl die Länge als auch die Form der Zelle verändert. Jede Organisationsebene der Muskelfasern ist von einer Hülle aus Faszien umgeben. Faszien sind so etwas wie die Plastikfolie deines Körpers: Sie umhüllen jeden Muskel, jeden Nerv und jedes Organ. Die Faszien deiner Muskeln laufen in zähen, faserigen Gewebebändern – den Sehnen – aus. Diese Sehnen verbinden die Muskeln mit den Knochen, indem sie in die Knochenhaut (den »Strumpf« deines Knochens) hineingeflochten sind. Sehnen unterstützen die Übertragung der Kraft eines Muskels; außerdem stabilisieren sie die Gelenke und wirken manchmal wie eine Feder, um bestimmte Bewegungen effizienter zu gestalten.

Die Muskeln sind von Nerven durchzogen. Wenn ein Muskel von deinen Nerven das Signal erhält, sich zusammenzuziehen, zieht er einen Knochen eines Gelenks zum anderen hin und erzeugt auf diese Weise eine Hebelwirkung. Muskeln arbeiten paarweise oder in noch größeren Teams zusammen, um die Bewegungen deiner Gelenke zu ermöglichen.

Dehnungen finden normalerweise im Muskelbauch statt. Die Faszien, Sehnen und Bänder folgen dabei den Muskeln. Einige der Nerven, welche die Muskeln und Sehnen versorgen, fungieren als Sicherheitsmonitore und versuchen die Dehnbewegung in Grenzen zu halten: Sie senden Schmerz- und Krampfsignale aus, um uns rechtzeitig zu warnen, wenn wir Gefahr laufen, einen Muskel zu überdehnen und dadurch das Gewebe zu verletzen.

Ein Muskel kann sich auf verschiedene Arten zusammenziehen (oder kontrahieren):

- Er kann sich **konzentrisch** kontrahieren oder verkürzen, so wie dein Bizeps, wenn du versuchst, eine Bowlingkugel anzuheben.
- Er kann sich **exzentrisch** kontrahieren oder verlängern, so wie dein Bizeps, wenn er die Bowlingkugel langsam nach unten sinken lässt, nachdem du sie hochgehoben hast.
- Er kann sich **statisch** kontrahieren, zum Beispiel, wenn du nach dem Aufheben der Bowlingkugel regungslos verharrst, weil dir gerade eingefallen ist, dass du gar nicht weißt, wie man bowlt, und du deshalb auch keine Ahnung hast, was du mit der Kugel machen sollst. Bei einer statischen Kontraktion arbeitet der Bizeps isometrisch, wobei sich der Muskel weder verlängert noch verkürzt.

Muskeln erfüllen übrigens auch unterschiedliche Funktionen:

Agonisten sind die Muskeln, die bei einer bestimmten Aufgabe oder Bewegung die wichtigste Rolle spielen, also gewissermaßen die Hauptakteure. Sie führen die betreffende Aufgabe oder Aktion am effizientesten aus.

Synergisten sind Hilfsmuskeln, welche die Hauptmuskeln bei ihrer Arbeit unterstützen; sie sind für die Feinabstimmung der Bewegung zuständig.

Antagonisten befinden sich normalerweise auf der Seite des Gelenks, die dem Hauptakteur (Agonisten) gegenüberliegt. Genau wie der Gegenspieler in einem Film widersetzen sich diese Muskeln der Aktion des Helden der Geschichte. Sie tragen oft dazu bei, die Bewegung zu kontrollieren, zu verlangsamen und geschmeidiger oder reibungsloser ablaufen zu lassen, um das Gelenk zu schützen.

Stabilisatoren sind Muskeln, die gegeneinander arbeiten, um einen Knochen an seinem Platz zu halten.

Wie du wahrscheinlich schon selbst erlebt hast, sind die Yogaposen wunderbar kompliziert, weil dabei viele verschiedene Aktionen unter Beteiligung vieler verschiedener Gelenke stattfinden und viele verschiedene Muskeln viele verschiedene Aufgaben erfüllen.

TASTE DEIN GEWEBE AB

Und nun lass uns einige der Gewebe, über die wir bereits gesprochen haben, durch Abtasten genauer kennenlernen.

- Setze dich mit leicht gespreizten Beinen auf den Boden.
- Taste die Vorderseite deines Beins ab und versuche die Umrisse deiner Kniescheibe nachzufahren. Vielleicht ist sie kleiner, als du denkst. Vielleicht kannst du sie – ganz vorsichtig – ein kleines bisschen nach innen und wieder nach außen schieben und spürst dabei, dass sie von der Quadrizepssehne umschlossen ist.
- Jetzt schiebst du deine Hände ein paar Zentimeter weiter nach oben und betastest deinen vierköpfigen Oberschenkelmuskel oder Quadrizeps. Achte auf die unterschiedliche Dichte und Beschaffenheit von Muskel und Knochen. Versuche den Quadrizepsmuskel von allen anderen Muskeln getrennt zu kontrahieren und beobachte, wie deine Kniescheibe dabei an deinem Bein hinaufgleitet.
- Beuge nun dein Knie (durch Flexion) und fahre mit den Händen nach unten und hinten zur Kniekehle. Spürst du die kräftigen Stränge an beiden Seiten der Kniekehle? Das sind deine Kniebeuger- oder Hamstring-Sehnen.

Nimm dir ruhig ein bisschen Zeit, über die vielen verschiedenen Gewebestrukturen, die sich kreuz und quer durch deinen Körper ziehen und Verbindungen miteinander eingehen, zu staunen!

Den Rücken stärken

Die atemberaubende Architektur der Wirbelsäule spielt für unseren Körper eine sehr wichtige Rolle: Sie stützt und verteilt das Gewicht des Oberkörpers, verleiht unserem Körper seine Haltung und ermöglicht Bewegungen, während sie gleichzeitig das anmutige Gewebe des Rückenmarks schützt. Ihre geschwungene Form, dank der wir unsere Gliedmaßen so geschickt bewegen können, macht uns zu einem ganz besonderen Wunderwerk der Evolution: zweibeinigen Säugetieren. Auch wenn unsere Mütter oder Yogalehrer*innen uns immer wieder einschärfen, dass wir uns »gerade halten« sollen, erfüllen diese eleganten Kurven unseres Körpers durchaus einen Zweck, und wir sollten tun, was wir können, um sie zu stützen und aufrechtzuerhalten. (Anmerkung von Marianne Leal, meiner Mutter, die übrigens auch Yogalehrerin ist: »Das habe ich nie gesagt.«)

Diese großartige Säule besteht aus 24 durch Gelenke miteinander verbundenen Wirbelkörpern plus dem miteinander verwachsenen Kreuzbein und Steißbein. Diese Knochen lassen sich in verschiedene Wirbelsäulenregionen unterteilen:

- sieben Halswirbel (C1 bis C7)
- zwölf Brustwirbel (T1 bis T12)
- fünf Lendenwirbel (L1 bis L5)
- vier bis fünf miteinander verwachsene Kreuzbeinwirbel (S1 bis S5)
- drei bis fünf miteinander verwachsene Steißbeinwirbel (Coc 1 bis Coc 4)

Obwohl die meisten Wirbel sich in ihrer Struktur sehr stark ähneln, weist jede Wirbelsäulenregion leichte Anomalien auf – und diese Anomalien bewirken große Unterschiede in der Art von Bewegung, welche die jeweilige Region ermöglicht.

Die erwachsene Wirbelsäule hat vier verschiedene Kurven oder Krümmungen:

Halswirbelsäule: lordotisch (nach vorn oder innen gekrümmt)

Brustwirbelsäule: kyphotisch (nach hinten oder außen gekrümmt)

Lendenwirbelsäule: lordotisch (nach vorn oder innen gekrümmt)

Kreuzbein/Steißbein: kyphotisch (nach hinten oder außen gekrümmt)

Auf der Straße bekämst du im Anatomiejargon wahrscheinlich folgende Kommentare zu hören: »Mann, ist die lordotisch!«, was bedeuten würde, dass diese Frau eine übermäßig stark nach innen gekrümmte Lendenwirbelsäule hat. Oder: »Wow, der Typ ist ja total kyphotisch!«, was bedeutet, dass der betreffende Mann eine außergewöhnlich stark nach außen gekrümmte Brustwirbelsäule hat. (Hüte dich vor den Anatomen-Gangs, die nachts die Straßen deiner Stadt unsicher machen!) Doch selbst wenn mit diesen Begriffen auch manchmal übermäßige Krümmungen der Wirbelsäule gemeint sind, besitzen alle erwachsenen Menschen zwei kyphotische und zwei lordotische Wirbelsäulenkurven. Wenn die Wirbelsäule seitlich verdreht ist, nennt man das Skoliose. Menschen mit Skoliose haben eine ganz spezielle Anatomie; um diese im Rahmen einer Yogapraxis positiv beeinflussen zu können, muss man sich sehr intensiv und individuell mit diesem Thema befassen.

Wenn du ein Baby hast (oder jemals eins gesehen hast), ist dir wahrscheinlich aufgefallen, dass es ein bisschen wie eine Garnele aussieht, wenn es aus dem Mutterleib kommt – zwar eine niedliche, aber halt eben doch irgendwie eine Garnele. Das liegt daran, dass Säuglinge nur mit den beiden primären Krümmungen – der Brustwirbelsäulenkyphose und der Kreuz-/Steißbeinkyphose – auf die Welt kommen. Die Eltern werden (hoffentlich) darauf hingewiesen, dass sie niemals versuchen sollten, ihr Baby aufrecht hinzusetzen oder im Arm zu halten, ohne sein Köpfchen und seinen Nacken abzustützen; denn ohne die beiden zusätzlichen Wirbelsäulenkrümmungen, die erst später hinzukommen, würden die Babys dann einfach in ihre Garnelenform zurückfallen und könnten sich nicht aufrecht halten. Wenn diese knuddeligen, weichen Babys ein bisschen älter werden, legen ihre Eltern sie auf den Bauch; und um zu sehen, was um sie herum so alles passiert, müssen die lieben Kleinen dann ihre Halsmuskulatur anspannen und trainieren, wodurch sich die Halswirbelsäulenlordose entwickelt. Etwas später beginnen sie, sich auf Händen und Knien aufzurichten (das sieht dann aus wie die Baby-Version einer Katze-Kuh-Pose). Sie fangen auch an, sich nach hinten zu werfen (womit sie jedem, der sie im Arm hält, einen Riesenschrecken einjagen), und ziehen ihren Körper dann wieder in eine aufrechte Position zurück. Diese Bewegung trainiert ihre Bauchmuskeln, was zur Entwicklung der Lendenwirbelsäulenlordose beiträgt. Nun, da die Babys ihre sekundären lordotischen Hals- und Lendenwirbelsäulenkrümmungen entwickelt haben, können sie anfangen, sich aufzurichten und ihre ersten wackeligen Schritte zu wagen. (Sie werden leider so schnell groß, nicht wahr?)

Die Lendenwirbelkrümmung gibt es nur bei uns Menschen; sie bietet uns die Hebelwirkung, die Stoßdämpfung und die Balance, die wir brauchen, um auf zwei Beinen zu gehen. Vielleicht hast du schon mal dressierte Schimpansen gesehen, denen man beigebracht hat, aufrecht zu gehen,

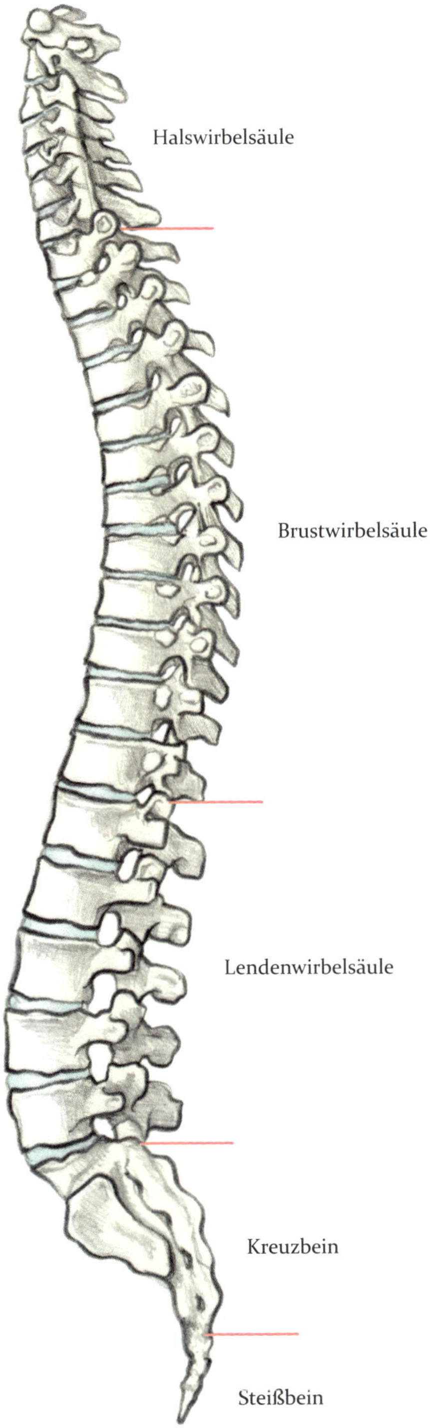

damit sie mehr wie Menschen aussehen. Ist dir dabei aufgefallen, wie sie ihre langen Arme über den Kopf und ein bisschen nach hinten werfen, um vorübergehend so etwas wie eine Lendenwirbelsäulenlordose zu erzeugen, damit sie wenigstens ein paar Meter so gehen können wie wir?

Wenn du dir die Wirbelsäule eines erwachsenen Menschen (statt eines Schimpansen) anschaust, wirst du außerdem feststellen, dass die Krümmungen der Hals- und Lendenwirbelsäule sich symmetrisch zueinander bewegen: Das heißt, sie agieren wie Spiegelbilder. Wenn du deine Halswirbelsäule beugst oder streckst, ahmt deine Lendenwirbelsäule diese Bewegung nach, und umgekehrt. Diesen Effekt solltest du bei deinen *Asanas* (den Übungen) im Auge behalten, vor allem bei den Rückbeugen. Bei einer Rückbeuge ist es dank der relativ freien Beweglichkeit der Halswirbelsäule oft viel einfacher, den Kopf nach hinten in die Streckung zu bringen. Doch da die Lendenwirbelsäule dann automatisch mitmacht, kann es sein, dass sie anfängt zu knirschen, denn bei solchen Yogahaltungen gibt es oft zu wenig Bewegungsspielraum. Wenn du ein Stück weit aus dieser Nackenstreckung herauskommst, kannst du etwaige Probleme in deinem unteren Rückenbereich vermeiden, und dann gelingt dir vielleicht eine gleichmäßigere Rückbeuge über die gesamte Länge deiner Wirbelsäule.

Die meisten einzelnen, also nicht miteinander verwachsenen Wirbel sehen sehr ähnlich aus: An der Vorderseite befindet sich ein Wirbelkörper, der einen Großteil des Gewichts des darüberliegenden Wirbelkörpers auffängt und nach unten überträgt. An der Rückseite weisen die Wirbel einen schnabelartigen Vorsprung auf – den Dornfortsatz – und an den Seiten zwei weitere Fortsätze: die Querfortsätze. Alles, was an einem Knochen spitz hervortritt, so wie zum Beispiel diese drei Vorsprünge, eignet sich gut als Ansatzpunkt für Muskeln und Bänder. Die drei Fortsätze bilden zusammen einen Wirbelbogen, und den dadurch entstehenden Hohlraum nennt man Wirbelloch *(Foramen vertebrale)*. Wenn man alle Wirbellöcher aneinanderreiht, entsteht der Wirbelkanal, durch den das Rückenmark verläuft. Dort, wo der Wirbelbogen auf den Wirbelkörper trifft, befinden sich zwei kleine Facettengelenke. Die meisten Wirbel sind über drei Gelenke mit ihren Nachbarn verbunden: an den beiden Facettengelenken und den Wirbelkörpern. Sie ruhen wie Melkschemel aufeinander und verleihen der Wirbelsäule – wenn sie korrekt ausgerichtet sind – Kraft und Stabilität.

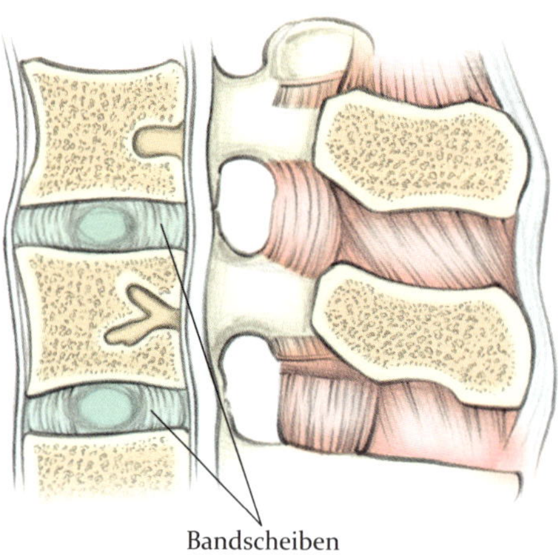

Zwischen allen Wirbelkörpern, außer den ersten beiden, liegt ein ganz besonderes Stück Faserknorpel: die Bandscheiben. Diese Bandscheibe wird oft mit einem etwas altbackenen gefüllten Donut verglichen. Sie besteht aus einer zähen, faserigen Hülle (dem Faserring) und einem Gallertkern. Diese »Donuts« tragen dazu bei, das Gewicht im Zwischenwirbelgelenk zu verteilen, und wirken wie Stoßdämpfer. Wenn du dir vorstellst, auf die Vorderseite des gefüllten Donuts zu drücken – so wie es bei deinen Bandscheiben passiert, wenn du deine Wirbelsäule beugst –, wird die geleeartige Füllung (der Gallertkern) nach hinten gedrückt. Wenn du auf den hinteren Teil drückst, so wie bei der Streckung der Wirbelsäule, wird das Gelee nach vorn geschoben. Und wenn wir unsere Wirbelsäule drehen, rücken die beiden Wirbelkörper enger zusammen, und der Gallertkern wird in alle Richtungen gedrückt.

Durch Bewegung bleiben die Bandscheiben gesund und prall gefüllt. Wenn du deine Wirbelsäule bewegst, werden die Bandscheiben ausgewrungen wie ein schmutziger Schwamm; und wenn du dich anschließend wieder entspannst, saugen sie sich mit Flüssigkeit aus den benachbarten Geweben voll. Vielleicht hast du schon mal etwas davon gehört, dass man, wenn man sich morgens misst, ein bisschen größer ist als abends vor dem Schlafengehen. Das liegt daran, dass die Schwerkraft, die tagsüber auf unseren aufrechten Körper wirkt, die Bandscheiben zusammendrückt und sie dann einen Teil ihrer Flüssigkeit an die umliegenden Gewebe abgeben. Im Liegen, wenn die Schwerkraft anders auf unseren Körper einwirkt, werden die Bandscheiben wieder praller.

Mit zunehmendem Alter verlieren die Bandscheiben einen Großteil ihres Flüssigkeitsgehalts und erhalten dann auch keine direkte Blutzufuhr mehr, was sie anfälliger für Belastungen und Schädigungen macht. Eine Schwächung oder ein Riss in der äußeren Hülle der Bandscheibe – dem Faserring – kann dazu führen, dass der Gallertkern sich an der betreffenden Stelle vorwölbt; das bezeichnet man als Bandscheibenprotrusion. 60 bis 70 Prozent aller über 35-Jährigen haben abgenutzte Bandscheiben, einen Bandscheibenvorfall oder eine Bandscheibenprotrusion. Bei einem Bandscheibenvorfall quillt der Gallertkern aus dem Faserring heraus. Es gibt aber auch eine gute Nachricht: Je nachdem, in welche Richtung das Gallert heraustritt, kann man trotzdem völlig beschwerdefrei sein. Leider ragt der Gallertkern jedoch meistens zunächst seitlich und nach hinten aus der Bandscheibe heraus. Dadurch besteht die Gefahr, dass er auf das Rückenmark oder die Spinalnervenwurzel drückt und Schmerzen, Kribbeln oder ein Taubheitsgefühl entlang der Nervenbahn verursacht. Ohne chirurgischen Eingriff lässt sich die Füllung nie wieder richtig in den Donut zurückschieben; die betreffende Bandscheibe wird also immer in ihrer Funktion beeinträchtigt bleiben.

Ein Großteil der Arbeit in der Physio- und Yogatherapie zielt darauf ab, mehr Platz zwischen den von solchen Schäden betroffenen Wirbeln zu schaffen und die umliegenden Muskeln zu stärken, um die Zwischenräume zwischen diesen Wirbeln aufrechtzuerhalten und die Wirbel zu stützen. Wenn man Haltungsfehler erkennt und korrigiert, nimmt das Risiko, dass die vorgewölbte oder vorgefallene Bandscheibe die Nerven erneut reizen könnte, ab. Da die Wirbelsäule eine Menge Gewicht zu tragen hat, viele Bewegungen ausführen muss und vielen Fehlhaltungen ausgesetzt ist, besteht die Gefahr einer Schädigung in allen Wirbelsäulenregionen, doch die Lendenwirbelsäule ist am anfälligsten für Bandscheibenschäden.

Jede Wirbelsäulenregion ist einzigartig. Die Beweglichkeit der einzelnen Wirbel hängt von ihren knöchernen Fortsätzen, ihrer jeweiligen Umgebung und der Art und Weise ab, wie die Strukturen der Wirbelsäule aufeinanderpassen. Wir wollen uns die verschiedenen Abschnitte deiner Wirbelsäule nun mal der Reihe nach anschauen; aber vergiss dabei nicht, dass an den meisten komplizierteren Yogabewegungen, die die Wirbelsäule betreffen, viele Wirbel in sämtlichen Wirbelsäulenregionen beteiligt sind.

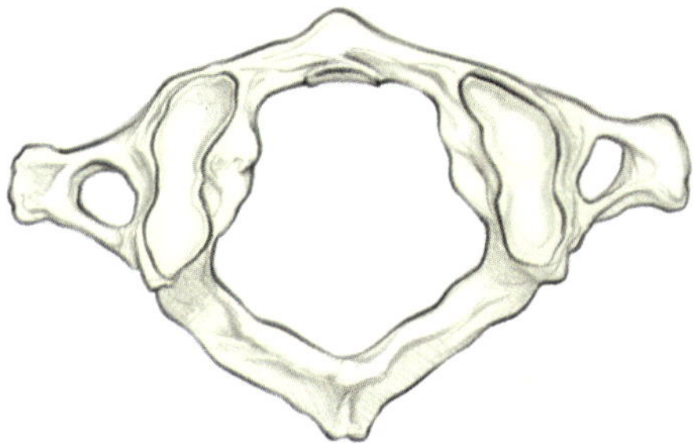

C1: Atlas

HALSWIRBEL

Sieben Halswirbel bilden zusammen die lordotisch gekrümmte Halswirbelsäule. C1 und C2 sind zwei ganz besondere Wirbel und haben daher auch jeder einen eigenen Namen erhalten: Atlas und Axis. Der Atlas – benannt nach dem griechischen Titan, der das ganze Himmelsgewölbe auf seinen Schultern trägt – ist ein großer, knöcherner Ring ohne Wirbelkörper und ohne Fortsätze. Er ist durch ein Gelenk mit der Schädelbasis verbunden und sitzt auf C2, dem Axis, der einen nach oben ragenden, phallusähnlichen Knochenfortsatz namens *Dens* besitzt. Dank dieser Position können dein Schädel und dein Halswirbel C1 sich so hin und her drehen, als würdest du Nein sagen.

Die Halswirbel C3 bis C7 besitzen kleine Wirbelkörper, die von der Evolution so konzipiert wurden, dass sie das relativ leichte Gewicht des Kopfes tragen können. C7 ist insofern einzigartig, als er einen langen, vorstehenden Dornfortsatz hat, den du unten an deinem Nacken sehen oder ertasten kannst. Beugungen und Streckungen der Halswirbelsäule finden größtenteils im Atlanto-Okzipitalgelenk statt (dort, wo dein Schädel mit C1 verbunden ist); doch auch die anderen Wirbel der Region tragen zu diesen Bewegungen bei. Drehungen der Halswirbelsäule finden hauptsächlich im Atlanto-Axialgelenk (C1/C2) statt, aber wie alle Bewegungen werden sie normalerweise durch mehrere verschiedene Gelenke unterstützt.

Im Querfortsatz jedes Halswirbels befinden sich kleine Löcher, durch welche die Wirbelarterien verlaufen. Diese Arterien transportieren sauerstoffreiches Blut, das

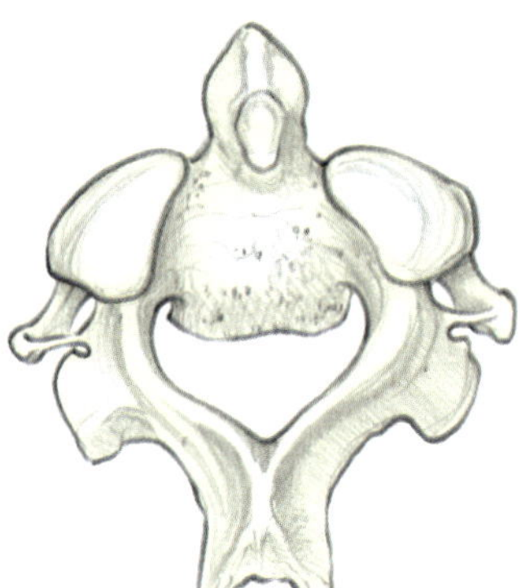

C2: Axis

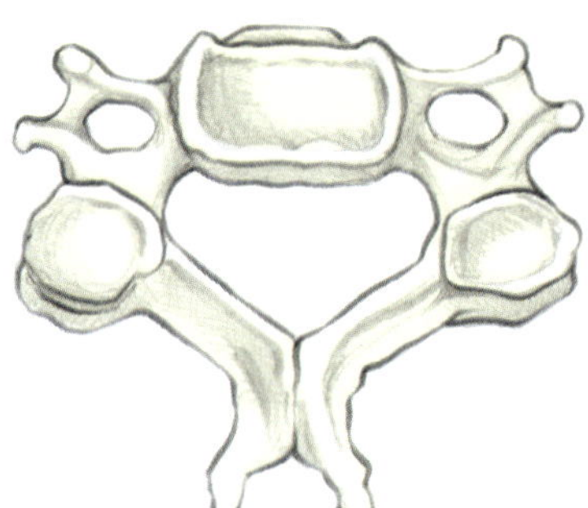

C5

der Versorgung des Gehirns dient. Von einem zarten knöchernen Ring umgeben, sind sie normalerweise gut geschützt, doch beim Yoga sind wir leider manchmal so tollkühn, uns auf den Kopf zu stellen oder andere verrückte Sachen mit unserem Nacken zu machen; und die kleinen Halswirbelkörper sind nicht so gut dafür ausgerüstet, das Gewicht unseres ganzen Körpers zu tragen, wie wir es im Kopfstand von ihnen verlangen. Yogi*nis versuchen auch oft, ihren Kopf in extremer Nackenstreckung nach hinten zu werfen oder den Nacken in bestimmten Posen über seine Grenzen hinaus zu drehen; das ist eine gefährliche Kombination aus Drehung und Streckung. Bei solchen Bewegungen besteht Verletzungsgefahr für die Bandscheiben und Wirbelsäulenarterien. Das heißt nicht, dass gesunde Menschen diese Haltungen nicht einnehmen dürfen, aber sie müssen dabei besonders vorsichtig sein, weil die entsprechenden Strukturen sich nicht gut dafür eignen. Um diesen besonders beweglichen und empfindlichen Teil der Wirbelsäule zu schützen, muss man genau auf eine korrekte, schonende Ausrichtung von Kopf und Hals achten.

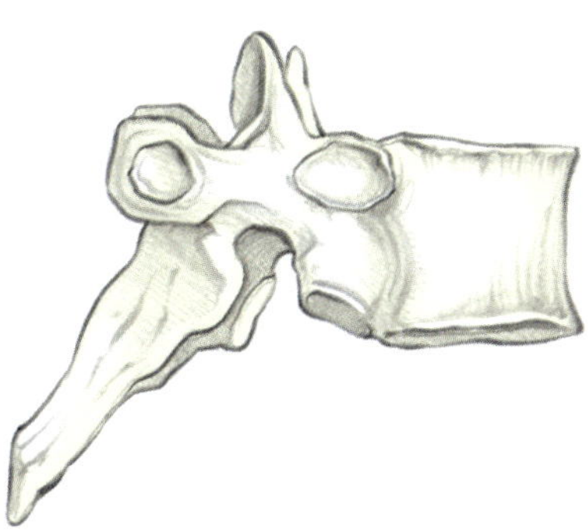

Brustwirbel

BRUSTWIRBEL

Zwölf Brustwirbel bilden zusammen die kyphotisch gekrümmte Brustwirbelsäule. Sie sind mittelgroß und herzförmig und werden nach unten hin immer größer, um das zunehmende Gewicht des Oberkörpers und der oberen Extremitäten zu tragen. Die Dornfortsätze in dieser Region ragen in einem scharfen Winkel nach unten, und jeder Wirbel ist über Gelenke mit einem Rippenpaar verbunden. Diese Faktoren schränken die Bewegungsfreiheit der Gelenke in dieser Wirbelsäulenregion stark ein. Die meisten Bewegungen werden nicht nur von einem einzigen Wirbelgelenk, sondern von einer Kombination aus mehreren Wirbeln ausgeführt. Streckbewegungen werden durch die Tukanschnabel-ähnlichen Dornfortsätze und die individuelle Beugung begrenzt; Drehungen und seitliche Beugungen (Lateralflexion) werden durch die Rippen eingeschränkt.

Du besitzt zwölf Rippenpaare, die mit den zwölf Brustwirbeln gelenkig verbunden sind. Die Rippen 1 bis 7 (echte Rippen) sind über eine eigene Knorpelstraße, den Rippenknorpel, direkt vorn mit dem Brustbein verwachsen. Die Rippen 8 bis 10 (falsche Rippen) sind über eine mehrspurige Rippenknorpelstraße miteinander verbunden, die am Brustbein zu einem Ansatz zusammenläuft. Das führt zu kleinen Unterschieden in der Beweglichkeit

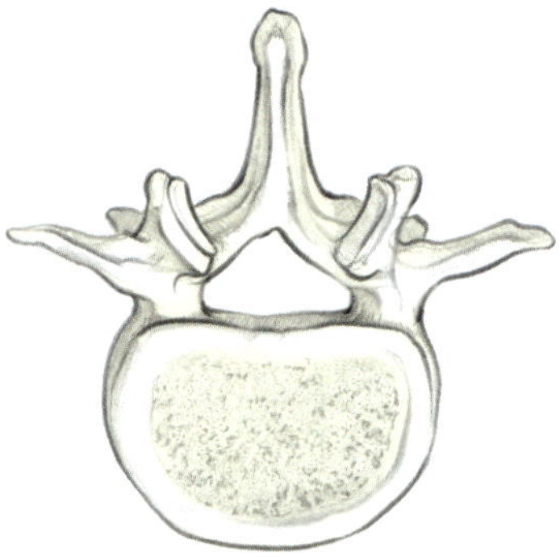

Lendenwirbel

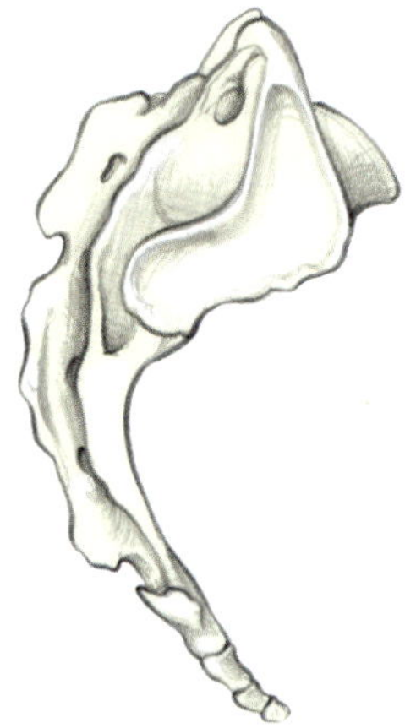

Kreuzbein

der Wirbel, an denen die Rippen befestigt sind. T11 und T12 sind über Gelenke mit Rippe 11 und 12 (den freien Rippen) verbunden. Diese Rippen reichen nicht bis nach vorn zum Brustbein; man kann sie aber an der Seite, der Taille und dem Rücken ertasten. Da diese Rippen vorn nicht mit dem Brustbein verbunden sind, haben die Wirbel T11 und T12 im Vergleich zu ihren anderen Brustwirbelkollegen einen viel größeren Bewegungsspielraum.

LENDENWIRBEL

Fünf Lendenwirbel bilden die lordotisch gekrümmte Lendenwirbelsäule. Sie besitzen große Wirbelkörper, die gut dafür gerüstet sind, Gewicht zu tragen. Dank ihrer robusten, kräftigen Dornfortsätze, die nicht so schnell aufeinanderstoßen, lassen sich diese Wirbel leicht beugen und strecken. Die Querfortsätze sind ziemlich rechteckig und ragen seitlich heraus, was starke seitliche Beugungen und Drehungen verhindert. Aufgrund des großen Bewegungsspielraums beim Beugen und Strecken, des schweren Gewichts, das sie tragen müssen, und der Scherbewegungen dieser Wirbel sind die Gelenkverbindungen zwischen den unteren Lendenwirbeln und dem Lendenwirbel-Kreuzbein-Gelenk besonders anfällig für Verletzungen.

KREUZBEIN

Das Kreuzbein ist ein pyramidenförmiger Knochen mit nach unten zeigender Spitze. Es soll aus vier oder fünf miteinander verwachsenen Wirbeln bestehen. Kreuzbein und Steißbein sind konvex gekrümmt und tragen zu dieser kyphotischen Kurve bei. Von allen Knochen, die ich in meinem bisherigen Leben gesehen habe (und um es nochmals zu betonen: Ich bin wirklich keine Serienmörderin, echt jetzt!), weist das Kreuzbein die größte Vielfalt auf: Größe, Form, Artikulation und Anzahl der Wirbel sind von Mensch zu Mensch verschieden und führen zu großen Unterschieden in der Beweglichkeit und Stabilität der umliegenden Gelenke.

Oben ist das Kreuzbein mit dem fünften Lendenwirbel verwachsen. Manche Menschen haben noch einen zusätzlichen Lendenwirbel und dafür einen Kreuzbeinwirbel weniger, was normalerweise daran liegt, dass der erste Wirbel des Kreuzbeins nicht vollständig mit den anderen verwachsen ist. Dieses Phänomen bezeichnet man als Lumbalisation. Wieder andere Menschen haben einen Kreuzbeinwirbel mehr und einen Lendenwirbel weniger; dann spricht man von Sakralisation.

Seitlich ist das Kreuzbein durch die Iliosakralgelenke (IS-Gelenke oder noch einfacher ISGs) mit den beiden Darmbeinen, die zum Becken gehören, verbunden. Es ist umstritten, ob sich das Kreuzbein unabhängig von den Darmbeinen bewegen kann oder ob es sich einfach mit dem Becken mitbewegt. Der unabhängige Bewegungsspielraum in diesem Gelenk ist begrenzt, denn es stellt den Dreh- und Angelpunkt zwischen Oberkörper und Beinen dar und muss daher ziemlich stark und stabil sein. Die minimalen Bewegungen, die das Kreuzbein ausführt, wenn es sich mit dem Becken mitbewegt, kann man sich als eine Art »Nicken« vorstellen: Wenn du dein Becken nach vorn (anterior) kippst, als wolltest du seinen Inhalt dorthin ausschütten, bewegt sich der obere Teil des Kreuzbeins ebenfalls nach vorn (Nutation). Wenn du dein Becken dagegen nach hinten (posterior) kippst, bewegt sich der obere Teil des Kreuzbeins ebenfalls nach hinten, was man als Gegennutation oder Kontranutation bezeichnet. Wenn wir diesen Bewegungen oft entgegenarbeiten oder uns dagegen wehren, belasten und komprimieren wir diesen Bereich, was zu vielen Funktionsstörungen dieses Gelenks führen kann. (Mehr dazu auf Seite 207)

Genauso wie uns als Gesellschaft allmählich immer klarer wird, dass das Geschlecht nicht binär ist, stellen wir auch fest, dass unser Kreuzbein und die Beckenschale, in der es sich bewegt, ein Spektrum bilden; es gibt nicht einfach nur zwei entgegengesetzte Formen. Am männlichen Ende des Spektrums ist das Kreuzbein länger und schmaler und artikuliert an drei Segmenten mit dem Darmbein. Näher am weiblichen Ende des Spektrums ist das Kreuzbein breiter und gedrungener und artikuliert nur an zwei Segmenten. Diese Artikulation mit weniger Segmenten ermöglicht einen größeren Bewegungsspielraum und somit auch mehr Schädigungen im ISG-Bereich bei Frauen. Am unteren Ende ist das Kreuzbein mit dem Steißbein *(Coccyx)* verbunden.

STEISSBEIN

Der lateinische oder medizinische Fachbegriff für das Steißbein, *Coccyx*, kommt aus dem Griechischen und bedeutet »Kuckuck« (wegen der gekrümmten Schnabelform dieses Vogels). Man geht davon

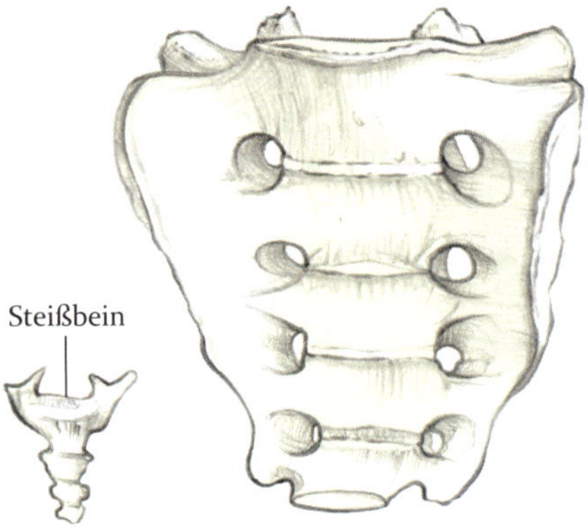

aus, dass das Steißbein aus drei bis fünf miteinander verwachsenen Wirbeln besteht, die mit dem unteren Teil des Kreuzbeins verbunden sind.

Einige Anatomiebücher sind sich in dieser Hinsicht nicht ganz einig und klassifizieren dieses Gelenk entweder als synovial (etwas beweglich), faserknorpelig (kaum beweglich) oder verknöchert (unbeweglich). Zwischen Kreuzbein und Steißbein liegt zwar eine Bandscheibe, doch die Bewegung dieses Gelenks ist äußerst eingeschränkt. Das Steißbein ist ein wichtiger Ansatzpunkt für Bänder, viele Beckenboden- und Rückenmuskeln sowie für die Hüllen, die das Rückenmark umschließen.

BENACHBARTE MUSKELN

Um unsere Knochensäule zu bewegen, brauchen wir natürlich auch ein paar Muskeln. Schauen wir uns zunächst einige Rumpfmuskeln an, die dazu beitragen, diese Körperregion zu stützen und in Bewegung zu setzen.

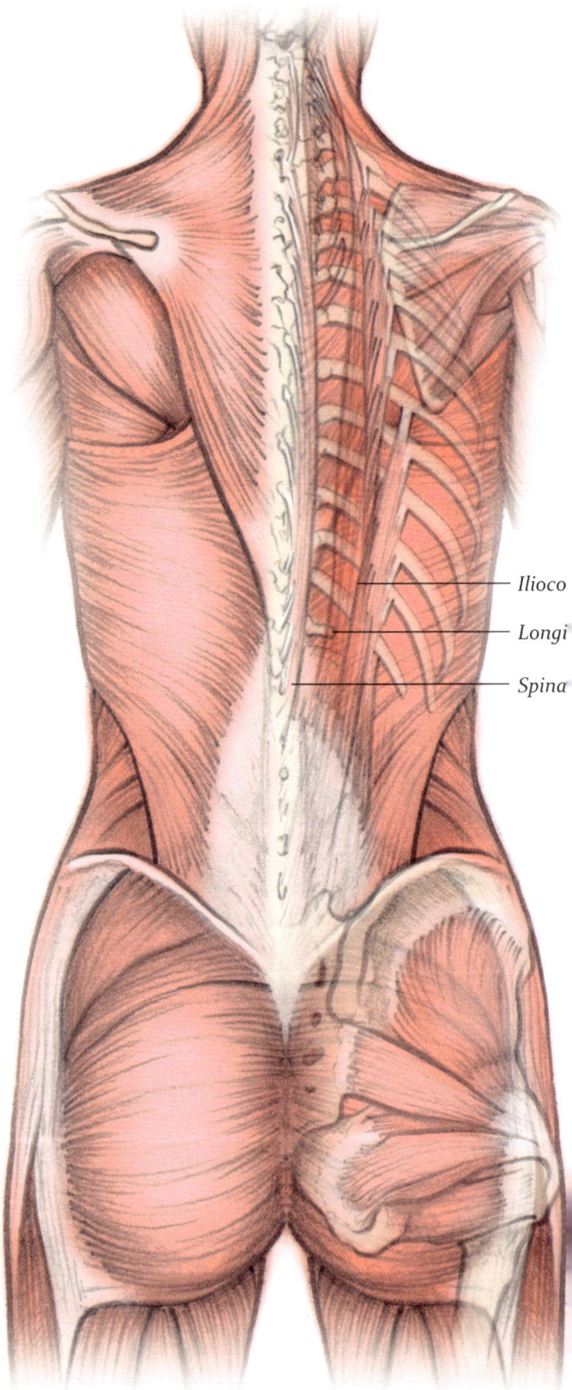

Wirbelsäulenaufrichter *(Erector spinae)*

Wirbelsäulenaufrichter oder Rückenstrecker

Das ist eine große Gruppe tiefer Rückenmuskeln, die wie Eisenbahnschienen an beiden Seiten der Wirbelsäule entlang verlaufen. Fasern dieser Muskeln erstrecken sich vom Hinterhauptbein (Schädelbasis) bis zum Kreuzbein und den beiden Darmbeinen und sind an den Rippen und an sämtlichen Wirbeln befestigt. Wie der Name schon sagt, tragen diese Muskeln dazu bei, die Wirbelsäule aufrecht zu halten. Wenn wir sie beidseitig kontrahieren – so wie bei der Rückbeuge *Salabhasana* (Heuschreckenpose) –, bringen sie die Wirbelsäule in die Streckung. Wir können diese Muskeln aber auch dehnen, indem wir die Wirbelsäule nach vorn beugen, so wie in der Yogahaltung der Katze.

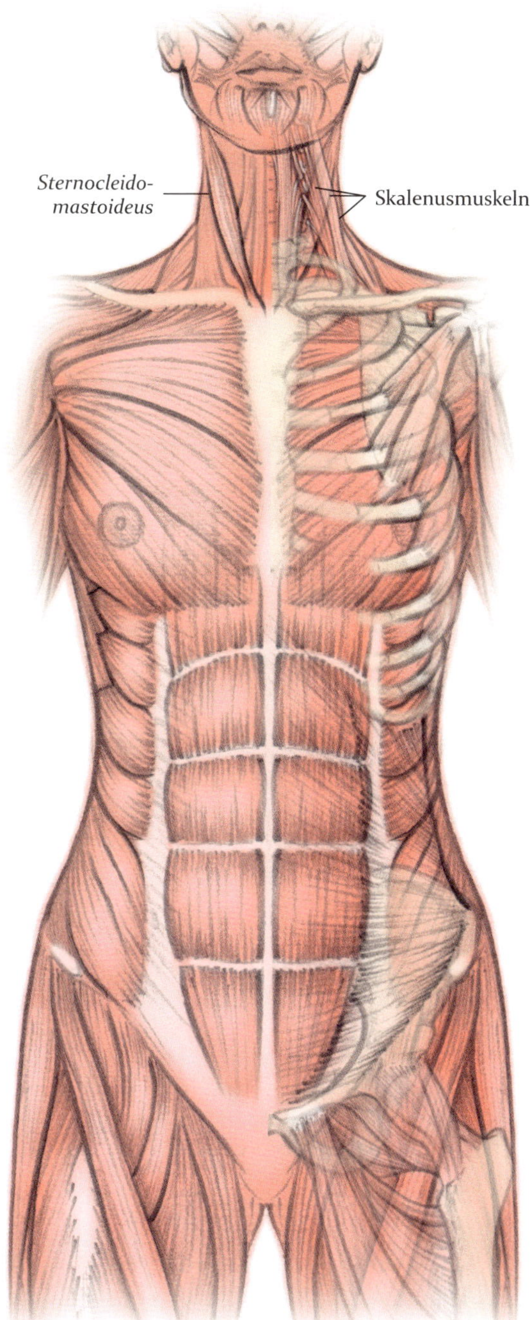

Da es sich beim Wirbelsäulenaufrichter um eine so lange Muskelgruppe handelt, ist es durchaus möglich, dass ein Bereich sehr hyperton (verspannt) und ein anderer Bereich hypoton (schwach oder unterfordert) ist. Ein typischer Haltungsfehler, den ich bei meinen Mitmenschen sehe, ist, dass sie das Becken nach hinten (posterior) kippen, sodass ihre Lenden- und Brustwirbelsäule kyphotisch wird. Wenn man sein Becken auf diese Weise verschiebt und dann beispielsweise auf einen Computerbildschirm oder aus der Frontscheibe des Autos schaut, wird der Nacken zu weit nach vorn gestreckt, und das Kinn schiebt sich ebenfalls nach vorn. Diese Fehlhaltung von Kinn und Nacken führt wiederum dazu, dass sich die Fasern des Wirbelsäulenaufrichters im Nacken verspannen und seine Fasern im Bereich der Brustwirbelsäule geschwächt werden.

Quadratischer Lendenmuskel

Der quadratische Lendenmuskel *(Quadratus lumborum)* ist ein vierseitiger, rechteckiger Muskel in der Lendenwirbelsäulenregion. Er setzt an der hinteren Seite des Darmbeins, der zwölften Rippe und den Querfortsätzen von L1 bis L5 an. Wenn man ihn beidseitig anspannt, wirkt er an der Streckung der Lendenwirbelsäule mit; einseitig angespannt, beugt er die Wirbelsäule zur Seite hin oder zieht die Hüfte nach oben. Wenn man das Becken dabei in fixierter Position hält, zieht die Kontraktion des Muskels die zwölfte Rippe nach unten und erleichtert so die Atmung. Wir können diesen Muskel dehnen, indem wir unsere Lendenwirbelsäule beugen, so wie in der Katzen- oder Kindpose. Wenn wir die Wirbelsäule seitwärts beugen, dehnen wir den quadratischen Lendenmuskel auf der gegenüberliegenden Seite.

Skalenusmuskeln

Die drei Skalenusmuskeln verlaufen von den oberen beiden Rippen diagonal nach oben und vorn zu den Querfortsätzen der Halswirbelsäule. Eine beidseitige Kontraktion bewirkt eine Beugung der Halswirbelsäule. Bei einseitiger Kontraktion beugen die drei Skalenen die Halswirbelsäule seitwärts. Wird die Halswirbelsäule in fixierter Position gehalten, so können die Skalenen durch ihre Kontraktion die ersten beiden Rippen anheben, um die Einatmung zu erleichtern.

Großer Kopfwender

Diese Muskelgruppe mit dem zungenbrecherischen lateinischen Namen *Sternocleidomastoideus* wird manchmal auch einfach als SCM bezeichnet. Gemeint sind die deutlich sichtbar hervortretenden riemenartigen Muskeln im Hals. Diese Muskeln entspringen sowohl am Brust- als auch am Schlüsselbein und setzen an den Warzenfortsätzen an. (Das sind die kleinen Höcker am Schädel, die du unten hinter deinen Ohren ertasten kannst). Wenn man sie beidseitig anspannt, tragen sie zur Beugung der Halswirbelsäule bei. Eine einseitige Kontraktion bewirkt sowohl eine Seitwärtsbeugung als auch eine Drehung der Halswirbelsäule zur gegenüberliegenden Seite hin. Wenn sich die Halswirbelsäule in einer fixierten Position befindet, trägt die Anspannung des SCM dazu bei, Brustbein und Schlüsselbeine anzuheben, um eine tiefere Einatmung zu ermöglichen.

Bauchwand

Die Bauchwand oder Bauchdecke, die man vor allem an der Vorderseite des Körpers sieht, besteht aus vier Muskelgruppen. Jede von ihnen erfüllt andere Funktionen, aber im Yoga versuchen wir oft, alle diese Muskelgruppen leicht angespannt zu halten, um einen Airbag-Effekt zu erzeugen. Denn ein guter Tonus dieser Muskeln schützt und stützt die Lendenwirbelsäule und beugt Verletzungen und Überlastungen vor.

Quere Bauchmuskulatur

Die queren Bauchmuskeln sind die tiefste Schicht unserer Bauchmuskulatur. Ihre Fasern verlaufen in einem waagerechten Muster und bilden einen tief im Inneren unseres Bauches sitzenden Gürtel. Die Fasern dieser Muskeln sind hinten an der thorakolumbalen Faszie, dem Beckenkamm und der Lendenwirbelsäule und vorn am Leistenband, an Rippe 7 bis 12 und an der *Linea alba* befestigt. Die *Linea alba* (nicht zu verwechseln mit Jessica Alba) ist ein straffes, faseriges Gewebeband, das sich vom Schwertfortsatz (dem untersten Punkt des Brustbeins) bis zur Schambeinfuge (an der Vorderseite der Beckenschale) erstreckt. Du kannst die Hände auf den Bauch legen und husten, aus dem Bauch heraus lachen oder die Atemtechnik *Kapalabhati* (Feueratmung oder Schädelleuchten) ausprobieren, um ein Gefühl für diese tief in deinem Inneren stattfindende Kontraktion zu bekommen. Die Kontraktion dieser Muskeln hilft übrigens auch beim Stuhlgang. (Du musst das nicht unbedingt jetzt gleich ausprobieren, aber denke später zu gegebener Zeit daran – und sei mir dankbar für den Tipp!)

Innere schräge Bauchmuskulatur

Diese Muskeln verlaufen schräg nach oben und medial zur *Linea alba*. Sie setzen an den Faszien der unteren Wirbelsäule, am Beckenkamm, am Leistenband, an den unteren Rippen und an der *Linea alba* an. Man kann sie als Verlängerungen der inneren Interkostalmuskeln (Muskeln an der Innenseite der Rippen) betrachten, die, wenn man sie anspannt, beim Ausatmen helfen. Wenn man die inneren schrägen Bauchmuskeln beidseitig anspannt, führt das zu einer Beugung der unteren Wirbelsäule. Eine einseitige Kontraktion bewirkt eine seitliche Beugung oder Drehung zur selben Seite hin.

Äußere schräge Bauchmuskulatur

Diese Muskeln verlaufen schräg nach unten und medial zur *Linea alba*. Sie setzen an den acht unteren Rippen, dem Beckenkamm und der *Linea alba* an. Man kann sie als Verlängerungen der äußeren Interkostalmuskeln (Muskeln an der Außenseite der Rippen) betrachten, die, wenn man sie anspannt, beim Einatmen helfen. Wenn man die äußeren schrägen Bauchmuskeln beidseitig anspannt, führt das zu einer Beugung der unteren Wirbelsäule. Eine einseitige Kontraktion bewirkt eine seitliche Beugung und Drehung zur gegenüberliegenden Seite.

Gerade Bauchmuskulatur

Wenn es um die geraden Bauchmuskeln geht, denkt man normalerweise sofort an das sogenannte Sixpack. Da diese Muskeln sehr oberflächlich gelegen und ihre Bäuche durch faserige Bänder voneinander getrennt sind, erhalten sie ihr charakteristisches Aussehen. Bei besonders gut durchtrainierten Menschen kann man sogar ein Achterpack sehen, da die *Linea alba* und vier waagerechte faserige Bänder zusammen acht Muskelbäuche voneinander abtrennen. Die beiden parallelen Muskeln verlaufen senkrecht vom Schambeinkamm zum Schwertfortsatz und zu den Knorpeln der fünften, sechsten und siebten Rippe. Ihre Kontraktion bewirkt eine Beugung der Wirbelsäule.

ENTDECKE DEINE WIRBELSÄULE

Bei dieser Reise durch die Wirbelsäule wirst du ihre Krümmungen genau kennenlernen und dich an ihnen erfreuen können.

- Lege dich auf einer festen Unterlage auf den Rücken, winkle die Knie an und stelle die Füße auf den Boden.
- Scanne die Teile deines Körpers, die mit dem Boden unter dir in Berührung kommen.
- Nimm die Schwere deines Kreuzbeins und Beckens wahr. Spüre, wie sich deine Lendenwirbel sanft vom Boden abheben, wie deine Brustwirbelsäule in die Unterlage hineinsinkt und die Halswirbelsäule sich wiederum vom Boden wegwölbt.
- Halte deinen Körper entspannt und beginne ihn nun sanft zu bewegen. Bringe deine Halswirbelsäule langsam in eine stärkere Beugung, indem du das Kinn nach unten drückst und den Nacken zum Boden hin abflachst. Achte darauf, ob sich diese Bewegung irgendwo anders in deiner Wirbelsäulenkette widerspiegelt.
- Bringe deinen Nacken nun wieder in die neutrale Position zurück.
- Als Nächstes versuchst du, deine Halswirbelsäulenkurve in die Streckung zu bringen, indem du das Kinn anhebst, sodass eine übermäßig starke Kurve im Nacken entsteht. Deine übrige Wirbelsäule bleibt dabei passiv. Spiegelt sich diese Bewegung an irgendeiner anderen Stelle der Kette wider?

Komme wieder in die neutrale Position zurück. Bringe deine Lendenwirbelsäule nun ganz bewusst in die Beugung und Streckung und achte auf alle Bewegungen, die du dabei in deiner übrigen Wirbelsäule spürst. Was hast du beobachtet?

Mit beiden Beinen im Leben

Bodenständigkeit ist zwar schon mal ein ganz guter Anfang, aber wir wollen uns die Beine, dieses erstaunliche Fortbewegungssystem, trotzdem noch ein bisschen genauer anschauen.

BECKEN

Man kann sich das Becken tatsächlich wie ein knöchernes Behältnis – eine Art Schale – vorstellen. Diese Schale besteht aus zwei Hälften, von denen sich wiederum jede aus drei miteinander verwachsenen Knochen zusammensetzt. Der obere Knochen ist das Darmbein, das zwei markante Orientierungspunkte aufweist: den Beckenkamm und den vorderen oberen Darmbeinstachel (*Spina iliaca anterior superior* oder SIAS). Der Beckenkamm ist als herzförmiger knöcherner Kamm oben und an den Seiten der Hüften spürbar und oft auch sichtbar. Der SIAS ist der markante knöcherne Punkt an der Vorderseite der Hüfte, also gewissermaßen die Spitze der Hüfte. An der Unterseite der Beckenschale – ziemlich weit hinten – befinden sich die Sitzbeine. Die knöchernen Vorsprünge an deinem Gesäß, die du spürst, wenn du auf deinem Stuhl hin und her rutschst, sind die Sitzbeinhöcker, oft auch als Sitzknochen bezeichnet. Diese Namen sind etwas unglücklich gewählt, denn das Gleichgewicht des Beckens hängt natürlich nicht nur davon ab, dass du auf deinen Sitzknochen sitzt. An der Vorderseite des Beckens befinden sich die beiden Schambeine. Sie sind vorn an der Schambeinfuge, einem knorpeligen Gelenk, miteinander verwachsen. Zwischen Sitzbeinhöckern und Schambeinfuge befindet sich eine knöcherne Brücke, die den sogenannten Schambeinwinkel oder -bogen bildet. Alle drei Knochen, aus denen das Becken besteht, bilden zusammen die Hüftpfanne.

Es gibt ein paar Unterschiede zwischen dem männlichen und dem weiblichen Becken, die sich auch auf unsere Yogapraxis auswirken können. Das weibliche Becken wird manchmal auch als »obstetrisches

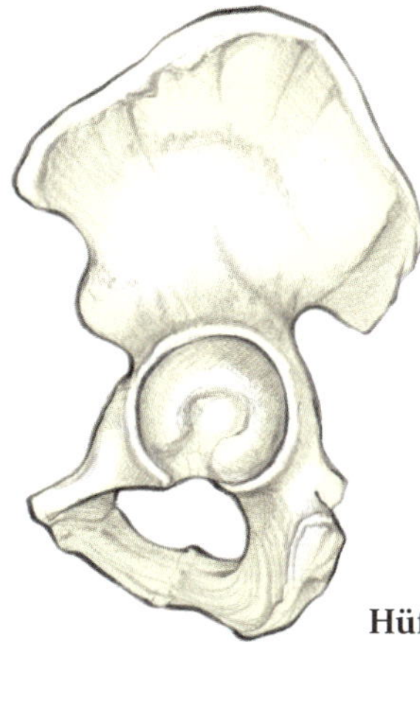

Hüftpfanne

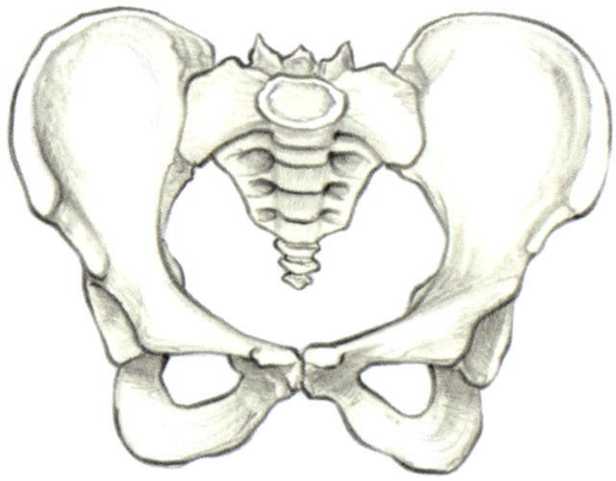

weibliche Beckenform

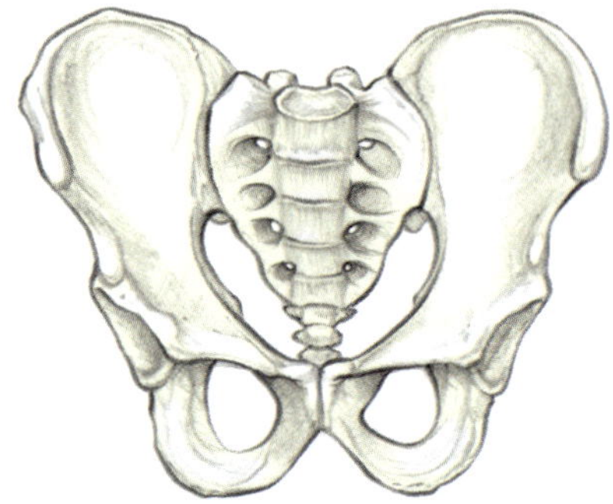

männliche Beckenform

Becken« bezeichnet. Evolutionäre Veränderungen des Beckens haben es der Frau ermöglicht, Kinder gefahrlos auszutragen und zu gebären, ohne dabei ihre Gehfähigkeit einzubüßen. Aus diesem Grund hat das weibliche Becken größere, ausladendere Darmbeine und auch einen größeren Beckeneingang. Der Schambeinbogen einer Frau ist normalerweise größer als 90 Grad, beim Mann dagegen kleiner. Die weibliche Hüftpfanne liegt eher anterior-medial, die männliche ist mehr lateral ausgerichtet, was es den Männern ermöglicht, ihre Beine beim Gehen so nach vorn zu bringen, dass das Becken nur minimal mitschwingt und die Oberschenkel kaum seitlich abgespreizt (abduziert) werden. Aufgrund der Ausrichtung ihrer Hüftpfanne schwingt das Becken beim Gehen bei Frauen stärker mit, und sie müssen ihre Oberschenkel weiter abduzieren. Wenn du dir noch einmal anschaust, was du in Kapitel 3 über die Unterschiede zwischen männlichem und weiblichem Kreuzbein und Iliosakralgelenk gelernt hast, wirst du feststellen, dass das Becken bei der Frau zwar beweglicher und flexibler, aber dafür auch instabiler ist und die Iliosakralgelenke eher Schaden nehmen können. Das Becken eines Mannes ist dagegen stabiler und kongruenter, aber dafür weniger beweglich und flexibel. Außerdem kommen Frauen aufgrund der Ausrichtung ihrer Hüftpfanne – ganz abgesehen von der Flexibilität der umliegenden Muskeln – mit den Knien im Schneidersitz oft weiter zum Boden herunter als Männer in der gleichen Position. Aber denke immer daran, dass wir nicht einfach nur in eine dieser beiden Kategorien, männlich oder weiblich, fallen. Unsere Körper sind komplex, und anatomische Einzigartigkeit ist die Norm!

Stell dir dein Becken als eine Schüssel mit Soja-Chai-Latte vor. (Das trinke ich nämlich gerade – aber du kannst dir bei diesem Gedankenexperiment natürlich auch dein eigenes Lieblingsgetränk vorstellen!) Wenn du die Schüssel nach vorn (anterior) kippst, fließt der ganze Chai nach vorn heraus. Der SIAS bewegt sich nach unten, und die Sitzbeinhöcker schieben sich nach hinten, als wolltest du der ganzen Welt deinen Hintern zeigen. Wenn du die Schüssel dagegen nach hinten (posterior) kippst, schwappt der ganze leckere Chai nach hinten heraus.

Der SIAS bewegt sich nach oben, und Steißbein und Sitzbeinhöcker schieben sich nach vorn. In dieser Beckenposition siehst du aus wie ein verängstigter Hund mit eingekniffenem Schwanz oder als würdest du beim Tanzen gerade deine leidenschaftlichsten Beckenstöße ausprobieren. Aufgrund einiger besonders häufig vorkommender muskulärer Ungleichgewichte und Gewohnheiten fallen wir meiner Meinung nach normalerweise in eine der folgenden beiden Kategorien: Leute, die ihren Po herausstrecken, und Leute, die ihr Becken vorschieben. Beides sind Fehlhaltungen (auch wenn sie urkomisch aussehen) und gefährden Rücken, Hüften und Knie. Auch im Sitzen bringen wir unser Becken in eine Fehlstellung, wenn wir entweder unseren Po nach hinten strecken oder so auf dem Steißbein sitzen, als wäre es ein Fahrradständer; denn dann gerät alles, was sich oberhalb und unterhalb des Beckens befindet, aus dem Gleichgewicht. Das richtige Gleichgewicht in der Beckenschale zu finden, bedeutet oft, dass Steißbein und Schambein den gleichen Abstand zum Boden haben.

OBERSCHENKEL

Der Oberschenkelknochen hat als unser längster Knochen einen Eintrag ins Guinnessbuch der Rekorde verdient. Der Oberschenkelkopf bildet zusammen mit der Hüftpfanne ein klassisches Kugelgelenk. Ein Kugelgelenk bietet uns die größte Bewegungsfreiheit, die es gibt. Der Oberschenkelknochen kann sich in der Hüftpfanne in allen drei Ebenen bewegen, ist also zu Beugung, Streckung, Abduktion, Adduktion, Außen- und Innenrotation und Zirkumduktion (Kreisbewegung) in der Lage. Der Oberschenkelkopf passt so genau in die Hüftpfanne hinein – das heißt, die Kongruenz der beiden Gelenkpartner ist so groß –, dass er oft mit einer Orange verglichen wird, die in einer Kaffeetasse steckt. Diese exakte Passform, die großen Muskeln, die straffen Bänder und das umliegende Bindegewebe machen das Gelenk sehr stark und stabil.

Der Oberschenkelkopf verjüngt sich zum Oberschenkelhals hin leicht, bevor er auf zwei Vorsprünge – den großen und kleinen Rollhügel – trifft. Jeder Höcker oder Vorsprung an einem Knochen eignet sich gut als Ansatzpunkt für Muskeln. Du kannst den großen Rollhügel seitlich an deiner Hüfte spüren, wenn du die Hand an die Außenseite deines Oberschenkels legst und den Oberschenkelknochen dann drehst. Der kleine Rollhügel liegt tief unter vielen dicken Muskeln verborgen und ist daher nur sehr schwer zu ertasten. Distal (oder nach unten hin) verläuft der lange Schaft des Oberschenkelknochens, der sich medial zum Knie hin zieht. Der Winkel, in dem er verläuft, kann variieren – deshalb haben manche Menschen X-Beine und andere O-Beine; er ist aber bei Frauen normalerweise größer, weil sie ein breiteres Becken haben. Am distalen Ende des Oberschenkelknochens befinden sich zwei längliche Erhebungen, die sogenannten *Kondylen* (medial und lateral). Zwischen diesen beiden Höckern liegt eine glatte, flache Gelenkmulde, die Kniescheibengelenkfläche, in der die Kniescheibe hin und her gleitet.

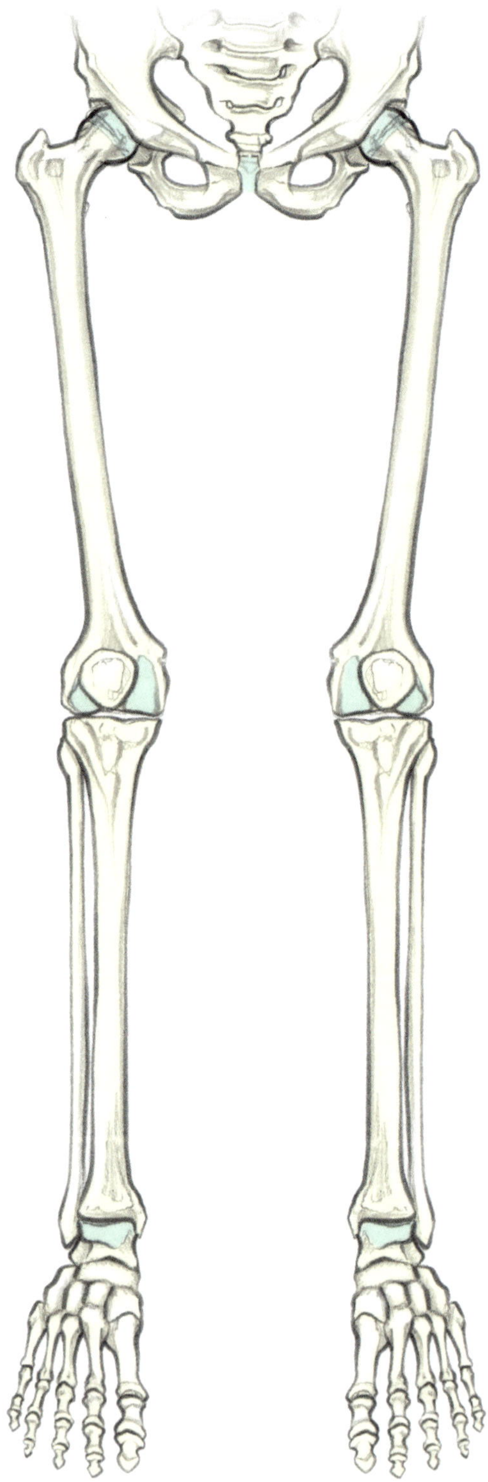

KNIESCHEIBE

Die Kniescheibe *(Patella)* ist ein Sesambein, also ein Knochen, der sich innerhalb einer Sehnenscheide bildet. Die Kniescheibe entwickelt sich im Alter von ungefähr zwei Jahren innerhalb der Quadrizepssehne. (Ich taste oft die Knie der kleinen Kinder meiner Freunde ab, um die allmähliche Entstehung dieses kleinen Knochens zu spüren und mich daran zu erfreuen. Die meisten Kinder nennen mich deshalb »die komische Kristin«.) Die Kniescheibe bietet dem Kniegelenk einen gewissen Schutz, doch ihre Hauptaufgabe besteht darin, die Hebelwirkung der Sehne auf den Oberschenkelknochen zu verstärken, damit man das Knie besser strecken kann.

SCHIENBEIN

Das Schienbein *(Tibia)* ist der größere der beiden Unterschenkelknochen. Es ist durch ein Gelenk mit dem Oberschenkelknochen verbunden und bildet das Kniegelenk, ein sogenanntes echtes Gelenk. (Kniescheibe und Wadenbein gelten als akzessorische Knochen.) Seine etwas scharfe Kante kannst du an der Vorderseite deines Unterschenkels spüren. Der große Höcker, den man unterhalb der Kniescheibe am Schienbein ertasten kann, ist der Schienbeinhöcker *(Tuberositas tibiae)*. Das distale Ende des Schienbeins kannst du als Vorsprung (Innenknöchel oder *Malleolus medialis*) an der Innenseite deines Fußknöchels sehen und ertasten.

WADENBEIN

Das Wadenbein *(Fibula)* ist der kleinere, filigranere deiner beiden Unterschenkelknochen. Es befindet sich seitlich an deinem Unterschenkel und bildet ein oberes und unteres Gelenk mit dem Schienbein und ein distales Gelenk mit dem Sprungbein – nämlich das Sprunggelenk. Dieser Knochen ist seitlich von deinem Schienbein schwer zu ertasten; du kannst ihn am besten als Vorsprung (Außenknöchel oder *Malleolus lateralis*) an der Außenseite deines Fußknöchels sehen und spüren.

SPRUNGGELENK

Der Innen- und der Außenknöchel umschließen das Sprungbein wie ein Schraubenschlüssel und bilden auf diese Weise das Sprunggelenk, ein Scharniergelenk, dessen Gelenkpartner genau ineinanderpassen.

Die Aktionen des Sprunggelenks haben etwas andere Bezeichnungen als die Bewegungen, die von den Knochen und Gelenken oberhalb deines Fußknöchels ausgehen. Wenn wir unseren Fuß wie eine Tänzerin nach unten strecken, beugen wir das Sprunggelenk plantar (in Richtung Fußsohle). Ziehen wir unsere Zehen dagegen in Richtung Schienbein nach oben, so beugen wir das Sprunggelenk dorsal (zum Fußrücken hin). Die anderen Bewegungen, die wir bei unserem Fußknöchel beobachten können – beispielsweise Inversion (den Fußinnenrand anheben) oder Eversion (den Fußaußenrand anheben) –, sind eine Kombination aus den Bewegungen der anderen Fußwurzel- und Mittelfußknochen.

FÜSSE UND FUSSGEWÖLBE

Mit seinen 26 Knochen, 33 Gelenken und über 100 Muskeln, Sehnen und Bändern ist der Fuß ein architektonisches Meisterwerk. Das große Fersenbein *(Calcaneus)* trägt die Hauptlast unseres Gewichts und den Fersenauftritt beim Gehen. Die anderen Fußwurzelknochen, die wie Felsblöcke aussehen, nehmen fast die Hälfte des Fußes ein und tragen zur Verteilung des Gewichts und der Kraft beim Stehen und Gehen bei. Die kleinen Zehenknochen *(Phalangen)* sorgen für die Feinabstimmung des Gleichgewichts und tragen in der Abstoßphase des Gehens zu unserer Fortbewegung bei.

Wenn du dir die Plantarseite deines Fußes, also die Fußsohle, anschaust, siehst

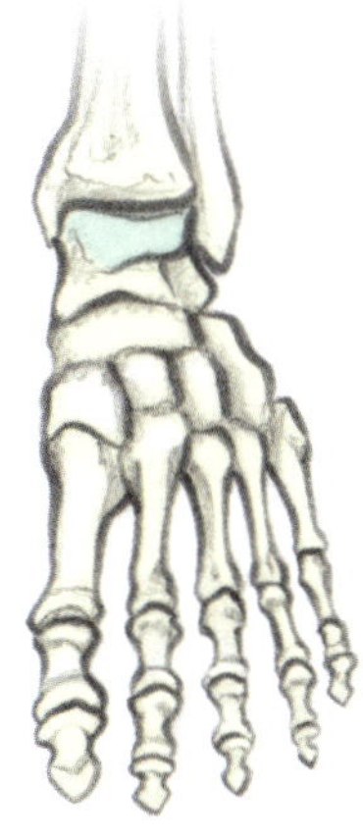

du, dass sie drei verschiedene Gewölbe aufweist: ein mediales, ein laterales und ein transversales. Am eindrucksvollsten ist das mediale (mittlere) Fußgewölbe; Platz zwei geht an das transversale oder Quergewölbe; und das Schlusslicht bildet das laterale oder seitliche Fußgewölbe. Diese drei Gewölbe dienen als Stoßdämpfer und tragen zur Verstärkung der Kraft bei, die wir beim Gehen ausüben. Beim Gehen setzen wir zuerst mit der Ferse auf und verlagern unser Gewicht dann auf die Außenseite des Fußes, am Seitengewölbe entlang. Dann rollt unser Fuß in Richtung des distalen Endes des ersten Mittelfußknochens unterhalb des großen Zehs ab und bewegt sich dabei über das Quergewölbe. Wir können uns mit unserem großen Zeh abstoßen, indem wir mithilfe des großen medialen Fußgewölbes unsere Kraft verstärken, also nicht so viel Muskelkraft aufwenden müssen.

Die drei Fußgewölbe werden von einer dicken Plantarfaszienschicht gestützt, die vom Fersenbein bis zu den Mittelfußköpfchen verläuft. Hier kommt es öfters zu Schädigungen und Reizungen, die sich in Form einer Plantarfasziitis äußern können. Oft »vergessen« unsere in Schuhen steckenden Füße, dass sie diese Fußgewölbe und diese muskuläre Unterstützung besitzen; dadurch kann dieses Gewebe gereizt werden.

Indem wir die Fußgewölbe bewusst in unsere Yogapraxis einbeziehen, können wir unsere Fußmuskeln stärken und etwas dafür tun, die Intelligenz und Mobilität dieser Struktur wiederherzustellen.

BENACHBARTE MUSKELN

Du kannst deine Hüfte und dein Bein in Gedanken in vier Quadranten unterteilen: einen vorderen, einen hinteren, einen inneren und einen äußeren. Wenn sich der vordere Quadrant zusammenzieht, beugt sich normalerweise die Hüfte. Wird der hintere Quadrant kontrahiert, streckt sich die Hüfte. Wenn sich der innere Quadrant zusammenzieht, verursacht er eine Adduktion; und kontrahiert der äußere Quadrant, bewirkt er eine Abduktion.

Lasse einmal die letzten sieben Tage deines Lebens Revue passieren (aber tu das bitte ganz schnell!), dann wirst du vielleicht feststellen, dass du viel mehr Zeit mit der Beugung deiner Hüften (beim Sitzen am Schreibtisch oder im Auto), der Außenrotation (man dreht die Beine beim Gehen leicht nach außen) und der Abduktion (sowohl beim Gehen als auch im Sitzen) zugebracht hast. Dieses Ungleichgewicht in deinen Bewegungsabläufen führt oft zu einer muskulären Disbalance und kann die Neutralität des Beckens und die Funktion der Kniegelenke beeinträchtigen. Und wenn du an deine letzten sieben Yogastunden zurückdenkst, wurden genau diese Disbalancen dort wahrscheinlich sogar noch verstärkt, denn beim Yoga arbeitet man normalerweise mehr mit Vorwärtsbeugen (Beugung in der Hüfte), Auswärtsdrehungen der Beine und Abduktionen. Wenn wir uns das bewusst machen und gezielt mehr Streckungen, Adduktionen und Innenrotationen im Hüftgelenk in unsere Yogapraxis einbauen, können wir diesen Disbalancen entgegenwirken.

Hüftbeuger

Die Muskelgruppe, die oft als Hüftbeuger bezeichnet wird, setzt sich aus drei kleineren Hauptmuskelgruppen zusammen: *Psoas*, *Quadriceps femoris* und *Sartorius*.

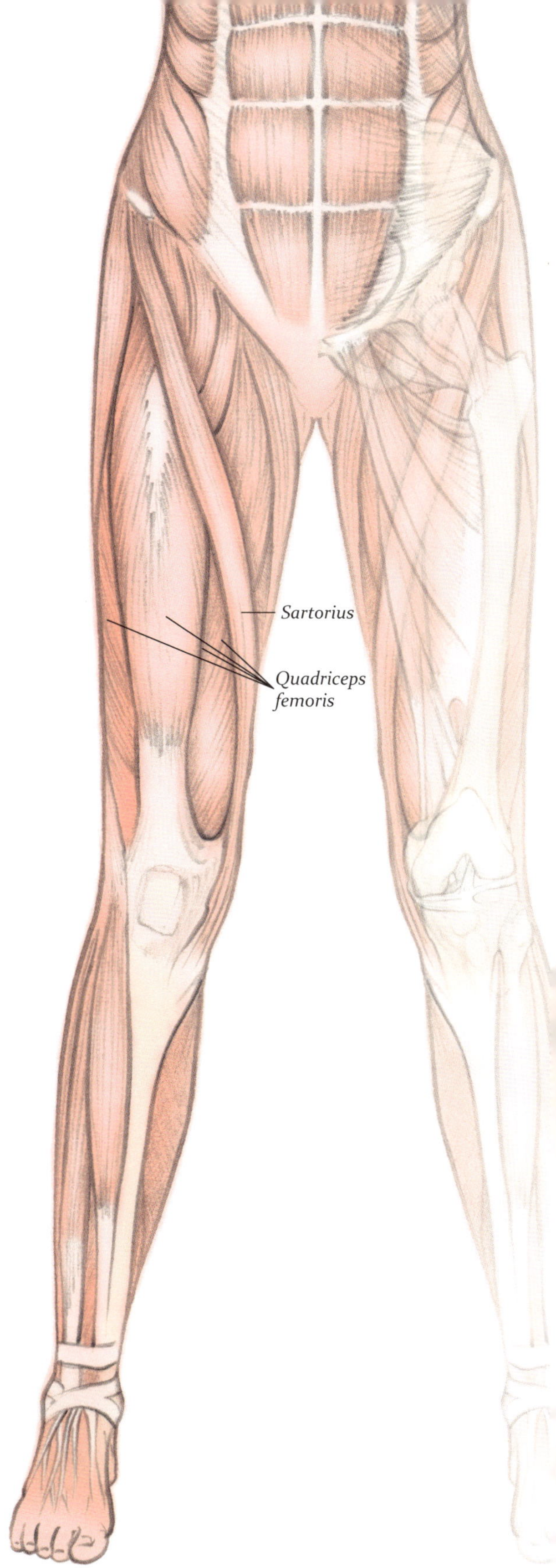

Psoas: Der *Psoas* ist der Hauptmotor für die Beugung des Hüftgelenks. Dieser Muskel entspringt an den Querfortsätzen und Körpern der Wirbel T12 bis L5. Er verläuft vor dem Becken und setzt am kleinen Rollhügel des Oberschenkelknochens an. Der Psoas vereinigt sich mit dem *Musculus iliacus*, der an der Vorderseite des Darmbeins liegt; beide haben eine gemeinsame Sehne und einen gemeinsamen Ansatz am Oberschenkelknochen. Daher werden diese beiden Muskeln manchmal zusammen als *Iliopsoas* bezeichnet.

Der Psoas zieht sich zusammen, wenn der Oberschenkelknochen in der Hüfte gebeugt ist – zum Beispiel, wenn wir unsere Knie in Richtung Brustkorb ziehen. Wir können den Psoas dehnen, indem wir unseren Oberschenkel in der Hüfte strecken – zum Beispiel, wenn wir das hintere Bein in der Ausfallschrittstellung strecken.

Vierköpfiger Oberschenkelmuskel: Der vierköpfige Oberschenkelmuskel oder

Quadrizeps besteht eigentlich aus vier Muskeln, die einen gemeinsamen Ansatz am Schienbeinhöcker haben. Der *Vastus lateralis*, der *Vastus medialis* und der *Vastus intermedius* haben ihren Ursprung am Oberschenkelknochen und kreuzen das Kniegelenk, wobei sie nur als Kniestrecker fungieren. Der *Rectus femoris* entspringt am vorderen unteren Darmbeinstachel – dem kleineren Höcker am Darmbein, unterhalb des SIAS –, kreuzt sowohl das Hüft- als auch das Kniegelenk und fungiert als Hüftbeuger und Kniestrecker.

Alle vier Muskeln treffen an der Patellasehne (Kniescheibensehne) zusammen, welche die Kniescheibe umschließt und am Schienbeinhöcker ansetzt. Wenn du dich mit nach vorn ausgestreckten Beinen auf den Boden setzt und deinen Quadrizeps anspannst und dann wieder locker lässt, kannst du beobachten, wie die Kniescheibe in der Kniescheibenrille auf und ab gleitet. Du solltest auch in der Lage sein, deine Kniescheibe zu umfassen und vorsichtig von einer Seite zur anderen zu schieben, wenn deine vier Quadrizepsmuskeln entspannt sind.

Die drei *Vastus*-Kollegen und der *Rectus femoris* sind kontrahiert, wenn wir das Knie strecken, und der *Rectus femoris* ist kontrahiert, wenn wir die Oberschenkel im Hüftgelenk beugen. Wenn wir die Fuß-Zeh-Haltung *(Hasta Padangusthasana)* im Stehen einnehmen, kontrahieren wir die Quadrizepsgruppe des angehobenen Beins. Um diese Muskeln zu dehnen, kön-

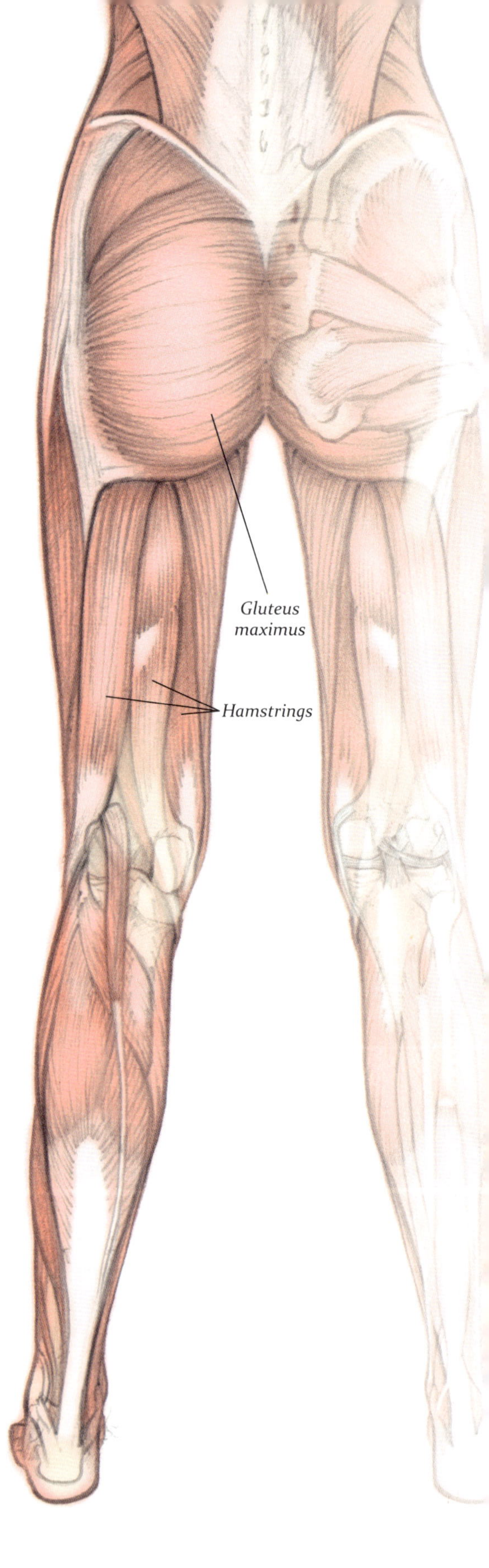

nen wir uns im Hüftgelenk strecken *(Rectus femoris)* und das Knie beugen (die drei *Vastus*-Kollegen), so wie beim hinteren Bein in der gefürchteten König-Artus-Pose, bei der man mit dem hinteren Knie auf dem Boden einen Ausfallschritt macht und dann versucht, die hintere Ferse in Richtung Po zu heben.

Schneidermuskel: Der Schneidermuskel *(Sartorius)* ist der längste Muskel unseres Körpers. Sein Name bezieht sich auf den Schneidersitz, in dem die Angehörigen dieser Berufsgruppe früher auf dem Boden saßen, um Hosen zu säumen. Dieser Muskel sieht aus wie eine Schlange, denn er entspringt am SIAS und zieht quer über den Oberschenkel, wo er im oberen medialen Bereich des Schienbeins ansetzt. Da der *Sartorius* sowohl das Hüftgelenk als auch das Knie kreuzt, wirkt er auf beide Gelenke. Wenn man ihn anspannt, beugt und abduziert er die Hüfte, dreht den Oberschenkel nach außen und beugt das Kniegelenk. Genau wie unsere lieben Freunde, die Schneider*innen, arbeiten wir auch beim Yoga mit diesem Muskel, wenn wir versuchen, in den Schneidersitz zu kommen. Daher wird dieser Muskel bei vielen Yogaposen gebraucht. Wir können ihn dehnen, indem wir den Oberschenkel im Hüftgelenk strecken, nach innen drehen oder adduzieren und das Knie strecken.

Hüftstrecker

Die Hüftstreckermuskeln bestehen aus zwei sehr bekannten Muskelgruppen: den Hamstrings und den Gesäßmuskeln.

Rückseitige Oberschenkelmuskeln: Bei dieser Muskulatur, den Hamstrings, handelt es sich um drei Muskeln, die gemeinsam das Hüftgelenk strecken und das Kniegelenk beugen. Der *Semimembranosus* und der *Semitendinosus* entspringen an den Sitzbeinhöckern und setzen an der medialen Seite des Schienbeins an. Der *Biceps femoris* entspringt ebenfalls an den Sitzbeinhöckern und setzt an der lateralen Seite des Wadenbeins an.

Du kannst diese Sehnen hinten an deinem Knie spüren. Sie befinden sich an beiden Seiten deiner Kniefalte und fühlen sich oft wie Banjo-Saiten an.

Wir kontrahieren die Hamstrings, um die Beine in den Hüftgelenken in die Streckung und in den Knien in die Beugung zu bringen, so wie in der Bogenpose *(Dhanurasana)*.

Wir strecken die Hamstrings, um eine Beugung in der Hüfte und eine Streckung im Knie zu erreichen, so wie in der stehenden Vorwärtsbeuge *(Uttanasana)*.

Großer Gesäßmuskel: Der *Musculus gluteus maximus* ist der größte Muskel unseres Körpers und der Hauptakteur bei der Streckung der Hüfte. Er entspringt an der Hinterseite des Darmbeins und Kreuzbeins und setzt am Gesäßhöcker (*Tuberositas glutealis*, seitlich oben am Oberschenkelknochen) und am Iliotibialband (IT-Band) an. Seine Hauptaufgabe ist die Hüftstreckung; er hat aber auch noch einen Nebenjob: nämlich den Oberschenkel nach außen zu drehen. Wir spannen diesen Muskel an, wenn wir unser Bein in die Streckung oder Außenrotation bringen, so wie eine Tänzerin es bei der Arabeske beispielsweise mit ihrem hinteren Bein tut. Wir können diesen Muskel dehnen, indem wir den Oberschenkel beugen oder nach innen drehen, so wie bei den verschiedenen Varianten der Taubenstellung.

Bei den Rückbeugen im Yoga (wie beispielsweise Brücke, Rad oder Bogen) strecken wir unsere Oberschenkel oft in den Hüftgelenken. Da der *Gluteus maximus* bei dieser Bewegung die Hauptrolle spielt, erfüllt er – wenn er nun schon mal so richtig »in Fahrt« ist – gleichzeitig auch seinen Nebenjob, nämlich die Rotation des Oberschenkels nach außen. Deshalb neigst du in diesen Posen vielleicht dazu, Oberschenkel und Knie ein bisschen nach außen zu drehen. Diese Bewegung kann dich zwar tiefer oder höher in die jeweilige Pose hineinbringen, blockiert aber auch die Iliosakralgelenke und die Lendenwirbelsäule. Deshalb ist es wichtig, den Po dabei locker zu lassen. Während der *Gluteus maximus* immer noch in voller Aktion ist, können wir auf diese Weise nämlich seinen Muskeltonus senken und unsere Bewegung feiner mit den Hamstrings und den Adduktoren abstimmen. Wenn du einen Block zwischen deine Oberschenkel legst, lernst du diese Muskeln besser kennen und schaffst mehr Platz in deinem unteren Wirbelsäulenbereich.

Hüftabduktoren

Die Hüftabduktoren stabilisieren das Becken und tragen dazu bei, es in der richtigen Position zu halten, wenn wir unser Gewicht auf einen Fuß verlagern. Sie ziehen sich bei jedem Schritt zusammen und sind daher normalerweise viel stärker und verspannter als die Adduktoren.

Kleiner und mittlerer Gesäßmuskel: Diese beiden fächerförmigen Muskeln (*Gluteus medius* und *minimus*) liegen tief unter dem *Gluteus maximus*. Sie entspringen außen und hinten an der Darmbeinhöhle und setzen am großen Rollhügel des Oberschenkelknochens an. Beide Muskeln tragen dazu bei, beim Gehen den Oberschenkel zu abduzieren und das Becken zu stabilisieren. Wenn der Oberschenkel in der Hüfte gebeugt ist, wirken diese Muskeln auch als Innenrotatoren und helfen, die starke Außenrotationskomponente des *Gluteus maximus* auszugleichen.

Schenkelbindenspanner oder Oberschenkelbindenspanner: Das ist einer meiner Lieblingsmuskeln, denn sein lateinischer Name – *Tensor fasciae latae* – klingt wie ein Getränk, das man bei Starbucks bestellen würde. (Aber tu das lieber nicht, denn dieser Witz kommt bei den Baristas niemals gut an!) Dieser Muskel entspringt am Beckenkamm in der Nähe des SIAS und setzt am Iliotibialband an, einem starken, bindegewebigen Band, das an der Seite des Oberschenkels entlangläuft und seitlich am Schienbein und Wadenbeinkopf ansetzt, um die Außenseite des

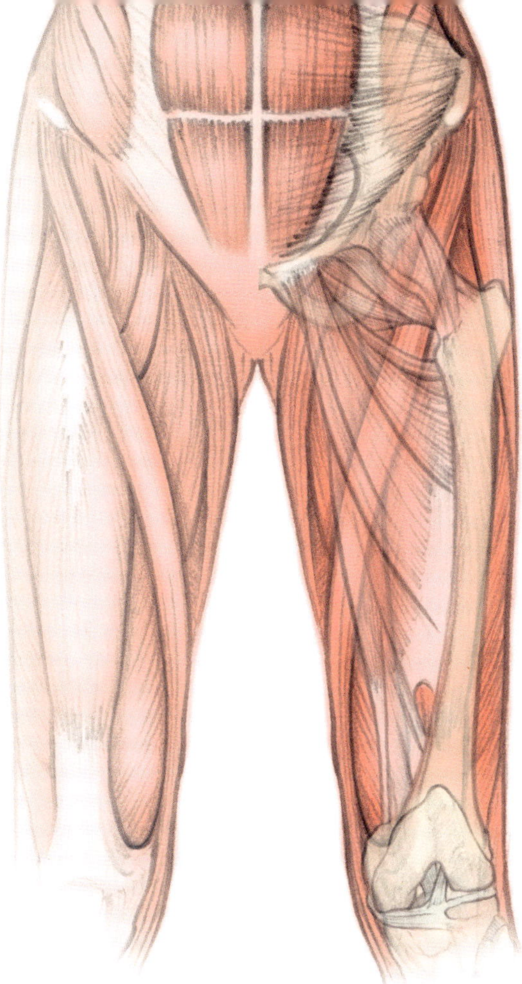

Hüftadduktoren

Beins zu stabilisieren. Der *Tensor fasciae latae* abduziert den Oberschenkelknochen und dreht ihn nach innen.

Hüftadduktoren

Die Hüftadduktoren tragen dazu bei, die Oberschenkel zur Mittellinie hin – oder über die Mittellinie hinweg – zusammenzuführen. Aufgrund unserer Lebensgewohnheiten werden sie oft zu wenig beansprucht und sind daher schwach. Wir können diese Muskeln bewusst wahrnehmen, indem wir versuchen, unsere Beine in den stehenden Yogaposen isometrisch zusammenzuziehen. Wir können sie auch stark anspannen, um stabiler zu werden, wenn wir unsere Armbalancen und Umkehrhaltungen zu machen versuchen (oder wenn wir vor einer öffentlichen Toilette Schlange stehen und noch viele Leute vor uns sind).

Oberschenkeladduktoren: Diese Muskeln (*Pectineus, Adductor brevis* und *Adductor longus*) haben ihren Ursprung am Schambein und setzen an der *Linea aspera* (einem Kamm an der Hinterseite des Oberschenkelknochens) an. Sie ziehen den Oberschenkel an den Körper heran.

Großer Adduktor: Der *Adductor magnus* entspringt an den Sitzbeinhöckern und dem Schambein und setzt an der *Linea aspera* an. Da er weiter hinten liegt, fungiert er auch als Strecker und Adduktor des Oberschenkels im Hüftgelenk.

Schlankmuskel: Der *Musculus gracilis* entspringt am Schambein und setzt am medialen Schienbein an. Da dieser Muskel sowohl das Hüft- als auch das Kniegelenk kreuzt, wirkt er auf beide Gelenke. Neben der Adduktion des Oberschenkels beugt er auch das Knie.

Außenrotatoren der Hüfte

Zusätzlich zu der starken Außenrotation, die der *Gluteus maximus* ausführt, verfügt das Hüftgelenk auch noch über sechs tiefe Außenrotatoren.

***Gemellus superior, Gemellus inferior, Obturator internus, Obturator externus* und *Quadratus femoris*:** Diese Muskeln haben ihren Ursprung am Becken, un-

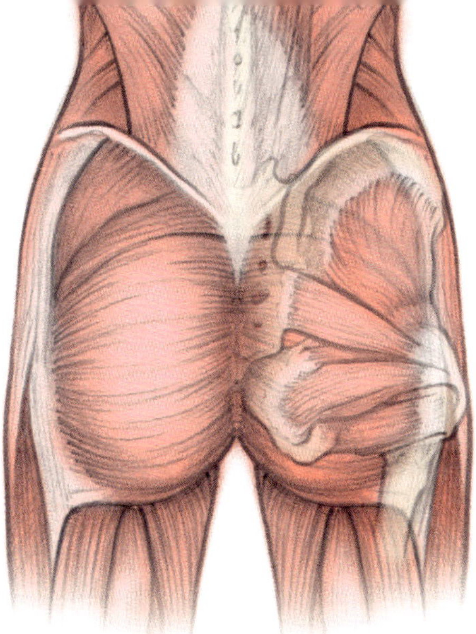

terhalb der Gesäßmuskeln, und setzen am großen Rollhügel des Oberschenkelknochens an. Zusätzlich zur Außenrotation des Oberschenkels bilden sie auch noch eine Art Hängematte, um das Becken zu stützen. Wenn der Oberschenkelknochen sich in fixierter Position befindet, wie bei den stehenden Yogaposen, können diese Muskeln dazu beitragen, das Becken leicht vom Oberschenkelknochen abzuheben und mehr Platz im Hüftgelenk schaffen.

Piriformis: Der *Piriformis* entspringt an der Vorderseite des Kreuzbeins und setzt am großen Rollhügel an.

Dieser Außenrotator wird oft zu Unrecht als Schmerzursache verdächtigt. Der Ischiasnerv, der immerhin ungefähr so groß ist wie ein Textmarker, verläuft direkt hinter diesem Muskel und bei einigen wenigen Menschen auch durch ihn hindurch. Und da wir unsere Oberschenkelknochen ziemlich oft nach außen drehen, kann es passieren, dass sich dieser Muskel verspannt und auf den Ischiasnerv drückt, was zu stechenden, einschießenden Nervenschmerzen führt. Der Ischiasnerv ist ein großer Nerv, der aus den Spinalnerven L4 bis S3 entspringt. Das bedeutet, dass er viele Gelegenheiten hat, sich zu ärgern; und an diesen Reizungen des Ischiasnervs muss nicht unbedingt immer der *Piriformis* schuld sein. Auch Bandscheibenprobleme in der unteren Lendenwirbelsäule, Funktionsstörungen des Iliosakralgelenks und Verspannungen verschiedener Muskeln können den Nerv unter Druck setzen und Ischiasschmerzen verursachen.

DAS KNIEGELENK

Das Kniegelenk (ein »echtes« Gelenk) liegt zwischen Oberschenkelknochen und Schienbein. Dieses Gleitscharniergelenk kann man sowohl beugen als auch

Knie: Vor- und Rückansicht

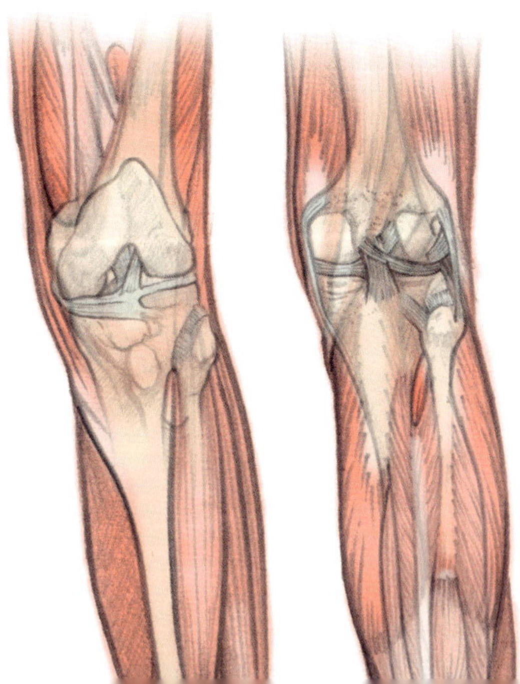

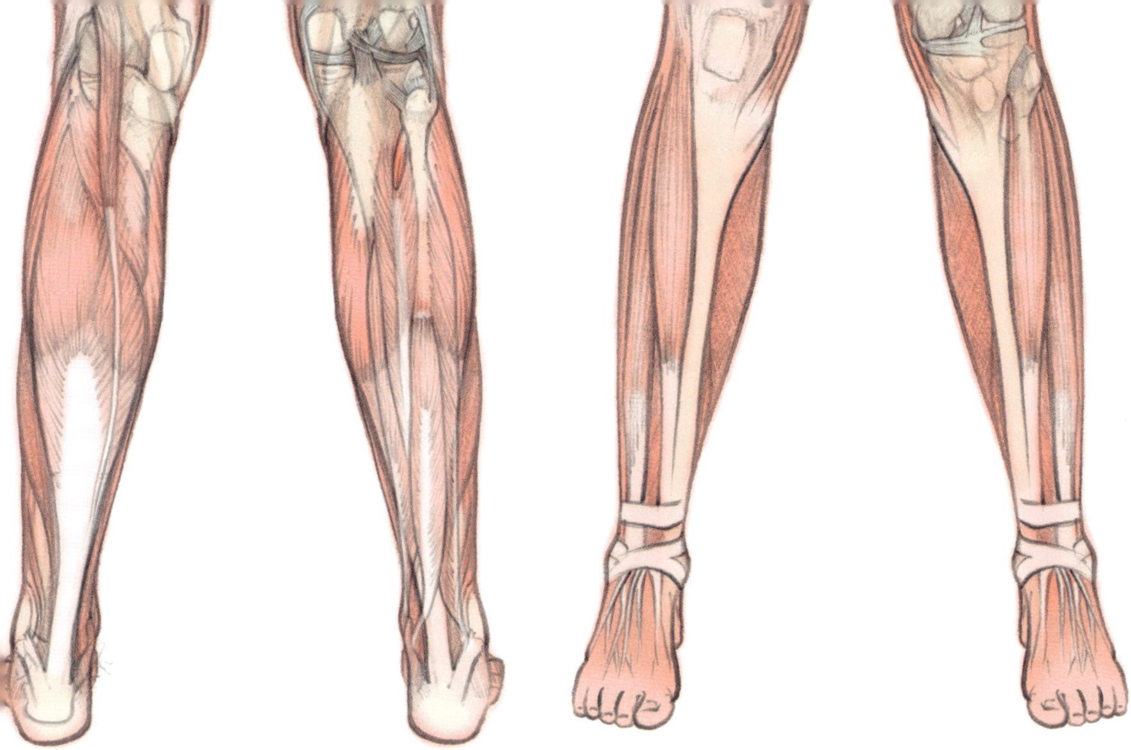

strecken. Der Oberschenkelknochen gleitet bei der Beugung des Kniegelenks auf dem Schienbein vorwärts und bei der Streckung rückwärts, ähnlich wie ein Schaukelpferd. Außerdem bewegt sich der Oberschenkelknochen bei der Beugung des Knies leicht spiralförmig nach außen und bei der Streckung des Knies nach innen. Dieses Gelenk ist nur zu leichten Spiralbewegungen, aber nicht zu richtigen Drehungen in der Lage. Es ist wichtig, dem Kniegelenk keine Rotation zuzumuten oder diese womöglich gar zu erzwingen, denn damit können wir ihm und dem umliegenden Gewebe ernsthaften Schaden zufügen.

Um die Ausrichtung von Oberschenkelknochen und Schienbein zueinander zu stabilisieren, haben wir vier Bänder. Das mediale und das laterale Kollateralband verhindern, dass sich das Knie von links nach rechts, oder umgekehrt, verschiebt. Das vordere und das hintere Kreuzband sorgen dafür, dass es sich nicht nach vorn oder hinten bewegen kann. Im Inneren des Kniegelenks befinden sich zwei spezielle Faserknorpelscheiben, die Menisken. Sie verbessern die Kongruenz des Gelenks und erfüllen außerdem eine Stoßdämpferfunktion.

BENACHBARTE MUSKELN

Popliteus: Dieser kleine Muskel an der Hinterseite des Kniegelenks entriegelt das Knie in der Beugung und trägt zur Stabilisation und zum Schutz des Kniegelenks in der Hocke bei.

Gastrocnemius: Der *Gastrocnemius* – auch zweiköpfiger Wadenmuskel genannt – entspringt an den hinteren Höckern (oder *Kondylen*) am unteren Teil des Oberschenkelknochens und setzt über der Achillessehne am Fersenbein an. Da dieser Muskel sowohl das Knie- als auch das Sprunggelenk kreuzt, wirkt er auf beide Gelenke. Er bewirkt eine Beugung des Knies und eine Plantarflexion des Sprunggelenks.

Peroneus-Muskeln: Diese Muskelgruppe befindet sich an den Seiten der Unterschenkel und sorgt dafür, dass der Fuß nach außen gedreht und das Fußgelenk in Richtung Fußsohle gebeugt werden kann.

Tibialis anterior: Dieser Muskel liegt seitlich vom Schienbein und dient dazu, den Fuß nach innen zu drehen und den Fußknöchel in Richtung Fußrücken zu beugen.

BECKEN-HULA

- Begib dich in die Berghaltung (Tadasana). Stelle deine Füße hüftbreit auseinander; die Zehen zeigen nach vorn. Lasse deine Knie locker, sie sollten nicht durchgedrückt sein, und ziehe die Innenseite der Oberschenkel nach hinten. Entspanne deine Leistengegend und vertiefe sie. Entspanne auch deine Gesäßmuskeln.
- Vollführe nun einen kleinen Hula-Tanz zwischen den beiden Extremen »Po rausstrecken« und »Becken vorschieben« und komme an den Punkt des Gleichgewichts zwischen diesen beiden Positionen, an dem sich Schambein und Steißbein auf einer Linie parallel zum Boden befinden.
- Spanne den Unterbauch leicht an, während du deine Wirbelsäule nach oben streckst, und achte dabei darauf, dass Leistengegend und Pomuskeln weiterhin locker und entspannt bleiben. Spüre, wie deine Lendenwirbelsäulenlordose sich nach innen in Richtung Bauchmuskulatur schiebt. Balanciere deine Brustwirbelsäulenkyphose und deinen Brustkorb aus und finde das majestätische Gleichgewicht, bei dem der Scheitelpunkt deines Kopfes auf deiner Halswirbelsäulenlordose ruht.
- Achte darauf, ob sich diese Körperhaltung anders anfühlt als deine typische Haltung in Tadasana oder im täglichen Leben. Was bist du, wenn gerade niemand hinschaut – ein »Becken-Vorschieber« oder ein »Po-Rausstrecker«? Spiegelt sich in dieser Tendenz womöglich etwas wider, was in deinem Körper oberhalb oder unterhalb der Beckenschale vor sich geht?

Von langer Hand

Die Schulterhaltung, mit der wir durchs Leben gehen, verrät unseren Mitmenschen eine Menge über uns. Tragen wir das Gewicht der ganzen Welt auf unseren Schultern? Ziehen wir sie ängstlich hoch? Denk einmal an die typische Haltung eines niedergeschlagenen Menschen mit hängenden Schultern oder an einen schlechten Schauspieler, der auf der Bühne alles übertrieben dramatisiert, die Schultern weit nach hinten zieht und den Brustkorb vorstreckt. Auch wenn wir uns in der Anatomie des menschlichen Körpers nicht auskennen, können wir diese Energie lesen.

Die Ausrichtung dieser äußerst beweglichen Gelenke wird für uns noch wichtiger, wenn wir beschließen, sie in unserer Yogapraxis mit Gewicht zu belasten. Im Lauf der Evolution haben wir uns so entwickelt, dass wir mit unseren unteren Gliedmaßen gehen und Gewicht tragen. Unsere oberen Gliedmaßen ermöglichen es uns, zu klettern, etwas in den Händen zu tragen oder zu halten und Gegenstände mit großer Präzision zu handhaben. Daher sind unsere Arme und Hände von ihrer Struktur her schlecht dafür ausgestattet, unser Körpergewicht zu tragen. Wenn wir uns trotzdem entscheiden, die oberen Gliedmaßen mit unserem Körpergewicht zu belasten, müssen wir andere Muskeln und Strategien einsetzen, um diese Aktionen sicherer und effizienter ausführen zu können.

SCHULTERBLÄTTER

Die Schulterblätter *(Scapulae)* sind zwei dreieckige Knochen an der Hinterseite des Brustkorbs. Wenn wir ein Schulterblatt von hinten betrachten, sehen wir die obere Kante, die mediale Kante (näher an der Wirbelsäule) und die axilläre Kante (»axillär« ist ein schickes Wort für »achselseitig«). Die drei Winkel dieses Dreiecks bezeichnet man als oberen, unteren und seitlichen Winkel.

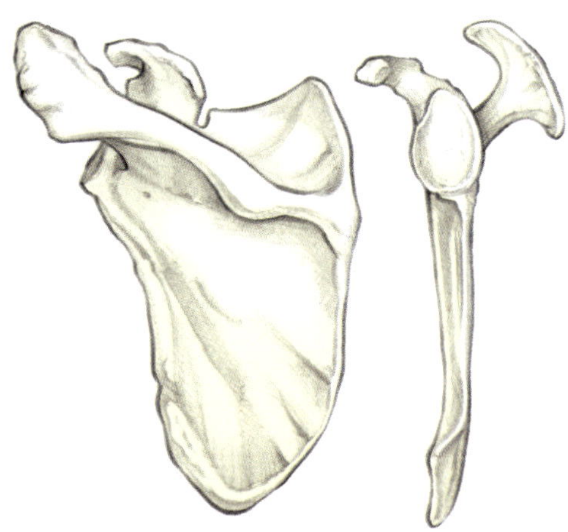

Schulterblatt

An der Achselseite des Schulterblatts befindet sich die Schulterpfanne, die zusammen mit dem Kopf des Oberarmknochens ein hochbewegliches Kugelgelenk bildet.

Genau wie unser anderes Kugelgelenk, das Hüftgelenk, ist es zu den verschiedensten Bewegungen in der Lage: Beugung, Streckung, Abduktion, Adduktion, Außen- und Innenrotation und Zirkumduktion. Während das Hüftgelenk manchmal mit einer Orange verglichen wird, die in einer Kaffeetasse steckt, ist das Schultergelenk eher mit einer Orange vergleichbar, die auf einer Untertasse liegt. Das bedeutet, dass weniger Fläche des Oberarmknochens die Schulterpfanne berührt und dass die beiden Gelenkflächen viel weniger kongruent sind. Auch hier gilt: Da wir nun mal nicht dazu bestimmt sind, unser Gewicht auf den Armen zu tragen, haben wir im Lauf unserer Evolution ein sehr bewegliches und somit weniger stabiles Schultergelenk entwickelt.

Es ist wichtig zu erwähnen, dass die Schulterpfannen, wenn die Schulterblätter sich in ihrer anatomischen Position befinden, nicht gerade zur Seite zeigen, sondern leicht nach vorn geneigt sind. Im Yoga betonen wir die Anweisung: »Zieh die Schultern nach hinten« oft so sehr, dass wir dadurch unbewusst eine neue »neutrale« Haltung erzeugen, bei der unsere Schultern zu den Seiten oder sogar nach hinten ausgerichtet sind. Das ist genauso unnatürlich und möglicherweise schädlich wie die Schultern nach vorn zusammensacken zu lassen.

Die Rippenseiten der Schulterblätter sind glatt und gekrümmt, und die Schulterblätter gleiten ohne knöcherne Befestigung oder Gelenke über den Brustkorb. Das ermöglicht ihnen folgende zusätzliche Bewegungen:

- **Anheben oder Elevation:** Hochziehen der Schultern in Richtung Ohren.
- **Absenken oder Depression:** Herunterziehen der Schulterblätter am Rücken entlang.
- **Protraktion:** Die Schulterblätter bewegen sich seitlich voneinander weg.
- **Retraktion:** Die Schulterblätter bewegen sich medial – also in Richtung Körpermitte – aufeinander zu.
- **Aufwärtsrotation:** Der untere Winkel dreht sich nach oben.
- **Abwärtsrotation:** Der untere Winkel dreht sich nach unten.
- **Anteriores Kippen:** Die Schulterblätter werden nach vorn gekippt.
- **Posteriores Kippen:** Die Schulterblätter werden nach hinten gekippt.

Diese Bewegungsmöglichkeiten machen das ohnehin schon sehr mobile Schultergelenk noch mobiler.

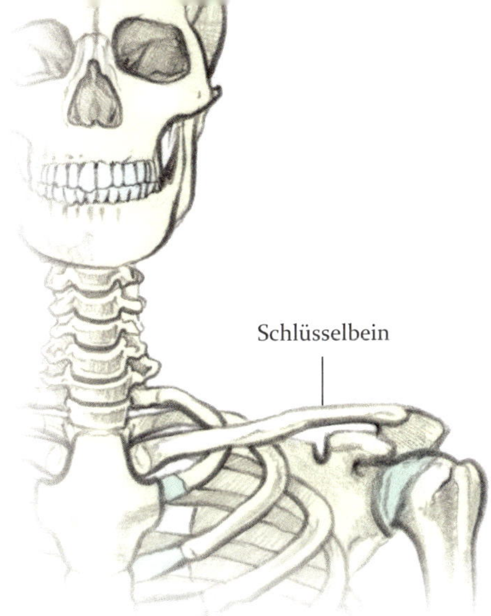

Der Rabenschnabelfortsatz *(Processus coracoideus)* ragt sichtbar nach vorn aus dem Schulterblatt heraus. Dieses spitze Knochenstück lässt sich oft an der Vorderseite des Brustkorbs in der Nähe der Schulter ertasten; und wie alle Knochenvorsprünge eignet es sich hervorragend als Ansatzpunkt für Muskeln.

An der Hinterseite des Schulterblatts ragt ein knöcherner Kamm nach oben, die Schulterblattgräte. Aus diesem Kamm geht ein Vorsprung oben an der Schulter, das *Akromion* (Schulterdach), hervor. Dieses ist über das Schultereckgelenk (AC-Gelenk) mit dem Schlüsselbein verbunden. Wie alle Knochen im Körper sind auch Schulterblatt und -dach von Mensch zu Mensch sehr verschieden. Die Größe des *Akromions* und wie weit es über das Schultergelenk hinausragt, hat großen Einfluss auf den Bewegungsspielraum der Schultern. (In diesem Fall kommt es doch auf die Größe an!) Wenn dein Akromion über das Schultergelenk hinausragt, kannst du deine Oberarme vielleicht nicht so nach oben strecken, dass sie die Ohren berühren; oder du kannst sie nicht hinter deine Ohren bringen wie in der Radpose. Das ist ein weiterer Grund, warum wir als Lehrer*innen von unseren Schüler*innen nicht verlangen können, dass ihre Körper bei einer bestimmten Yogapose alle die gleiche Form annehmen – weil jeder Mensch auf wunderbare Weise einzigartig ist.

An diesem Punkt lasse ich meine Schüler*innen normalerweise ein Gelübde ablegen. Bitte sprich mir nach: »Hiermit verspreche ich, [hier bitte deinen Namen einsetzen], feierlich, dass ich meinen Oberarm immer erst in die Außenrotation bringen werde, bevor ich ihn beuge. So wahr mir *Shiva* helfe!«

Das mag albern klingen – aber wenn wir unseren Oberarm nach außen drehen, haben wir eine bessere Chance, das Akromion bei der Beugung des Oberarms zu umgehen, und können dadurch vielleicht sogar einem Reiben oder einer Abnutzung der umliegenden Gewebe vorbeugen.

SCHLÜSSELBEINE

Diese beiden s-förmigen Knochen bilden die einzige knöcherne Verbindung der oberen Extremität mit dem Achsenskelett. Das mediale Ende des Schlüsselbeins ist durch das Sternoklavikulargelenk mit dem oberen Ende des Brustbeins verbunden. Das laterale Ende ist im Schultereckgelenk mit dem Schulterblatt verbunden. Du kannst dieses v-förmige Gelenk oben an deiner Schulter – da, wo du dir vielleicht den Riemen deiner Ta-

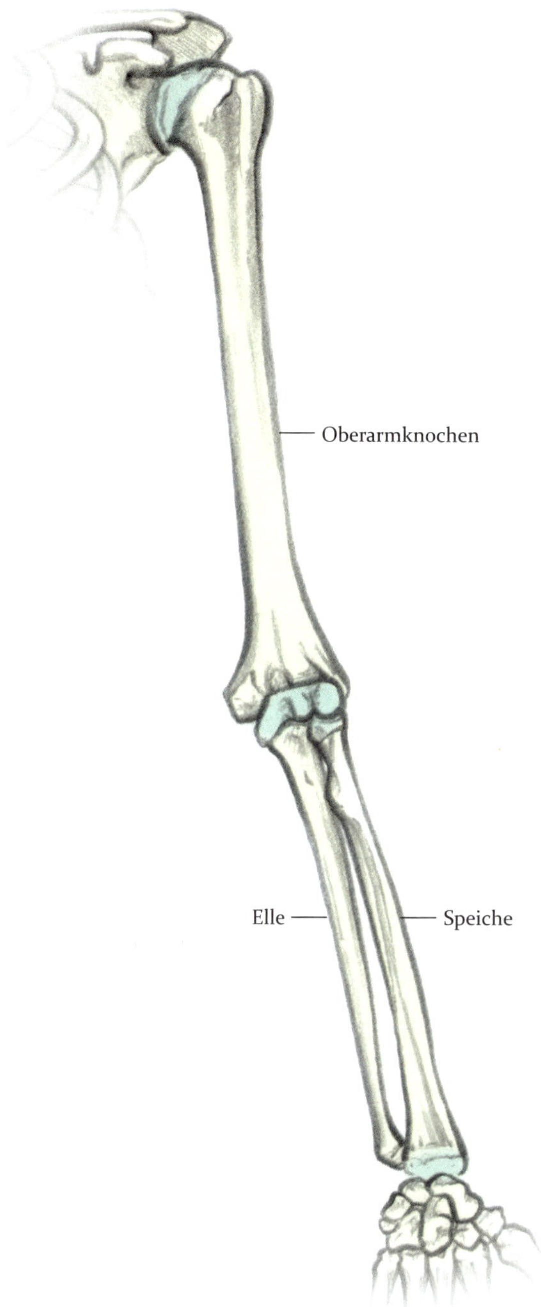

sche über die Schulter wirfst – ertasten und oft auch sehen. Unter einer »Schultereckgelenksprengung« versteht man eine komplette oder inkomplette Ausrenkung des AC-Gelenks.

OBERARMKNOCHEN

Der Oberarmknochen *(Humerus)* ist der lange Knochen, der von der Schulter bis zum Ellbogen verläuft. Sein Kopf ist mit der Schulterpfanne des Schulterblatts verbunden (Schultergelenk).

Wie die anderen bereits erwähnten Synovialgelenke verfügt das Schultergelenk über alles nötige Drum und Dran – Bänder, Gelenkkapseln, Gelenkflüssigkeit und eine spezielle Faserknorpelstruktur, die Gelenklippe *(Labrum)*. Ähnlich wie die Gelenklippe im Hüftgelenk oder die Unterlegscheibe in deinem Wasserhahn sorgt dieser Knorpelring für einen kongruenteren Sitz. Distal ist der Oberarmknochen mit der Elle durch das Humeroulnargelenk (Ellenbogenscharniergelenk) und mit der Speiche durch das Humeroradialgelenk, ein Gleitscharniergelenk, verbunden.

ELLE

In ihrer anatomischen Position ist die Elle der mediale Unterarmknochen an der Seite des kleinen Fingers und durch das Ellenbogengelenk mit dem Oberarmknochen verbunden. Sie hat einen hakenförmigen Vorsprung, den du an der Hinterseite des Ellbogens spüren kannst und der in der

Kerbe am distalen Ende des Oberarmknochens sitzt. Vielleicht hast du auch schon mal erlebt, wie es ist, wenn man sich den »Musikantenknochen« anstößt. Wenn man den Ellbogen beugt, liegt nämlich nicht nur diese Kerbe frei, sondern auch ein Nerv, der entlang der Kerbe verläuft, der sogenannte Ellennerv. Da dieser sehr nah an der Oberfläche liegt, wird er beim Anstoßen des Ellbogens gelegentlich getroffen, was ein Gefühl erzeugt, »als würde man die Englein singen hören«.

Die Elle artikuliert proximal und distal mit der Speiche und distal mit den Handwurzelknochen am Handgelenk.

SPEICHE

Der in anatomischer Position laterale oder daumenseitige Unterarmknochen trägt den Namen Speiche. Und diese Speiche kann sich, wie ihr Name schon sagt, über die Elle schieben oder drehen. Diese Bewegungen heißen Supination (Auswärtsdrehung; dabei zeigt die Handfläche nach oben, als würdest du eine Tasse Suppe darin halten) und Pronation (Einwärtsdrehung; als würdest du die Suppe auf den Boden schütten).

Das Ausmaß an Pronation, zu dem wir in der Lage sind, ist individuell verschieden. Beuge dein Ellbogengelenk einmal versuchsweise um 90 Grad und drehe dann deine Handfläche einwärts (Pronation), ohne den Oberarm zu bewegen. Wenn deine Handfläche jetzt nicht parallel zum Boden verläuft, muss sich der Oberarmknochen nach innen drehen, um das zu bewirken. Im Yoga wird die Pronation der Handflächen in der Haltung des Herabschauenden Hunds verlangt. Wenn du in der Pronation deiner Unterarme eingeschränkt bist, musst du deinen Oberarmknochen nach innen drehen, während du ihn im Schultergelenk gebeugt hältst. Aber du hast vorhin einen rechtskräftigen Eid geleistet und mir fest versprochen, das nicht zu tun! Um deine Schulter nicht zu schädigen, musst du diese Pose also ein bisschen modifizieren. Indem du dich beim Herabschauenden Hund auf den Unterarmen abstützt und deine Finger ineinander verschränkst oder die ganze Pose ummodelst, kannst du sie so ausführen, dass deine Schultergelenke dabei nicht so stark belastet werden.

Die Speiche ist mit dem Oberarmknochen durch ein Gelenk verbunden und am Scharniergelenk des Ellbogens beteiligt; außerdem artikuliert sie proximal und distal mit der Elle. Das distale Ende der Speiche artikuliert auch mit den Handwurzelknochen am Handgelenk.

HANDGELENKE UND HÄNDE

Die Knochen deiner Hände sind den Fußknochen sehr ähnlich. An den Füßen gibt es die Fußwurzelknochen (sieben an Felsblöcke erinnernde kleine Knochen), die langen Mittelfußknochen und die Zehenknochen. In den Händen haben wir die kieselsteinähnlichen Handwurzelknochen, die langen Mittelhandknochen und die Fingerknochen. Wenn du ein bisschen genauer hinschaust, wirst du allerdings feststellen, dass jeder Fußwurzelknochen fast halb so lang ist wie der ganze Fuß, während die mickrigen, aber niedlichen Zehenknochen nur ein Viertel der Fußlänge ausmachen. Umgekehrt nehmen die winzigen Handwurzelknochen kaum ein Viertel der Handlänge ein, während die langen Fingerknochen fast halb so lang sind wie die Hand. Das liegt daran, dass unsere große Fußwurzel unser ganzes Gewicht tragen muss, während wir uns mit den Zehen lediglich vom Boden abstoßen und sie uns außerdem dabei helfen, unser Gleichgewicht zu halten. Natürlich können wir unser Gewicht auch auf den Händen tragen; sie sind aber von ihrer Struktur her nicht so gut dafür geeignet.

An der palmaren Seite des Handgelenks befindet sich eine starke Bindegewebsschicht, das *Retinaculum flexorum*. Wie Frischhaltefolie über einer Schale Spaghetti hält sie die Sehnen und Nerven, die durch den Tunnel verlaufen, welcher

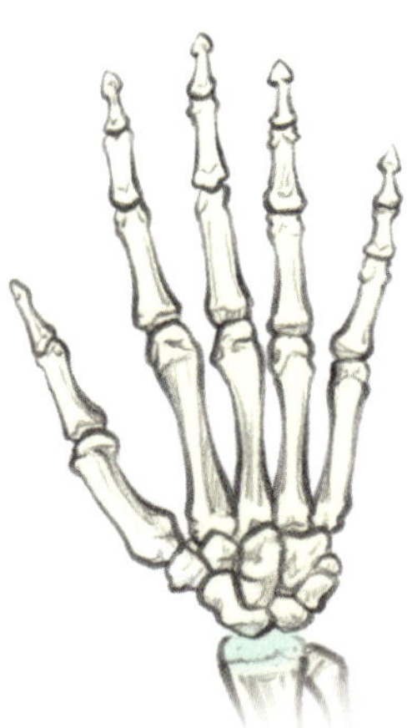

durch die gekrümmte Anordnung der beiden Handwurzelknochenreihen entsteht, an Ort und Stelle.

In unserem heutigen Leben werden Hände und Handgelenke stark beansprucht. Weil wir so oft damit beschäftigt sind, mit Tastatur und Maus zu hantieren, Telefonhörer oder Smartphone in der Hand zu halten und SMS zu schreiben, kommen wir mit einer krallenartigen Hand in die Yogapraxis. Unsere wiederholten krallenähnlichen Bewegungen im Lauf des Tages führen dazu, dass die Nerven, die tief in diesem Gewebe verlaufen, komprimiert werden, was zu Schmerzen, Taubheit oder Kribbeln in den Fingern führt (Karpaltunnelsyndrom). Yoga kann definitiv ein Stärkungsmittel sein, das dazu beiträgt, diese Gewebe zu dehnen und zu öffnen, aber es kann auch zur Ursache für Verletzungen an den Handgelenken werden, weil unsere Hände dabei so oft mit Gewicht belastet werden.

Zu Beginn deiner Yogapraxis ist es am besten, deine Hände möglichst selten und immer nur kurz mit deinem Körpergewicht zu belasten. Wenn du allmählich mehr Bewusstsein und Offenheit in Armen und Schultern entwickelst, kannst du die Zeitspanne, die du mit solchen Aktionen verbringst, verlängern. Bevor du deine Hände mit Gewicht belastest, solltest du deine Handgelenkfalten (an den Innenseiten der Handgelenke) parallel zur Vorderkante deiner Matte ausrichten. Aufgrund deiner individuellen Anatomie kann diese

Position dazu führen, dass deine Finger gerade nach vorn zeigen oder vielleicht auch ein bisschen auseinandergespreizt sind. Wenn du sie mit Gewicht belastest, lasse es gleichmäßig in deine ganzen Hände mit den gestreckten Fingern hineinfließen, während du dich mithilfe der Unterarmmuskeln hochziehst. Das trägt dazu bei, das Gewicht zu verteilen, damit es nicht nur auf den Handgelenken liegt.

BENACHBARTE MUSKELN

Muskeln der Rotatorenmanschette

Bei den Rotatorenmanschettenmuskeln handelt es sich um eine Gruppe von vier Muskeln, die alle am Schulterblatt entspringen und am Oberarmkopf ansetzen. Ihre Hauptaufgabe besteht darin, den äußerst beweglichen Oberarmkopf in der Gelenkpfanne des Schulterblatts zu halten. Sie umgeben das Gelenk an drei Seiten, und jeder der vier Muskeln führt andere Bewegungen aus.

***Supraspinatus*:** Der *Supraspinatus* befindet sich an der Hinterseite des Schulterblatts, oberhalb der Schulterblattgräte. Dieser Muskel, der inferior zum *Akromion* hinzieht und dann am Oberarmkopf ansetzt, leitet die Abduktion des Arms ein.

Von allen vier Muskeln der Rotatorenmanschette ist er am verletzungsanfälligsten. *Supraspinatus*-Sehnenentzündungen und -risse oder Schulterschleimbeutelentzündungen – Reizungen des Schleimbeutels unter dem Akromion – sind häufige Probleme, die in der Yogapraxis auftreten können, wenn wir uns nicht an unseren Schwur halten, die Arme vor der Beugung nach außen zu drehen. Nur allzu leicht stößt man mit dem Oberarm ans *Akromion*, wodurch das Gewebe gereizt werden oder verschleißen kann. Wenn dieser Muskel in seiner Funktion beeinträchtigt ist, übernimmt oft der Deltamuskel die Armabduktionsbewegung, was dann so aussieht, als würden wir mit den Schultern zucken.

***Infraspinatus*:** Der *Infraspinatus* befindet sich an der Hinterseite des Schulterblatts, unterhalb der Schulterblattgräte. Er trägt dazu bei, den Oberarm nach außen zu drehen.

Rotatorenmanschette

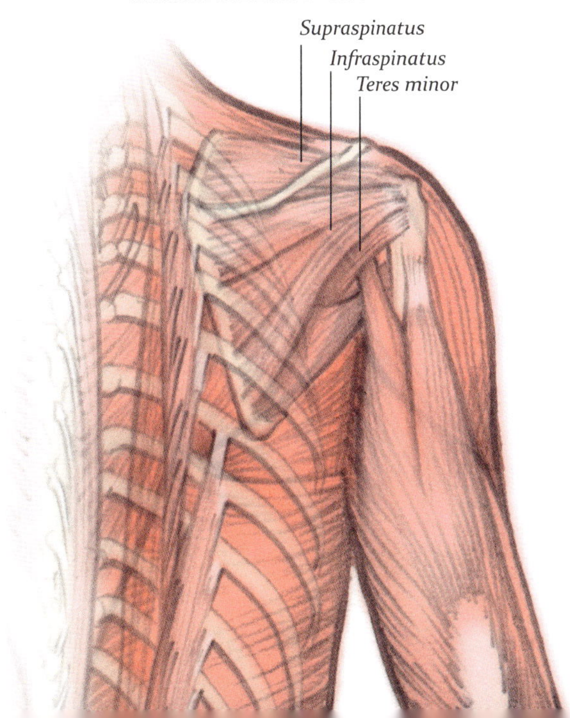

Teres minor: Dieser Muskel entspringt am seitlichen Rand des Schulterblatts und hilft ebenfalls bei der Drehung des Oberarms nach außen mit.

Subscapularis: Der Muskel befindet sich an der Vorderseite des Schulterblatts und setzt am Oberarmkopf an. Wenn man ihn zusammenzieht, dreht er den Oberarmknochen nach innen und adduziert ihn.

Großer Brustmuskel

Der große Brustmuskel *(Pectoralis major)* entspringt am Brustbein und am Rippenknorpel von Rippe 2 bis 6 und setzt am oberen Ende des Oberarmknochens an. Seine Sehne kann man vorn in der Achselhöhle ertasten. Ich nenne ihn manchmal auch den »Umarmungsmuskel«, weil er den Oberarm beugt, adduziert und nach innen dreht, so als würde man die Arme ausstrecken und jemanden umarmen.

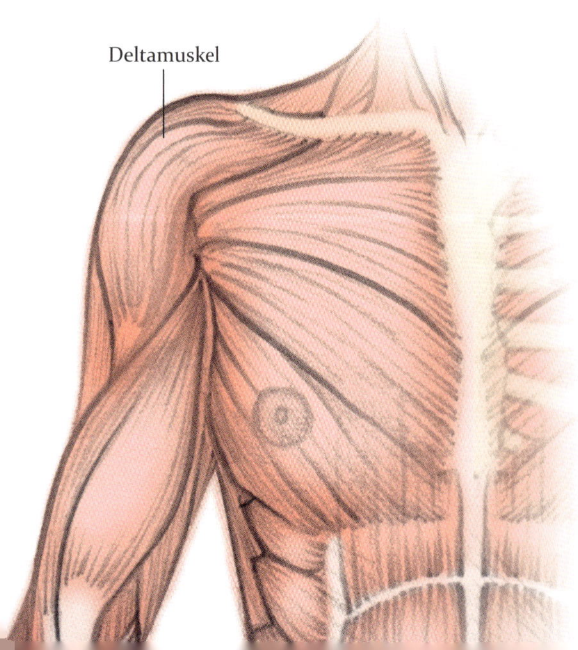

Breiter Rückenmuskel

Der *Latissimus dorsi*, der breite Rückenmuskel, ist ein großer Muskel an der Hinterseite unseres Rückens, der von den unteren Brust-, Lenden- und Kreuzbeinwirbeln, dem Beckenkamm und der thorakolumbalen Faszie ausgeht und am oberen Ende des Oberarmknochens ansetzt. Wenn man ihn anspannt, adduziert und streckt er den Oberarm und dreht ihn nach innen. Wir setzen diesen Muskel ein, wenn wir den Brustkorb beim Hinaufschauenden Hund nach vorn ziehen oder öffnen.

Deltamuskel

Diesen tropfenförmigen Muskel kannst du dir als Muskelkappe oder Schulterpolster oben an deiner Schulter vorstellen. Er hat vordere, mittlere und hintere Fasern, die am Schlüsselbein, am *Akromion* und an der Schulterblattgräte entspringen und an der *Tuberositas deltoidea* des Oberarmknochens ansetzen. Dieser kleine Höcker ist an der Seite des Oberarmknochens tastbar. Wenn sich der Deltamuskel zusammenzieht, kann er den Oberarm beugen, abduzieren und strecken.

Vorderer Sägemuskel

Genau wie das Sägemesser in deiner Küche hat der vordere Sägemuskel *(Musculus serratus anterior)* kleine, fingerähnliche Fortsätze, die an den Oberseiten der ersten neun Rippen entspringen und dann unter das Schulterblatt ziehen, um an dessen medialer Kante anzusetzen. In kontrahiertem Zustand ist er für die Aufwärtsrotation und Protraktion des Schulterblatts zuständig. Wenn du schon mal jemanden beim Yogaliegestütz *(Chaturanga Dandasana)* beobachtet hast, dessen mediale Schulterblattkante sich dabei wie ein Flügel von den Rippen abhob, war sein *Musculus serratus anterior* wahrscheinlich zu schwach oder nicht richtig angespannt.

Kleiner Brustmuskel

Der *Pectoralis minor* liegt unter dem *Pectoralis major*, dem großen Brustmuskel, entspringt an den oberen Rändern von Rippe drei bis fünf und setzt am Rabenschnabelfortsatz des Schulterblatts an. In kontrahiertem Zustand kann er das Schulterblatt nach vorn kippen oder die Atmung unterstützen, indem er diese Rippen anhebt, um eine tiefere Einatmung zu ermöglichen.

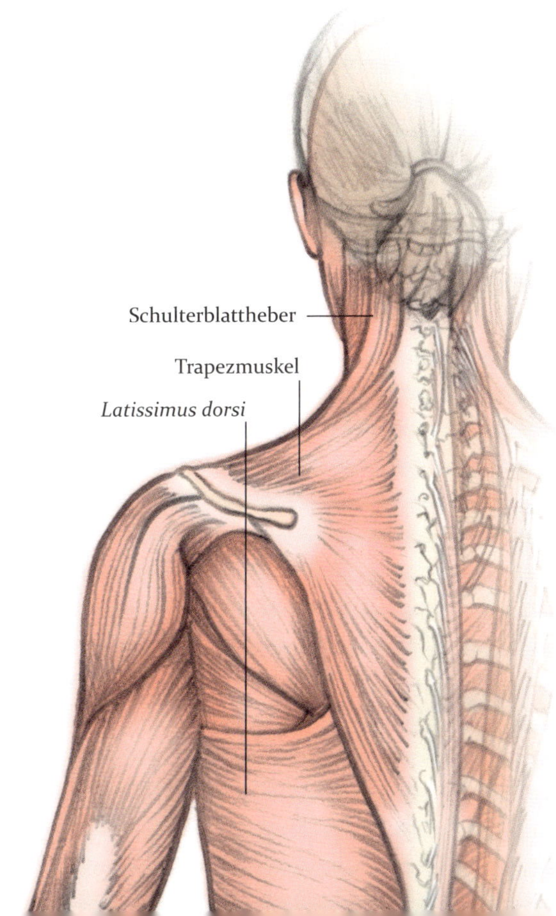

Schulterblattheber

Dieser Muskel *(Levator scapulae)*, der an den Querfortsätzen von C1 bis C4 entspringt, setzt am oberen Winkel des Schulterblatts an, hebt das Schulterblatt und beugt und dreht die Halswirbelsäule zur Seite hin.

Rautenmuskeln

Diese Muskeln, die fast wie ein Weihnachtsbaum aussehen, entspringen an den Dornfortsätzen von C7 bis T5 und setzen an den medialen Rändern der Schulterblätter an. Ihre Hauptaufgabe besteht darin, die Schulterblätter nach hinten zu ziehen.

Trapezmuskel

Der Trapezmuskel *(Trapezius)* ist ein großer, rautenförmiger, oberflächlicher Muskel an der Hinterseite des Körpers. Er entspringt am Hinterhauptbein (Schädelbasis) und an den Hals- und Brustwirbelfortsätzen und setzt am Schlüsselbein, am *Akromion* und an der Schulterblattgräte an. Da dieser Muskel so groß ist, sind verschiedene Fasern des Trapezmuskels für unterschiedliche Aufgaben zuständig: nämlich, das Schulterblatt zu heben, zu senken, nach oben und nach unten zu drehen und nach hinten zu ziehen.

Die typische schlechte Haltung, die ich bei meinen Yogaschüler*innen sehe, ist ein eingesunkener Brustkorb, wobei die Schultern nach vorn gekrümmt und leicht zu den Ohren hochgezogen sind. Wir wissen, dass sich diese Körperhaltung ungünstig auf unsere Stimmung, Energie und Atmung auswirkt, aber sie hat auch einen sehr realen und negativen Einfluss auf unsere Schultern, wenn wir unsere Yogahaltungen einnehmen. Denn bei dieser Fehlhaltung sind der große und der kleine Brustmuskel stark kontrahiert und ziehen die Oberarme nach vorn und in die Innenrotation (erinnerst du dich noch an deinen Schwur?). Durch diese Kontraktion wird auch das Schulterblatt nach vorn gekippt. Die Rautenmuskeln und der vordere Sägemuskel werden unterfordert und sind dadurch zu schwach, sodass sie die Schulterblätter erst recht nicht hinten am Rücken halten können.

Stell dir vor, du versuchst, etwas Schweres von dir wegzuschieben. Für diese Aufgabe wirst du mehr Kraft aufbringen können, wenn du die Schulterblätter nach hinten und unten hältst, als wenn du sie seitlich von den Rippen ab- und nach vorn rutschen lässt. Während bestimmter Yogaposen, bei denen die Arme unser eigenes Körpergewicht halten müssen, trägt diese Fehlhaltung unweigerlich zu Verletzungen im Schultergelenk und in dessen näherer Umgebung bei. Am besten ist es, den Brustkorb zu öffnen und die Muskeln zu stärken, die das Schulterblatt hinten am Rücken halten, bevor wir uns an Yogaposen heranwagen, bei denen die Arme das schwere Gewicht unseres eigenen Körpers tragen müssen.

FINDE DEINEN HUND

Der Herabschauende Hund ist eine seltsam komplizierte Yogapose, die wir während einer Yoga-Asana-Stunde immer wieder einnehmen. Deshalb wollen wir uns nun ein bisschen Zeit nehmen, um die Bewegungen unserer Arme zu verbessern, damit wir ganz entspannt in dieser Haltung herumhängen können, so wie unsere vierbeinigen Freunde. Vielleicht denkst du dabei an einen Hund, der sich genüsslich streckt und dabei mit emporgerecktem Hinterteil seinen Rücken und die Vorderbeine ganz lang macht.

- Gehe auf deiner Matte in den Vierfüßlerstand. Strecke die Beine durch, sodass der Po nach oben ragt, er ist nun die höchste Stelle deines Körpers. Schaue dabei zwischen deinen Armen (überkopf) nach hinten. Deine Arme befinden sich in Verlängerung des Oberkörpers. Drücke dich sanft zurück und mache den Rücken ganz lang. Es reicht aus, wenn die Zehen im Kontakt mit dem Boden sind, wenn du nicht die ganze Fußsohle ablegen kannst. Konzentriere dich nun auf deine Arme. Ich habe eine kleine Checkliste erstellt, die uns Zweibeinern diese Haltung erleichtert:

- Die Schulterblätter müssen schützen, nach oben rotieren und sich ganz leicht anheben. Im Gegenzug müssen sie durch Muskelkraft hinten an den Rippen kleben bleiben.
- Der Oberarmknochen muss sich nach außen drehen, während sich die Unterarme und Hände einwärtsdrehen.
- Die Achselhöhlen sollten eher wie ausgehöhlt wirken, als dass sie sich vorwölben (das wäre dann nämlich dein Oberarmkopf, der versucht, aus deinem Körper herauszurutschen – keine gute Idee!).
- Die Ellbogen sind gerade, aber nicht durchgedrückt. Wenn du normalerweise dazu neigst, dieses Gelenk zu überstrecken, kann sich diese Position so anfühlen, als würdest du deine Ellbogen in Wirklichkeit beugen, und es wird eine Weile dauern, bis du die Muskeln aufgebaut hast, die du vorher nie benutzen musstest, um dieses Gelenk zu stützen. Aber es lohnt sich!
- Die Handgelenkfalten sollten parallel zur Vorderkante deiner Matte verlaufen. Die Hände drücken gleichermaßen nach unten und nach vorn, während du das Gewicht aus den Armen nach hinten verlagerst. Damit nicht zu viel Gewicht auf deinen Handgelenken ruht, kannst du die Knie leicht beugen. Spreize die Finger in normalem Ausmaß (übertreibe es damit nicht) und spüre, wie deine Unterarmmuskeln nach oben gleiten, als würdest du ein Paar lange Partyhandschuhe an deinen Armen hochrollen.
- Halte deine Wirbelsäule gedehnt und atme tief durch.
- Wenn du eine Bewegungseinschränkung in den Schultern spürst, versuche deine Arme weiter auseinanderzustellen und Hände und Arme ein bisschen mehr nach außen zu drehen.

Taste dich ganz langsam und allmählich an diese Übung heran, indem du die Pose des Herabschauenden Hundes zunächst nur ein paar Atemzüge lang hältst, bis dein Körper die für ihn bequemste Variante gefunden hat. Ganz allmählich kannst du sie dann immer länger halten oder mehrfach hintereinander ausführen, so wie es in Gruppenkursen oft gemacht wird. Denke daran, dass wir von Natur aus nicht besonders gut darin sind, unsere Arme zu belasten; es kann schon eine Weile dauern, bis du die Version des Herabschauenden Hundes gefunden hast, die am besten zu deinem Körper passt.

Du hast vielleicht Nerven!

Oh Schreck! Dreh dich mal um! Hinter dir steht ein Tiger!

Okay, das war schon ein bisschen gemein. Aber vielleicht fällt dir auf, wie dein Puls jetzt plötzlich rast, du am ganzen Leib zitterst und schwitzt und vor Schreck kaum noch Luft bekommst? All diese Reaktionen sind auf unser bewundernswertes Nervensystem zurückzuführen. Selbst jetzt, wenn du dieses Buch in die Hand nimmst und liest, während du gleichzeitig atmest und dein Mittagessen verdaust, überwacht dieses Nervensystem alles, was du tust, ganz genau.

Das Nervensystem ist das wichtigste Kontroll- und Kommunikationszentrum unseres Körpers. Es kommuniziert mit allen Körpersystemen und aktiviert Muskeln, Drüsen, Organe, ja sogar Gedanken, um dich in einen Zustand physiologischen Gleichgewichts – die sogenannte Homöostase – zu bringen. Die Nerven werden oft als elektrisches Leitungssystem unseres Körpers bezeichnet, weil sie Informationen mithilfe von Nervenzellen (Neuronen) verarbeiten und weiterleiten. Diese Nervenzellen feuern Aktionspotenziale (elektrische chemische Signale) ab, die mit einer Geschwindigkeit von über 90 Metern pro Sekunde durch die Nervenfasern rasen können. In deinem Körper verlaufen über 70 Kilometer Nerven. (Das würde reichen, um zwanzigmal kreuz und quer durch Manhattan zu laufen. Kein Scherz! Was hat Manhattan mit deinem Nervensystem zu tun? Keine Ahnung – ich dachte einfach nur, es wäre für dich wichtig, das zu wissen.) Diese Nerven lassen sich in verschiedene Kategorien und Hierarchieebenen unterteilen.

ZENTRALES NERVENSYSTEM

Das zentrale Nervensystem (ZNS) besteht aus den Geweben von Gehirn und Rückenmark. Diese beiden erstaunlichen Gewebe haben die Konsistenz von weichem Tofu (igitt!), sind aber zu unserem Glück von ein paar Schutzschichten umgeben.

Unser Gehirn und unser Rückenmark sind nämlich durch Knochen, drei Gewebehüllen (die sogenannten Hirnhäute) und das Nervenwasser geschützt. Die rund drei Pfund Hirnmasse sitzen im knöchernen Schädelgewölbe; das Rückenmark, in welches das Gehirn nahtlos übergeht, verläuft im knöchernen Ring des Wirbelkanals.

Das Gehirn – unsere Kommandozentrale – besteht aus vielen verschiedenen Regionen, mit denen wir uns in den nächsten

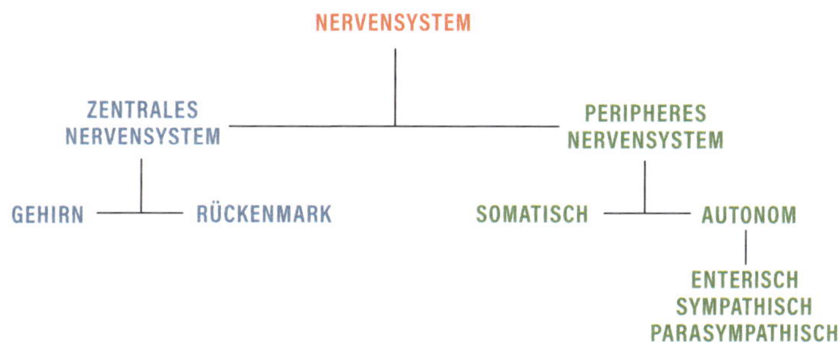

Kapiteln noch genauer beschäftigen werden. Um dir ein bisschen Appetit auf die nun folgenden Ausführungen zu machen, möchte ich deine Neugierde aber schon jetzt mit folgender verblüffender Tatsache anstacheln: Das Gehirn besteht aus 86 bis 100 Milliarden Nervenzellen. Die Anzahl der Synapsen im menschlichen Gehirn ist größer als die Anzahl der Galaxien im beobachtbaren Universum. Es gibt mehr Synapsen als Sterne in unserer Milchstraße. Jedes Neuron kann ungefähr 10 000 Kontakte zu anderen Neuronen knüpfen und Informationen mit ihnen austauschen. Es gibt mehr Verbindungsmöglichkeiten zwischen den Neuronen unseres Gehirns als Atome im Universum. (Na los schon, schmeiß die Suchmaschine an und suche es. Ich warte so lange. Und wenn du schon mal dabei bist, suche auch gleich nach Professor V. S. Ramachandran.) Ist das nicht absoluter Wahnsinn?

Das Rückenmark ist eine zylindrische Struktur, die sich im Wirbelkanal befindet – einem Hohlraum, der sich über die gesamte Länge der Wirbelsäule erstreckt. Es ist im Durchschnitt 40 bis 45 Zentimeter lang und verläuft bei erwachsenen Menschen nicht über die gesamte Länge des Wirbelkanals. Beim Erwachsenen befindet sich der *Conus medullaris* – das untere Ende des Rückenmarks – normalerweise auf der Höhe von Wirbel L1 oder L2. Weiter unten umschließt der Wirbelkanal hauptsächlich die länglichen Nervenwurzeln der *Cauda equina* (Lenden- und Kreuzbeinnerven), die zu den unteren Etagen hinunterziehen, bevor sie aus dem Wirbelkanal austreten.

Diejenigen Teile des Nervensystems, die nicht im Gehirn und Rückenmark liegen, gehören zu unserem peripheren Nervensystem.

PERIPHERES NERVENSYSTEM

Das periphere Nervensystem (PNS) besteht aus den Nerven und Ganglien, die außerhalb von Gehirn und Rückenmark liegen. Diese Nerven treten an der Basis des Gehirns aus und verlassen die Wirbelsäule durch die kleinen Seitenlöcher zwischen den Wirbeln. Die Hauptaufgabe des PNS, das mit seinen Nervenästen deinen ganzen Körper durchzieht, besteht darin, als Zwei-Wege-Kommunikationsrelais zwischen dem zentralen Nervensystem und deinen Muskeln, Organen und Drüsen zu fungieren. Das PNS kann übrigens noch weiter in das somatische Nervensystem und das autonome (vegetative) Nervensystem unterteilt werden.

Somatisches Nervensystem

Der Begriff »somatisch« kommt vom Wortstamm *soma*, was so viel wie »Körper« bedeutet, und das somatische Nervensystem wird auch oft als willkürliches Nervensystem bezeichnet. Es besteht aus den motorischen und sensorischen Nerven, die sich durch unseren Körper hindurchziehen und unserer willentlichen oder bewussten Kontrolle unterstehen. Diese Nerven versorgen die Skelettmuskeln und sind derjenige Teil des peripheren Nervensystems, den wir nutzen, um uns bewusst zu bewegen, zu tanzen oder mit dem Po zu wackeln.

Autonomes Nervensystem

Das autonome Nervensystem wird manchmal auch als unwillkürliches Nervensystem bezeichnet, aber ich glaube, »autonom« ist der bessere Begriff. Er leitet sich von dem Wort »Autonomie« ab, was so viel wie »seinen eigenen Gesetzen folgend« bedeutet. Statt diesen Teil des Nervensystems als unwillkürlich zu bezeichnen – also als einen Teil von dir, der gewissermaßen abtrünnig geworden ist und sich deiner Kontrolle entzieht –, können wir ihn als autonomes System betrachten, das jedoch vollständig der Kontrolle innerer und äußerer Faktoren untersteht. Die Nerven des autonomen Nervensystems sind an der Regulation der Aktivität deiner glatten Muskeln und Herzmuskeln, deiner Organe und Drüsen beteiligt. Das autonome Nervensystem lässt sich noch weiter in drei Kategorien unterteilen: enterisches, sympathisches und parasympathisches Nervensystem.

Enterisches Nervensystem: Das enterische Nervensystem ist ein netzartiges System aus Neuronen, welche die Funktion deines Magen-Darm-Trakts regulieren. Es wird manchmal auch als »zweites Gehirn« oder »Darmhirn« bezeichnet, besteht aus etwa 100 Millionen Neuronen und ist für die Peristaltik – die schlangenartigen Kontraktionen deines Magen-Darm-Trakts – und für die Ausschüttung bestimmter Verdauungsenzyme zuständig. Genau wie alle anderen Nerven, über die wir bisher gesprochen haben, kommunizieren auch diese Nerven über Neurotransmitter (biochemische Botenstoffe) miteinander. Die meisten dieser Neurotransmitter sind identisch mit denen, die in deinem ZNS vorkommen, wie beispielsweise Acetylcholin, Dopamin und Serotonin. Tatsächlich befinden sich mehr als 90 Prozent des Serotonins und 50 Prozent des Dopamins im enterischen Nervensystem. Zurzeit sind neue und sehr spannende Forschungsarbeiten im Gang, die darauf abzielen, die Bedeutung dieses Systems über seine mechanischen Funktionen hinaus besser zu verstehen.

Sympathisches Nervensystem: Das sympathische Nervensystem wird auch oft als »Kampf- oder Flucht-System« bezeichnet. In unserer Yogakultur hat es einen schlechten Ruf, weil es für jede Krankheit und alle möglichen Übel verantwortlich gemacht wird. Dabei ist die Auslösung unserer Kampf-oder-Flucht-Reaktion meiner Meinung nach – abgesehen vom Orgasmus – das Coolste, was unser Nervensystem bewerkstelligen kann! Ich nenne das sympathische Nervensystem gern unser »Superheldensystem«. Es wird bei Stress oder großer Gefahr aktiviert und befähigt uns mithilfe einer Reihe genau koordinierter physiologischer Reaktionen dazu, in einer bedrohlichen Situation entweder zu kämpfen oder zu fliehen. Nicht zuletzt dieser Reaktion haben wir die Tatsache zu verdanken, dass es uns Menschen bereits seit Hunderttausenden von Jahren gibt.

Die Nerven dieses Systems entspringen größtenteils in der Brust- und Lendenwirbelsäulenregion und versorgen unsere Organe und Drüsen. Hast du schon mal Geschichten von einer kleinen, zierlichen Mutter gehört, die es ganz allein schaffte, ein Auto von ihrem eingeklemmten Kind herunterzuheben, oder sind dir unglaubliche Storys von Menschen zu Ohren gekommen, die in schwierigen Situationen gegen jede Wahrscheinlichkeit überlebt haben? Zu diesen Heldentaten waren sie nur in der Lage, weil über bestimmte biochemische Botenstoffe ihr sympathisches Nervensystem aktiviert wurde.

Das Problem ist nur, dass wir dieses System leider auch oft aktivieren, wenn *keine* unmittelbare Gefahr im Verzug ist. Unser mächtiger, komplizierter Verstand kann »Gefahren« nämlich auch rein gedanklich erzeugen und schaltet den Tropf dieser biochemischen Substanzen – wie einige wissenschaftliche Untersuchungen gezeigt haben – sogar mehr als hundertmal pro Tag ein. Doch auch wenn sich dieser Neurotransmitterschub manchmal tatsächlich so anfühlt, als würde er uns etwas bringen, weil er uns hilft, aktiv zu werden, sind wir nicht dafür gemacht, ständig in diesem Stresshormoncocktail vor uns hin zu schmoren. Die Evolution hatte nämlich etwas ganz anderes im Sinn: Wir sollten zwar ab und zu einen heftigen Schub dieser biochemischen Botenstoffe bekommen, der uns, um nur ein Beispiel zu nennen, in die Lage versetzte, vor einem Tiger davonzurennen, doch nachdem wir das Raubtier entweder bekämpft und besiegt hatten oder in Windeseile in die entgegengesetzte Richtung gelaufen waren, um uns in Sicherheit zu bringen, konnte unser Körper diese biochemischen Substanzen abbauen und rasch wieder in den Ruhezustand zurückkehren.

Die ständige leichte Aktivierung unseres sympathischen Nervensystems in unserem heutigen Alltagsleben führt zu einem Phänomen, das ich als »permanentes Tröpfeln« von Stresshormonen oder »Alarmstufe-Orange«-Reaktion bezeichne. Präsident George W. Bush und seine Regierung hatten nach dem 11. September 2001 so eine hübsche regenbogenfarbene Grafik erstellt, die uns verriet, wie viel Angst wir in einem bestimmten Augenblick haben sollten. Rot bedeutete »Schreck lass nach, wir sind alle dem Untergang geweiht«, während Blau für »Friede, Freude, Eierkuchen« stand. Das Problem ist nur, dass wir immer auf Alarmstufe Orange sind. Auf unserer praktischen kleinen Grafik zeigt die Farbe Orange an, dass wir immer ein bisschen auf der Hut sein sollten, aber keine Informationen und auch kein Ventil für unsere Angstgefühle haben. Wenn wir uns ständig in diesem Zustand befinden, nutzen sich die Gewebe unseres Körpers im wahrsten Sinn des Wortes ab.

Und das ist nicht einfach nur inhaltsloses Yogageschwafel. Ich will es an dieser Stelle noch einmal Wort für Wort wiederholen, damit du weißt, dass ich es ernst meine: Die Gewebe deines Körpers nutzen sich im wahrsten Sinn des Wortes ab!

Wenn sich unser Nervensystem auf Alarmstufe Orange befindet und all diese Stresshormone langsam, aber stetig in unseren Organismus hineintröpfeln, ist unsere Aktivierungsschwelle ständig erniedrigt und unsere Reaktionsbereitschaft ständig erhöht. Und wenn wir dieses System dann wirklich einmal brauchen, um aus einer echten Gefahrensituation herauszukommen, ist es weniger bereit, die richtige biochemische Reaktion – den »großen Knall« – auszulösen. Denke zum Beispiel an das letzte Mal zurück, als dein Chef oder dein Partner dich gebeten hat, irgendeine Kleinigkeit zu erledigen, zu der du keine Lust hattest. Hätte er dich an einem geruhsamen Tag darum gebeten, dann hättest du vielleicht ohne großes Aufhebens zugesagt. Wäre er aber nach einer stressigen Arbeitswoche mit diesem Ansinnen auf dich zugekommen, so hättest du ihn vielleicht heftig gestikulierend mit einer Tirade von Kraftausdrücken eingedeckt. Diese Reaktion hat biochemische Hintergründe.

Schauen wir uns nun einmal an, was auf biochemischer Ebene mit dir passiert, wenn zum Beispiel ein echter Tiger hinter dir her ist. Im Anschluss daran werden wir der Frage nachgehen, warum es wirklich nicht so gut ist, wenn dein Pegel dieser biochemischen Substanzen ständig auf Alarmstufe Orange steht.

Tiger: Aktivierende Stresshormone wie beispielsweise Adrenalin werden produziert und ausgeschüttet. Adrenalin fühlt sich so an, als hättest du ein paar Tassen Kaffee getrunken: Es putscht dich auf, sodass du dich schneller bewegen und schneller etwas bewirken kannst.
Alarmstufe Orange: Ähnlich wie zu viele Tassen Kaffee kann zu viel Adrenalin zu Zitterigkeit, Angstzuständen und Schlafstörungen führen.

Tiger: Aus deinem Fettgewebe, deiner Leber und deinen Muskeln werden Glukose, Fette und Proteine freigesetzt. In solchen Situationen hat dein Körper nämlich nicht die Zeit und kann sich nicht den Luxus erlauben, zu warten, bis der Burrito, den du zu Mittag gegessen hast, verdaut ist. Also holt er sich seine Nährstoffe wie ein klei-

ner Taschendieb überall da, wo er kann, um dir den nötigen Treibstoff zu liefern.
Alarmstufe Orange: Durch die viele Glukose und die vielen Fette und Proteine, die in deinem Körper herumschwirren, erhöht sich dein Risiko, an Typ-2-Diabetes und einem metabolischen Syndrom zu erkranken. Außerdem stiehlt der kleine Taschendieb jetzt ständig heimlich die Nährstoffe, die deine Muskeln für ihre Arbeit brauchen, was zu einem Muskelabbau führen kann.

Tiger: Um deinen Körper mit dem nötigen Sauerstoff zu versorgen, erhöhen sich deine Atemfrequenz und dein Atemvolumen; die Bronchien erweitern sich.
Alarmstufe Orange: Diese Veränderungen des Atemsystems führen zu einem paradoxen, gehemmten Atemmuster. Dabei wird die Atmung sehr flach, du hältst unabsichtlich dem Atem an oder kämpfst gegen die Senkung des Zwerchfells, die naturgemäß bei der Einatmung einsetzt, während es bei der Ausatmung angehoben wird.

Tiger: Herzfrequenz und Blutdruck steigen, und die tiefen Arterien, die zur Skelettmuskulatur führen, erweitern sich, sodass der Treib- beziehungsweise Sauerstoff schneller dorthin gelangt, wo er hinsoll.
Alarmstufe Orange: Anhaltend hoher Blutdruck erhöht das Risiko für Herz-Kreislauf-Erkrankungen.

Tiger: Nun, da Sauerstoff und Treibstoff zu den Geweben transportiert wird, die ihn brauchen, müssen die Zellen ihn schneller verstoffwechseln, damit er dir sofort zur Verfügung steht. Dadurch erhöht sich deine Stoffwechselrate.
Alarmstufe Orange: Diese Stoffwechselsteigerung ist jedoch nur von kurzer Dauer und kann zu einer Gewichtszunahme führen: Wenn der Körper Gefahr wittert, neigt er dazu, seinen Stoffwechsel wieder herunterzufahren, um für Notsituationen – zum Beispiel eine Hungersnot – Energie zu sparen.

Tiger: Um Blutungen bei Verletzungen vorzubeugen, verengen sich die oberflächlichen Blutgefäße, und es werden Gerinnungsstoffe produziert und freigesetzt für den Fall, dass der Tiger dich tatsächlich erwischt. Einige Aktivitäten deines Immunsystems, beispielsweise die Entzündungsreaktion, werden jetzt hochgefahren, weil du sie vielleicht bald brauchen wirst.
Alarmstufe Orange: Diese Kreislauf- und Immunreaktionen wurden mit einem erhöhten Risiko für Herz-Kreislauf- und Autoimmunerkrankungen in Verbindung gebracht.

Tiger: Deine Sinne sind geschärft. Deine Pupillen weiten sich, und deine Gehirnaktivität nimmt zu. Dadurch kannst du die Situation schneller wahrnehmen und interpretieren und mit klarem Verstand entscheiden, wie du wieder aus dieser Gefahr herauskommst. Deine Muskeln spannen sich an und beginnen sich zu kontrahieren, um dich auf die bevorstehende Aktion vorzubereiten.
Alarmstufe Orange: Wenn deine Muskeln ständig den Befehl erhalten, sich

auf eine Aktion vorzubereiten, führt das mit der Zeit zu chronischen Muskelverspannungen und Schmerzen. Wenn dein Verstand rast, obwohl in Wirklichkeit gar keine Gefahr droht, können dadurch Schlafstörungen entstehen.

Tiger: Da dein Körper all diese coolen Superheldensachen macht, werden aus Effizienzgründen sämtliche Funktionen, die in dieser Gefahrensituation nicht unbedingt notwendig sind, vorübergehend abgeschaltet. In diesem Augenblick hat es keinerlei Priorität, dir Gedanken über die Verdauung des Burritos zu machen, den du zu Mittag gegessen hast; und auch deine Eizellen- oder Spermienreifung, ja sogar deine langfristige Immunfunktion oder die Konsolidierung deines Gedächtnisses spielen jetzt keine Rolle. Vor dir steht ein Tiger, verdammt noch mal!
Alarmstufe Orange: Ich glaube, dir ist inzwischen klar geworden, worauf ich hinauswill: In Wirklichkeit ist dein Fortpflanzungs-, Verdauungs- und Immunsystem natürlich sehr wichtig, doch bei einer permanent aktivierten Stressreaktion ist es so, als würde dein Körper diesen Systemen ständig einreden, dass sie momentan nicht gebraucht werden. Das führt zu chronischen Verdauungsstörungen, Unfruchtbarkeit und einer Unterdrückung des Immunsystems.

Tiger: Längerfristig werden Stresshormone wie Cortisol produziert und ausgeschüttet, um möglicherweise entstandene Entzündungsprozesse zu bekämpfen.
Alarmstufe Orange: Dein Gehirn und dein Körper sind nicht für ein ständiges Cortisolbad bestimmt; das kann zu Depressionen, einer Unterdrückung des Immunsystems und vermehrten Fetteinlagerungen im Körper führen.

Bist du angesichts dieser deprimierenden Informationen jetzt total gestresst? Keine Sorge: Dein genialer Körper besitzt ein Abschaltventil für diesen Neurotransmitter-Tropf. Sobald du dich nach dem Tigerangriff in Sicherheit gebracht hast, beginnt dein Gehirn, Oxytocin zu produzieren. Es wird auch als Kuschelhormon bezeichnet und gehört zu den körpereigenen Hormonen, die beim Aufbau von Vertrauen und Paarbindungen helfen. Sobald dein Körper anfängt, eine kleine Menge dieses Hormons zu produzieren, verspürst du den – körperlichen und emotionalen – Impuls, jemandem die Hand entgegenzustrecken und so etwas Ähnliches zu sagen wie: »Stell dir mal vor, da war ein Tiger! Ich hatte solche Angst!« Die körperliche und emotionale Zuwendung deiner Lieben führt dazu, dass du den Oxytocin-Hahn noch weiter aufdrehst, wodurch sich die Aktivierung deines sympathischen Nervensystems wieder abschaltet. Und das führt wiederum zur Einschaltung des Parasympathikus – deines Ruhe- und Verdauungssystems, das gewissermaßen für die Haushaltsaufgaben deines Körpers zuständig ist.

Parasympathisches Nervensystem: Dieses Nervensystem wird manchmal auch »Ruhe- und Verdauungssystem« genannt;

und seine Aktivierung bezeichnet man oft als Entspannungsreaktion. Bei dieser Entspannungsreaktion handelt es sich um eine koordinierte Reihe physiologischer Veränderungen, welche die langfristigen Projekte deines Körpers – wie Fortpflanzung, Verdauung, Wachstum und Reparatur, Lernprozesse und Bekämpfung von Krankheiten – fördern. Die Nerven dieses Systems entspringen hauptsächlich dem Hirnstamm und dem Sakral (Kraniosakral)-Bereich. Sie ziehen großenteils zu denselben Organen und Drüsen wie der Sympathikus, bewirken dort aber meistens genau die entgegengesetzte Reaktion, wenn sie aktiviert werden.

In unserer Yogapraxis versuchen wir gezielt, das parasympathische Nervensystem zu aktivieren, und zwar auf vielfältige Weise. So wie Geld auf der Bank mit der Zeit Zinsen bringt (hat man mir jedenfalls gesagt ...), verbessert sich auch die Wirksamkeit von Entspannungstechniken durch wiederholtes Üben. Anfangs musst du vielleicht eine Menge Zeit investieren, um eine tiefe Entspannungsreaktion zu erzielen, doch oft reicht schon allein der Versuch aus, um dein parasympathisches Nervensystem zu aktivieren.

Hier ein paar auf Yoga basierende Methoden, mit deren Hilfe man eine Entspannungsreaktion auslösen kann:

Muskelentspannung oder -erschöpfung: Durch bewusstes Loslassen der Muskelspannung oder Erschöpfung der Muskeln (sodass sie gar keine andere Wahl haben, als loszulassen) gibt man seinem Körper das Signal, sich zu entspannen.

Umkehrhaltungen (Kopf unterhalb des Herzens): Als Zweibeiner tragen wir unseren Kopf normalerweise über dem Herzen. Unser großartiges, kompliziertes Arteriensystem muss also gegen die Schwerkraft ankämpfen, um das hungrige Gehirn mit allem zu versorgen, was es braucht. Aber ein geiziges Venensystem führt das sauerstoffarme Blut vom Kopf zu den Lungen und zum Herzen zurück, um es zu recyceln. Und unsere Venen sind auch sehr dehnbar und können ein enormes Blutvolumen aufnehmen. Wenn wir unseren Kopf nun in eine Position bringen, in der er sich unterhalb unseres Herzens befindet, erhöht sich durch die veränderten Schwerkraftverhältnisse der Blutdruck in unserem Kopf. Doch zum Glück haben wir kleine Barorezeptoren in den zum Kopf führenden Arterien, und wenn diese Gefäße einen solchen Blutdruckanstieg wahrnehmen, geben sie Herz und Lungen den Befehl, langsamer zu arbeiten, um unser System nicht zu überfordern. Wenn wir also in einer dieser friedvollen Umkehrhaltungen abhängen, sinkt unser Blutdruck, und unsere Atmung verlangsamt sich; und das löst eine Entspannungsreaktion aus.

Die Ausatmung verlängern: Die langsame Vertiefung der Atmung trägt zur Aktivierung des Vagusnervs – eines wichtigen parasympathischen Nervs – bei. Bei jedem Einatmen beschleunigt sich dein Herzschlag ein kleines bisschen, und bei jedem Ausatmen verlangsamt er sich. Der alte Ratschlag deiner Mutter, tief durchzuatmen, und die Mahnungen deiner Yogalehrerin, die dich ständig damit piesackt, deine Ausatemphase zu verlängern, können dir also tatsächlich zu einer Entspannung verhelfen!

Stille oder konstante Geräusche: Okay, das hängt etwas von deiner subjektiven Wahrnehmung ab. Die Regenwaldgeräusche von der CD deines Yogalehrers treiben dich vielleicht in den Wahnsinn, doch wiederholte Geräusche und Bewegungen sollen tatsächlich eine Entspannungsreaktion auslösen. Auch die Einschränkung emotionaler und seelischer Erregung soll entspannend wirken, aber wie wir alle wissen, ist das leichter gesagt als getan.

Echte körperliche Sicherheit: All dieses tiefe Durchatmen in Kopfüber-Positionen, während du deine Lieblingssongs von Yanni hörst, wird aber keine tiefgreifende Wirkung auf dich haben, wenn ein Raubtier vor deiner Tür auf und ab tigert. Du musst also gewissermaßen erst mal bei dir zu Hause Ordnung schaffen, denn alle Aspekte deines Lebens haben starken Einfluss auf deine Fähigkeit, dich zu entspannen.

STRESSTEST

Und nun nimm dir ein paar Minuten Zeit, um über dein persönliches Verhältnis zu deinem Nervensystem nachzudenken.

Erinnerst du dich noch an ein Ereignis, als du in Alarmstufe Orange feststecktest? Unter welchen Umständen ist das passiert? Wie hat es sich in deinem Körper angefühlt? Mithilfe welcher konkreten Strategien könntest du im Alltag das ständige Tröpfeln deiner Stresshormone abschalten?

Und jetzt denke einmal an eine Zeit zurück, in der dein parasympathisches Nervensystem einen enormen Schub bekommen hat. Unter welchen Umständen ist das passiert? Wie hat es sich in deinem Körper angefühlt? Wie könntest du deinen Parasympathikus in deinem täglichen Leben bei Bedarf stärker aktivieren?

Welche Trigger in deinem Alltagsleben führen normalerweise dazu, dass dein sympathisches Nervensystem überreagiert? Welche Möglichkeiten gibt es, diese Auslöser so weit als möglich einzudämmen?

Wir unterbrechen dieses Buch mit einer Botschaft von Patanjali

Dies ist ein guter Zeitpunkt, um unser Arbeitstempo ein bisschen zu verlangsamen und uns an die wunderschöne Tradition zu erinnern, in der die Yogapraxis steht.

Viele Yogalehrer*innen kommen gern auf einen sehr alten Text zu sprechen, das *Yogasutra* von Patanjali. Obwohl viele Yogagelehrte sich über den Autor, seine Tradition und die Zeit, in der dieser Text geschrieben wurde, streiten, bietet er uns eine hervorragende Grundlage für die Philosophie, auf der unsere Yogapraxis beruht. Obwohl das *Sutra* in der Zeit zwischen 100 vor Christus und 500 nach Christus verfasst worden sein sollen, findet es bei modernen Yogi*nis sowohl auf esoterischer als auch auf physischer Ebene Anklang.

Das Sanskrit-Wort *Sutra* wird oft mit »Faden« oder »Aphorismus« übersetzt. Patanjalis *Sutras* sind 195 kleine Gedankenfäden oder Aussagen, die manchmal absichtlich vage oder schwer verständlich erscheinen; ich glaube, sie wurden so formuliert, um die Lesenden zum Nachdenken und zur Diskussion mit einem Führer, Lehrer oder Mitschüler anzuregen. Das englische Wort *suture* (die Naht, die entsteht, wenn ein Arzt eine Wunde näht) stammt von derselben Wurzel ab wie *Sutra*. Das Buch von Patanjali kann uns helfen, die Brüche oder Wunden zwischen dem Geist und dem Ich oder zwischen unserem Ich und anderen Menschen zusammenzunähen.

Obwohl das ganze *Sutra* für unsere Yogapraxis relevant ist, möchte ich hier nur über die drei Verse sprechen, die mich in meiner Asana-Praxis und meiner Lehrtätigkeit wirklich weitergebracht haben.

KAPITEL 1, VERS 1: ATHA YOGA ANUSHASANAM

Das *Yogasutra* von Patanjali ist in vier Kapitel, die sogenannten *Padas*, unterteilt. Das obige *Sutra* ist die allererste Zeile des ersten Kapitels mit dem Titel *Samadhi Pada* (»Kapitel über die gleichmäßige Reflexion oder Erleuchtung«).

Darin steigt Patanjali gleich ganz tief in die Materie ein und beschreibt den Zustand völliger Versunkenheit. Manche sagen, dass er diesen kühnen Schritt getan hat, um die Schüler auf ihrem Weg zu inspirieren; nach Meinung anderer Interpreten des Textes geht er davon aus, dass die Schüler bereits Erfahrungen gemacht haben und diese nun besser verstehen oder in einen Kontext stellen möchten. Über die Bedeutung und Übersetzung des *Sutras* gibt es bei den Gelehrten heiße Diskussionen. Noch schwieriger wird die Situation dadurch, dass es in Sanskrit geschrieben wurde, einer Sprache, die bekanntlich sehr schwer zu übersetzen ist, weil es für jedes Wort mehrere mögliche Interpretationen gibt.

Die meisten Lehrer*innen scheinen sich zumindest über die Übersetzung des ersten Wortes einig zu sein: *atha*. *Atha* wird als »Jetzt« definiert; und bezeichnenderweise beginnt Patanjalis Buch mit diesem Ausruf und nicht mit »Es war einmal« oder »Eines Tages in deiner Zukunft«.

Manche sind der Meinung, dass dieser Vers »Jetzt kommt die Darlegung oder Lehre des Yoga« bedeutet, womit vielleicht gemeint ist, dass hier eine direkte Praxis beleuchtet wird und keine esoterische Philosophie. Für andere Experten deutet die Verwendung des Wortes »Jetzt« darauf hin, dass die Lehren, Lehrer und Vorbereitungen bereits existierten – dass es also ein »Vorher« gab. Meine Lieblingsinterpretation stammt von einem meiner derzeitigen Lehrer: »Yoga (oder Vereinigung) kann nur im jetzigen Augenblick stattfinden.«

Es ist gar nicht so einfach, unseren Geist darauf zu trainieren, ins Jetzt und Hier zurückzukehren. Denn wir haben unseren Verstand darauf programmiert, ständig Zukunftspläne darüber zu machen, wohin wir gehen und was wir erreichen wollen, und immer wieder über die Vergangenheit nachzudenken und zu grübeln. Nur selten erlauben wir uns, ganz und gar in dem aufzugehen, was wir jetzt gerade tun. Sobald sich in unserem Tag oder in unseren Gedankengängen eine kleine Pause auftut, versuchen wir sie normalerweise schnell mit einem Gespräch, einer E-Mail oder SMS, mit Facebook, Instagram, Pinterest – du weißt schon, was ich meine – zu füllen. Je öfter wir uns erlauben, in den Augenblick zurückzukehren, in dem wir uns gerade befinden, ohne uns sofort davon ablenken oder ihn verändern zu wollen, umso deutlicher kommt uns die Vergänglichkeit unserer Gedanken, Gefühle und Überzeugungen zum Bewusstsein. Und wenn wir uns diese Vergänglichkeit vor Augen halten, finden wir es nicht mehr so verlockend, uns an diesen Dingen festzuklammern oder sie von uns wegzuschieben: Denn man weiß ja, dass sie nicht von Dauer sein werden. Und was noch besser ist: Dann ist auch die Versuchung, diese Dinge mit dem Menschen zu identifizieren, der du bist, nicht mehr so groß.

Wenn wir in unserer Asana-Praxis ins Hier und Jetzt zurückkehren, können wir uns stärker mit dem identifizieren, was in unserem Körper und Geist gerade passiert, statt dass wir versuchen, eine bestimmte Ästhetik zu erzielen oder in Erinnerungen daran zu schwelgen, wie wir uns bei einer bestimmten Yogapose gefühlt haben. So können wir auf eine Weise mit unserer Yogapraxis in Kontakt treten, die letztendlich gefahrloser für unseren Körper und beruhigender und friedvoller für unseren Geist ist. Wenn wir unseren Geist darauf trainieren, immer wieder in diesen jetzigen Augenblick zurückzukehren, können wir eine stärkere Verbindung zu dem Zustand jenseits des Geistes erfahren – die Verbindung zu unserem höheren Selbst oder zum vereinten Energiefeld (das eigentlich ein Zustand jenseits von Namen und Form ist).

KAPITEL 2, VERS 1: TAPAH SVADHYAYESVARA PRANIDHANANI KRIYA YOGAH

Das sind ziemlich viele lange Wörter; also wollen wir sie der Reihe nach durchgehen. Sie bilden die allererste Zeile im zweiten Kapitel, das den Titel *Sadhana Pada* (»Abschnitt über die Praxis«) trägt. Es beginnt damit, wie man zu diesem Zustand der Verbundenheit oder Glückseligkeit findet.

Tapah (oder *Tapas*) bedeutet in diesem Zusammenhang »brennen; Enthaltsamkeit oder Disziplin« (also genau das Gegenteil von den superleckeren Sachen, die du in deinem spanischen Restaurant an der Ecke bekommst). Das zweite Wort, *svadhyaya* – bedeutet »Studium des *sva* oder Ichs« und *Ishvara pranidhanam* (die Wörter werden außerhalb des *Sutras* ein bisschen anders geschrieben) heißt »sich hingeben, nachgeben; etwas übergeben oder loslassen«. Die beiden Wörter *kriya yogah*, welche die Zeile vervollständigen, bedeuten so viel wie »die Handlung oder Praxis dieses Yogas« (oder dieser Vereinigung).

Diese Verbindung, nach der wir suchen, kann man durch ein Gleichgewicht aus Disziplin und Hingabe finden. Der einzige Weg, um herauszufinden, wie viel von beidem wir brauchen, um dieses Gleichgewicht herzustellen, besteht darin, uns selbst zu beobachten. Genau wie ein Anfänger auf dem Drahtseil schwanken wir anfangs ziemlich stark hin und her, wenn wir uns auf diesen heiklen Tanz einlassen, und stürzen oft in die eine oder andere Richtung vom Seil herunter. Aber wenn wir uns weiterhin selbst studieren und fleißig üben, können wir uns mit der Zeit immer anmutiger bewegen. Selbst die geschicktesten Seiltänzer tarieren ihre Haltung ständig aus und schwanken immer ein kleines bisschen hin und her, um nicht aus dem Gleichgewicht zu kommen.

Es ist wichtig, sowohl mit Disziplin als auch mit Hingabe an unsere physische Asana-Praxis heranzugehen. Wir brauchen Disziplin, um konsequent zu üben und uns hundertprozentig darauf einzulassen, was wir gerade tun. Du brauchst sogar Disziplin, um eine Yogapose mit Energie zu erfüllen, damit du dich nicht schlaff in deine Gelenke »hineinhängst«, was zu Verletzungen führen kann. Doch diese Disziplin muss durch eine sanfte Hingabe ausbalanciert werden, damit wir in die Präsenz der Haltung zurückkehren können, statt – nach dem Motto: »Je härter, desto besser« – zu versuchen, die Yogapose bis zum Extrem auszuführen. Es ist ein schmaler Grat, auf dem wir uns hier bewegen; und nur wenn wir uns dabei selbst beobachten und überprüfen, können wir ihn mit Leichtigkeit beschreiten.

KAPITEL 2, VERS 46: STHIRA SUKHAM ASANAM

An etwas späterer Stelle im *Sadhana Pada* findet sich ein wunderschönes Juwel. Manche Yogi*nis sagen, dass dieser Vers der einzige ist, in dem es unmittelbar darum geht, wie wir unsere Asana-Haltungen praktizieren sollten. Ich bin da anderer Meinung. In meinen Augen ist jeder Aspekt dieser Philosophie ein Werkzeug sowohl für den Geist als auch für die physischen Strukturen unseres Körpers.

Das Wort *sthira* bedeutet ins Deutsche übersetzt »Struktur, Stetigkeit, Stütze oder Grenzen«. *Sukham* hat eine sehr schöne Bedeutung: »guter Raum« oder »Süße«. *Asanam* wird oft mit den Haltungen übersetzt, die wir in unseren Yogakursen einnehmen, aber ich denke, dass es eigentlich »Sitz« bedeutet und dass dieses Wort hier ganz bewusst gewählt wurde. Meiner Meinung nach weitet die Verwendung des Wortes »Sitz« dieses Konzept auch darauf aus, wie wir in all unseren Beziehungen »sitzen«. Egal ob es sich dabei um die Beziehung zu unserem Körper, zur Asana Herabschauender Hund oder zu einem geliebten Menschen handelt – alle Beziehungen sollten sich durch eine gewisse Weiträumigkeit, Süße und Offenheit auszeichnen; andererseits sollte es dabei aber auch Grenzen und Struktur geben. Wenn das eine ohne das andere existiert, entsteht ein Ungleichgewicht.

Alles im Körper hat gern seinen »guten Raum«; unsere Gelenke sind da keine

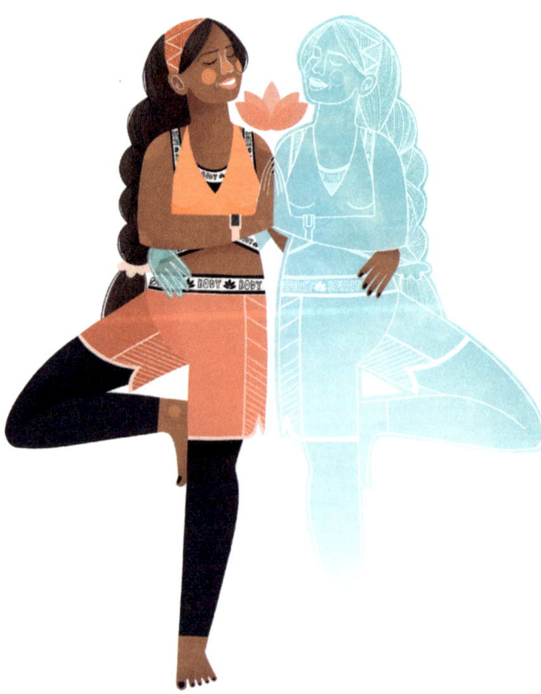

Ausnahme. Das ist genauso, wie wenn du in einer U-Bahn sitzt, in der sich zu viele Menschen drängen: Anfangs kommst du noch damit klar, aber wenn immer mehr Leute einsteigen, wird selbst der oder die gelassenste Yogi*ni sich einer gewissen Gereiztheit nicht erwehren können. In dieser physischen Praxis können wir lernen, Raum (oder *sukham*) in unseren Gelenken zu lassen, indem wir unseren Körper mithilfe unseres Muskelkorsetts stützen und Grenzen schaffen. In einer Praxis, in der großer Wert darauf gelegt wird, sich immer mehr zu öffnen, immer weiter zu dehnen und immer tiefer in die Yogaposen hineinzugehen, ist es wichtig, daran zu denken, dass die entgegengesetzten Qualitäten – Kraft und Grenzen – für die Gesundheit und Langlebigkeit unseres Körpers ebenso wertvoll sind.

SUTRA-TEST

Vielleicht fühlst du dich versucht, diese Übung zu überspringen. (Gott weiß, dass auch ich mich oft erst überwinden muss, um mich auf so etwas einzulassen!) Doch bevor du weitermachst, denke einmal kurz darüber nach, ob und wie die soeben besprochenen *Sutra*-Ausschnitte bereits in deiner Yoga-Asana-Praxis oder in deinem bisherigen Leben aufgetaucht sind.

Atha Yoga Anushasanam (Kapitel 1, Vers 1)
Wann hast du das letzte Mal die Erfahrung gemacht, im jetzigen Augenblick zu sein? Welche Umstände haben dazu geführt, dass du ganz im Jetzt und Hier versunken warst?

Wie hat sich das in deinem Körper angefühlt?

Tapah Svadhyayesvara Pranidhanani Kriya Yogah (Kapitel 2, Vers 1)
Welche Erfahrungen machst du zurzeit mit den Konzepten von Disziplin *(tapah/tapas)* und der Hingabe *(ishvara pranidhanam)*? Fällt dir eines davon besonders leicht, oder herrscht eines davon in deiner Asana-Praxis oder deinem Leben stärker vor?

Sthira Sukham Asanam (Kapitel 2, Vers 46)
Welche Beziehung hast du zur Yogapraxis oder zu deinem eigenen Körper? Magst du dabei lieber eine gewisse Weiträumigkeit, oder spielen Grenzen für dich eine wichtigere Rolle? Wie könntest du in diesem Aspekt deines Lebens zu einem ausgewogeneren Gleichgewicht gelangen?

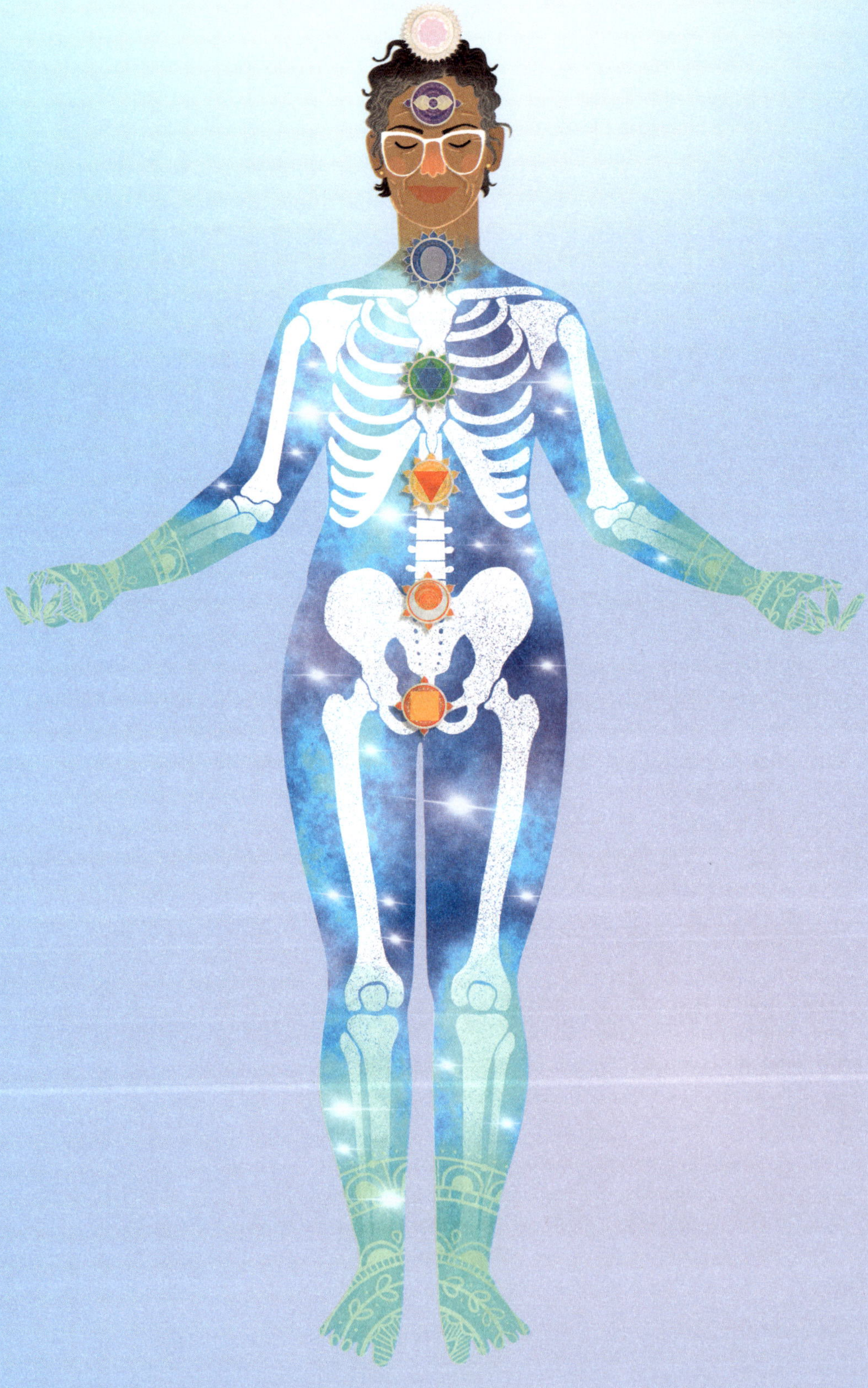

KAPITEL 2

Das Poetische

Dein feinstoffliches Ich

Wie fühlt es sich an, verliebt zu sein? Wir könnten jetzt endlos über die Ausschüttung prickelnder Botenstoffe wie Serotonin, Oxytocin und Dopamin reden. Wir könnten uns über die gesellschaftlichen Vorteile einer Partnerbeziehung auslassen. Wir könnten sogar noch ein bisschen pikanter werden und über die sexuelle Vereinigung sprechen – oder ein deutlich weniger pikantes Gespräch über die unsichtbare Kraft führen, mit der du dich zum Darmmikrobiom deines Partners oder deiner Partnerin hingezogen fühlst. (Wenn du einmal genau darüber nachdenkst, führt der Weg zum Herzen dieses Menschen, der in deinem Leben eine ganz besondere Rolle spielt, vielleicht tatsächlich durch den Magen – oder genauer gesagt: durch seine allgegenwärtigen und ungeheuer erotischen Darmbakterien.) Aber solche Gespräche treffen irgendwie nicht den Kern der Sache, oder? Natürlich gehören all diese Dinge zum Verliebtsein dazu, aber oft berührt es uns innerlich einfach nicht, wenn jemand versucht, dieses Gefühl in seine klinischen Bestandteile zu zerlegen oder darauf zu reduzieren. Wir brauchen Poesie.

Wir brauchen Poesie, um anderen Leuten von den Schmetterlingen erzählen zu können, die wir im Bauch haben, wenn wir diesen besonderen Menschen am anderen Ende des Zimmers stehen sehen; von dem körperlichen Schmerz, den wir verspüren, wenn wir uns nach jemandem sehnen; von der tiefen inneren Stille und dem Gefühl, innerlich zu zerfließen, das uns überkommt, wenn wir unserem Traummann oder unserer Traumfrau in die Augen schauen. Wir müssen einen Weg finden, anderen Menschen die Komplexität unserer Gefühle und die intensive, oft universelle Art und Weise, in der die Liebe uns berührt, zu vermitteln. Poesie und Metaphern spielen dabei eine wichtige Rolle.

Je nachdem, aus welcher Generation und welchem Kulturraum du stammst, unterscheidet sich deine Sprache vielleicht von derjenigen anderer Menschen, und auch deren Metaphern; doch die Erfahrungen, um die es dabei geht, sind oft überall auf der Welt die gleichen. Wenn du jemandem begreiflich zu machen versuchst, welch leidenschaftliche Gefühle du für ihn oder sie hegst, wirst du die Hand dabei wahrscheinlich eher auf dein Herz als auf dein Knie legen. Die meisten Menschen greifen bei der Beschreibung solcher Empfindungen zu klischeehaften Redewendungen, zum Beispiel: »Mein Bauchgefühl sagt mir ...« oder »Wir haben die gleiche Wellenlänge ...«

Die Bildersprache oder Symbolik von Licht, das den Kopf eines Menschen umgibt und für Heiligkeit oder die Verbindung zum Göttlichen steht, findet sich in vielen Kunstwerken und in den verschiedensten Kulturen. Egal woher du kommst – du weißt, wie Verbindung und Trennung sich anfühlen. Wir alle machen die gleichen Erfahrungen: Liebe, Furcht, Kummer, Freude. Wir alle haben in unserem Leben schon irgendwann einmal Besorgnis, Verlust, Neid, Albernheit, Ehrfurcht, Lust und ein existenzielles Gefühl der Angst empfunden. Wir alle können die Vergänglichkeit unserer Gefühle, Gedanken und Überzeugungen, unseres Atems und unserer physischen Formen zur Kenntnis nehmen und darüber nachdenken, ob es nicht vielleicht doch etwas Dauerhafteres oder Beständigeres gibt. Wir alle sehnen uns nach einem Weg, die Erfahrung unserer Lebendigkeit in dieser fleischlichen Hülle mit anderen Menschen zu teilen. Als Yogi*nis nutzen wir den poetischen Energiekörper, um unser feinstofflicheres Ich besser zu verstehen und anderen Menschen etwas darüber mitzuteilen.

Im zweiten Kapitel dieses Buches werden wir uns mit den poetischen Landkarten und Modellen beschäftigen, die verschiedene religiöse Schulen und Traditionen entwickelt haben, um die Erfahrung unseres Körpers und seiner Physiologie zu erklären. Anhand unseres derzeitigen Wissens über unsere fleischliche Hülle und unsere wunderbaren physischen Organe und Systeme werden wir Korrelationen und Brücken zu vielen verschiedenen energetischen Systemen schlagen, um unsere körperliche Form aus einer umfassenderen Perspektive zu betrachten.

Energiekörper – was ist das eigentlich?

Der esoterische Körper oder Energiekörper wird in fast allen bekannten Kulturen und Gesellschaften erwähnt. Er taucht in den Denksystemen des Samkhya, Taoismus, Sufismus, Buddhismus, Hatha, Tantra und auch in der westlichen Esoterik auf, um nur ein paar Beispiele zu nennen; und obwohl alte Texte bekanntlich schwer datierbar sind, findet sich die allererste Erwähnung vielleicht im indischen Veda, den manche Gelehrte auf 3000 vor Christus datieren.

Um ganz ehrlich zu sein: Als ich das erste Mal vom Konzept des Energiekörpers hörte, habe ich diese Idee ziemlich schnell als Unfug abgetan. Als meine Lehrerin anfing, von »regenbogenfarbenen Energiewirbeln in unserem Körper« zu sprechen, kam mir das wie eine hippiemäßige Kopfgeburt vor, bei der mein eher wissenschaftlich denkendes Ich sofort die Augen verdrehte. (Ach, wie schön wäre es, noch mal zwanzig zu sein und trotzdem alles zu wissen!) Doch je mehr ich darüber lernte und am eigenen Leib erfuhr, umso stärker veränderte sich mein Verständnis für den Energiekörper. Seit einiger Zeit habe ich sogar das Gefühl, dass dieser Energiekörper eine topografische Karte unserer Lebenserfahrung in unseren körperlichen Formen darstellt. (Ich weiß, das hört sich alles ziemlich weitschweifig an, aber lies trotzdem weiter.)

Wir alle wissen, dass Landkarten etwas sehr Nützliches sind. Wenn du auf eine Reise gehst, ist es hilfreich, vorher mit jemandem zu sprechen, der schon einmal in dem betreffenden Land war und dir erklären kann, wie du dich dort besser zurechtfindest. Es ist gut, schon im Voraus vor Hindernissen auf einer Straße gewarnt zu werden und zu wissen, wie man diese am besten umfährt. Und genau wie nach der Rückkehr von einer spektakulären Reise ist es auch im ganz normalen Leben schön, allen Menschen, die dir zuhören möchten, von deinem Weg und deinen Erfahrungen zu berichten. Wenn wir anderen Leuten unsere Geschichten erzählen, werden diese Geschichten oft auch für uns selbst besser verständlich; und dieses Verständnis kann uns sogar dabei helfen, eine stärkere, mitfühlendere Verbindung zu unseren Mitmenschen aufzubauen.

Jede Tradition, Kultur oder Schule hat eine andere energetische Landkarte. Manche dieser Charts oder Modelle ergeben unheimlich viel Sinn – so wie jene Bücher mit den übereinanderliegenden durchsichtigen Folien der verschiedenen

Körpersysteme, die ich als Schülerin im Biologieunterricht so toll fand. Andere Landkarten erscheinen weniger sinnvoll oder plausibel. Sobald wir den Dingen unseren eigenen Stempel oder unsere eigene Struktur aufdrücken, sind sie oft stärker umgrenzt und weniger nuancenreich. Wenn wir etwas definieren und benennen, behaupten wir damit gewissermaßen: »Es ist nicht dies, sondern jenes.« In seiner verfeinertsten Form beruht der Energiekörper jedoch auf Erfahrung. Statt uns von Unterschieden entmutigen zu lassen, können wir vielleicht einfach zulassen, dass diese Unterschiede das poetische Körpergespräch bereichern und vertiefen.

Die Charts des Energiekörpers, denen wir in unserer heutigen Yogawelt – und in diesem Buch – am häufigsten begegnen, entstammen verschiedenen Systemen.

DIE DREI SARIRAS

Yogi*nis erleben sich selbst als multidimensionale Wesen. Die Lehre von den drei Körpern *(Sariras)* findet sich in den Philosophien des Yoga, Tantra und *Advaita Vedanta* wieder. Das Sanskrit-Wort *Sarira* (manchmal auch *Sharira* geschrieben) leitet sich von einer Wortwurzel ab, die man am besten mit »etwas, das sich leicht auflöst oder abnutzt« übersetzen kann. Diese Definition führt uns zu der Erkenntnis, dass die drei Körper vergänglich und lediglich Vehikel für das reine Bewusstsein sind.

Sthula Sarira

Sthula: »das, was fest oder manifest ist«
Sarira: »Körper«
Unser großer, materieller, sterblicher physischer Körper.

Suksma Sarira

Suksma: »feinstofflich« oder »ätherisch«
Sarira: »Körper«
Der feinstoffliche Körper unseres Geistes und unserer Lebensenergie.

Karana Sarira

Karana: »instrumentelle Ursache«
Sarira: »Körper«
Der Kausal- oder Samenkörper.

DIE FÜNF KOSHAS

Dieses Denkmodell aus der *Taittiriya Upanishad* (die ungefähr im sechsten Jahrhundert vor Christus verfasst wurde) geht davon aus, dass unsere Form aus fünf Hüllen oder Ummantelungen, den *Koshas*, besteht. Einfach ausgedrückt, sind wir Schichten aus Körper, Atem, Geist, Verstand und Glückseligkeit. Wie die Wörter »Hülle« und »Ummantelung« bereits andeuten, umhüllen diese verschiedenen Dimensionen unserer Form unser nacktes, formloses, namenloses Ich. (Oder um ihm einen Namen zu geben: *Atman*. Oder vielleicht auch Gerd.)

Die Sanskrit-Wörter für jedes dieser fünf *Koshas* enthalten das Wort *Maya*. Das wird oft mit »Illusion« übersetzt, doch wenn wir die beiden kleinen Wörter, aus denen es sich zusammensetzt, für sich betrachten, erhalten wir eine treffendere Übersetzung: das »Maß« *(ya)* der »Mutter« *(ma)*. Im Tantra spielt *Shakti* die Rolle der göttlichen Mutter. (Im Fernsehen wird diese Rolle oft von Florence Henderson übernommen.)

Shakti ist das Konzept oder die Personifikation des Göttlich-Weiblichen. In elegantem Tanz mit ihrem göttlich-männlichen Gefährten Shiva – formlos, nicht-manifest oder gedanklich – ist *Shakti* die wahre Mutter-Natur-Kraft, die alles, was existiert, entstehen lässt. Eine Übersetzung des Wortes *Shakti* lautet »verfügbar machen«; und tatsächlich ist sie die Kraft, die das Gedankliche in eine Form bringt. Sogar in unserem Wort »Materie«, das vom lateinischen Wort für »Mutter« abgeleitet ist und sich auf die physische Substanz (im Gegensatz zu Energie oder Geist) bezieht, finden wir einen Verweis auf sie.

Die *Koshas* sind das wichtigste Modell für die Yogatherapie. Ein vedantischer Ansatz könnte darin bestehen, die *Koshas* zu transzendieren; ein tantrischer Ansatz hingegen würde diese *Koshas* als Mittel zur Selbstverwirklichung nutzen. Wir wollen uns diese göttlichen Kleidungsstücke nun mal ein bisschen genauer anschauen.

Anamaya Kosha

Anu: »Nahrung«
Maya: »diejenige, die misst«

Anamaya Kosha ist, wortwörtlich übersetzt, der »Nahrungskörper«. Das alte Sprichwort »Du bist das, was du isst« ist tatsächlich eine treffende Beschreibung unserer körperlichen Form. Wir bestehen aus Billionen von Zellen, die konsumieren, verwerten, verstoffwechseln und sich zu Geweben, Organen und Systemen organisieren. *Anamaya Kosha* umfasst alles, was man anfassen oder röntgen kann – all die Knochen, Muskeln, Organe und Drüsen, die du so gut kennst und liebst.

Pranamaya Kosha

Pra: »zuerst«
Ana: »kleinste Einheit«
Maya: »diejenige, die misst«

Nach Ansicht der Yogi*nis beruht alles Leben auf dieser ersten Einheit – einer alles durchdringenden und belebenden Kraft namens *Prana*. Dieses *Kosha*, das manchmal auch als »Atemkörper« bezeichnet wird, weil man über die Atemarbeit am leichtesten Zugang dazu findet, umfasst alle energetischen Charts der *Nadis, Chakras* und *Vayus*.

Die universellen Wellen oder Rhythmen von Prana sind überall beobachtbar – vom Mikrokosmos der Zellen bis hin zur unermesslichen Weite der Natur. Es gibt ein sehr schönes Zitat aus dem *Mahabharata*, einem alten indischen Epos, das dieses Konzept beschreibt: »Was hier existiert, existiert auch anderswo; und was hier nicht existiert, existiert nirgends.«

In der äußeren Landschaft der Natur können wir beobachten, wie die kleinen Nebenflüsse von größeren Wasserquellen gespeist werden. Wir sehen, wie sie aufgewühlt werden, zirkulieren und sich entleeren. Wir erkennen, wo das Wasser steht und wo es starke Strömungen gibt. Wir können sie sogar mithilfe von Dämmen aufstauen und umleiten wie in unseren Kanalsystemen. Unsere inneren Prana-Ströme leben und bewegen sich auf sehr ähnliche Weise. Wenn wir sie verstehen, können wir ihren Rhythmen gerecht werden und ihre Strömungen ins Gleichgewicht bringen. Letztendlich können uns diese Ströme zu unserer Quelle zurückführen.

Das *Prana* umfasst fünf definierte Strömungen oder *Vayus* (»Winde«).

Prana Vayu wird mit »vorwärtsströmende Luft« übersetzt. Das ist die nach innen gerichtete Energie, die alles Leben antreibt. Jede Zelle möchte Nährstoffe aufnehmen, um ihre Aufgaben erfüllen zu können. Der anmutige Akt dieses Empfangens ist *Prana Vayu*. Der den Zellen übergeordnete Organismus (also wir) muss Treibstoff für Körper und Geist in sich aufnehmen. Dieser Treibstoff muss nicht nur aus Luft und Nahrung bestehen; er kann auch alles andere sein, was wir über unsere Sinnesorgane aufnehmen. Die Medien, die wir konsumieren, die Qualität unserer Nahrung und unsere sozialen Interaktionen – all das kann entweder aufbauend oder abbauend auf unser Prana wirken. Da wir über unsere Sinnesorgane genährt werden, sind die Hauptregionen von *Prana Vayu* Kopf und Herz – sie steuern unsere Inspiration und Vorwärtsbewegung oder unseren Antrieb.

Samana Vayu wird mit »ausgleichende Luft« übersetzt. Das ist die Verdauungs- und Assimilationsenergie. Nachdem unsere Zellen ihre Nährstoffe aufgenommen haben, müssen sie sie verstoffwechseln und entscheiden, was sie aufbewahren und was sie loslassen sollen. Diese aufwühlende und unterscheidende Kraft zeigt sich auch in unserem Verdauungssystem und in unseren geistigen Fähigkeiten. Die Hauptregion von *Samana Vayu* im Körper ist der Nabel.

Vyana Vayu wird mit »nach außen strömende Luft« übersetzt. Das ist der expansive Kreislauf der Energie. Alles, was wir aufnehmen, muss durch uns hindurchzirkulieren – sei es durch den Blutfluss in unseren Arterien oder durch unsere Extremitäten. *Vyana* ist die Kraft, die das Prana im Körper verteilt und durch ihren wichtigsten Dreh- und Angelpunkt – Brustkorb, Arme und Hände – überallhin verströmt.

Udana Vayu heißt so viel wie »aufwärtsströmende Luft«. Das ist die aufwärtsgerichtete Bewegung der Energie, die unseren Körper aufrecht hält. Seine Hauptregion im Körper ist der Hals und die Kehle; es regiert unsere Sprache, unseren Selbstausdruck und unser Wachstum. Jeder einzelnen Zelle oder jedem einzel-

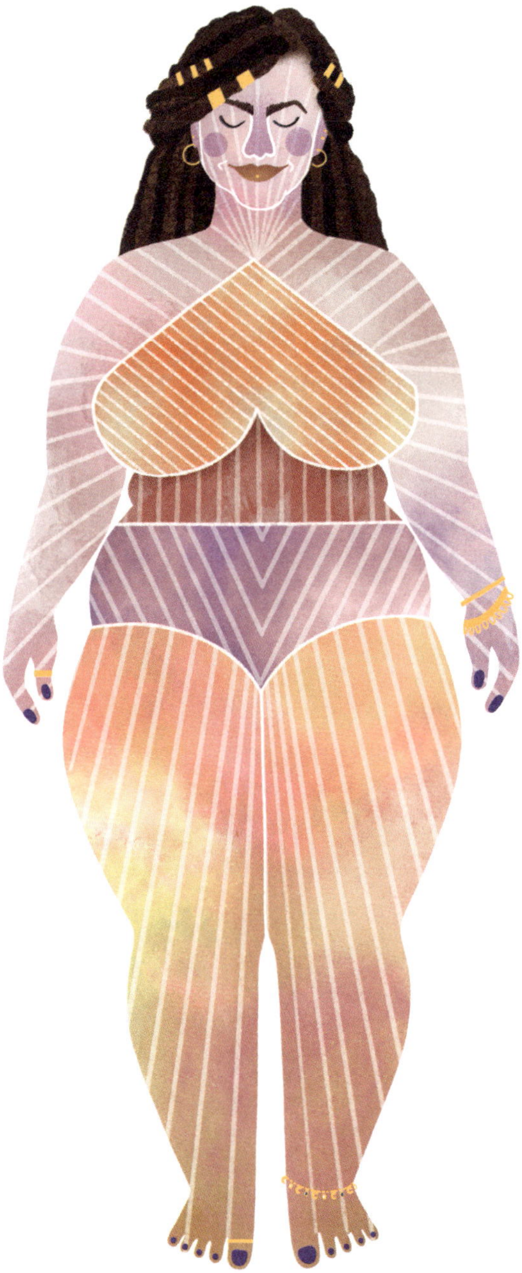

nen Geschöpf wohnt ein Ausdruck inne, der verwirklicht werden will.

Apana Vayu wird mit »wegfließende Luft« übersetzt. Es bewegt sich nach unten und außen. Jede Zelle muss, nachdem sie ihre Nährstoffe verstoffwechselt hat, ihre Abfallprodukte ausscheiden. Im Körper spiegelt sich diese Aktivität in der Schwerkraft und den Abwärtsbewegungen wider, in denen die Ausscheidung von Abfallstoffen, Menstruationsblut und Sperma und die Geburt von Kindern erfolgt. Die Hauptregionen von *Apana Vayu* sind Füße und Beine, Becken und Unterbauch. Es ist unsere erdende Energie, die für Stabilität sorgt.

Manomaya Kosha

Manas: »Geist«
Maya: »diejenige, die misst«

Bei diesem *Kosha* geht es um unseren wunderbar komplexen und komplizierten Geist. Wir können uns diesen Geist als etwas vorstellen, das aus verschiedenen Teilen besteht:

Manas: der Teil, der Informationen von den fünf Sinnen aufnimmt und die Bedeutungen dessen, was wir wahrnehmen, voneinander unterscheidet

Chitta: unser Speicher für sämtliche Eindrücke *(Samskaras)*; unsere Erinnerungen

Ahamkara: das Gefühl, man selbst zu sein; deine Identität oder dein »Ich-bin«-Sein

Buddhi: unser Unterscheidungs- und Urteilsvermögen (der am höchsten entwickelte Teil von *Buddhi* befindet sich an der Grenze zwischen *Manomaya Kosha* und *Vijnanamaya Kosha*)

Vijnanamaya Kosha

Vi: »unterscheiden«
Gnya: »Wissen«
Maya: »diejenige, die misst«

Das *Vijnanamaya Kosha* wird manchmal auch als Intelligenzhülle oder Intuition bezeichnet. Wenn Körper, Atem und Geist genau aufeinander abgestimmt sind, haben wir mehr Zugang zu diesem Teil von uns, der weise und wissend ist.

Im Gegensatz zu unserem Verstand, der – je nach seinen Gewohnheiten, Mustern und ständig wechselnden Perspektiven – oft sehr stark beeinflussbar ist, ist das *Vijnanamaya Kosha* der Yoda-ähnliche, stets präsente innere Lehrer. (»Die Macht nutzen du musst!«)

Anandamaya Kosha

Ananda: »Glückseligkeit«
Maya: »diejenige, die misst«

Das *Anandamaya Kosha*, der »Samenkörper«, ist unser feinstofflichster Selbstwahrnehmungssinn. Worte werden schwierig, wenn wir in so feinstoffliche Dimensionen vordringen, aber du kannst dir diesen Körper als den Samen der Glückseligkeit vorstellen, den wir alle in unserem verkörperten Selbst tragen.

Vielleicht können wir uns die drei Körper oder fünf Hüllen als eng miteinander verwobene und verbundene oder wechselseitig voneinander abhängige Entitäten vorstellen – so wie das Fasziengeflecht unserer fleischlichen Hülle und nicht wie diese ineinander verschachtelten russischen Matroschka-Puppen oder wie verschiedene Kleidungsschichten, die man übereinanderzieht und wieder auszieht.

Wir wissen instinktiv, dass diese Schichten miteinander verwoben sind. Wir alle haben schon mal die Erfahrung gemacht, wie es sich anfühlt, wenn wir im Stau stecken und wissen, dass wir zu spät zur Arbeit kommen werden: Dann fangen wir plötzlich an, mit Händen und Füßen nervös auf irgendeine Oberfläche zu klopfen; unsere Gedanken jagen sich; unser Atem geht kurz und stoßweise. Oder wenn wir wütend auf jemanden sind und sich unsere Haltung verändert – wenn unser ganzer Körper sich anspannt und der Atem unseren Brustkorb seitlich aufbläht wie bei einem Stier, der zum Angriff übergeht. Oder wenn wir nach einem langen Tag nach Hause kommen und uns endlich mit unseren pelzigen oder nicht ganz so pelzigen Lieblingen auf die Couch kuscheln, um einen dreistündigen *Law-&-Order*-Marathon zu genießen (die pelzigen sind viel unkomplizierter als die unbepelzten, nicht wahr?): Dann verlangsamen sich unsere Atemzüge, wir atmen tief aus dem Bauch heraus, und die Kummer- oder Zornesfalten verschwinden allmählich. Gefühle, Geist, Körper und Atmung sind untrennbar miteinander verbunden. Die alten Yogi*nis haben das erkannt und entsprechende Techniken entwickelt, um solche Zustände rückgängig zu machen, zu verstärken oder abzumildern.

So wie wir in unserem Lendenwirbelsäulenbereich ein Gefühl von Weiträumigkeit oder Zusammengedrücktsein verspüren können, können wir diese Gefühle auch in unserem eigenen Herzen erleben. Und genauso, wie wir wissen, dass es in unserem physischen Körper bestimmte gewohnheitsmäßige Tonus- und Kompensationsmuster gibt, erleben wir das Gleiche auch auf mentaler und emotionaler Ebene. Einige dieser Muster helfen uns; manche sind Bewältigungsmechanismen; wieder andere bringen uns überhaupt nichts oder erzeugen sogar Leid. Indem wir die Landkarten unseres Körpers und unsere feinstofflichen Formen erforschen, können wir echte, dauerhafte und tiefgreifende Veränderungen in unseren inneren und äußeren Landschaften bewirken.

Daher wollen wir nun in unser Innerstes eintauchen und diese poetischen, feinstofflichen und auf Erfahrung beruhenden GPS-Karten nutzen, um die Komplexität und Ganzheit des Menschen, der wir sind und der wir sein können, näher kennenzulernen.

Meditation: dein multidimensionales Sein

Diese Meditation kannst du entweder auf dem Rücken liegend (à la *Shavasana*) oder in einer klassischeren sitzenden Meditationshaltung durchführen. Ich mache sie sehr gern in der *Shavasana*-Pose (siehe auch Seite 194), aber wenn du gerade besonders müde bist, kannst du dabei auch eine aufrechte Haltung einnehmen, um in den nächsten 15 Minuten nicht einzuschlafen. Wähle deine Position mit Bedacht und mache es dir bequem. Nutze alles, was du brauchst, um es gemütlich warm zu haben und dich gut untergestützt zu fühlen.

- Schließe die Augen und nimm dir ein paar Sekunden Zeit, einfach nur zu *sein*. Es gibt noch nichts zu tun. Nimm dir einfach vor, in einer Haltung der Neugierde und ohne irgendein festes Vorhaben präsent zu bleiben.

- Richte deine Aufmerksamkeit nun ganz auf die Umrisse deines Körpers. Vielleicht ertappst du dich dabei, dass irgendein Geräusch oder der Gedanke an irgendeinen Punkt auf deiner Erledigungsliste dich davon ablenkt. Dann lenkst du deine Aufmerksamkeit einfach so oft wie nötig sanft wieder auf deinen Körper zurück.

- Beginne nun die Empfindungen in deinem Körper wahrzunehmen. Wie fühlen sich die Teile deines Körpers an, die mit dem Boden unter dir in Berührung stehen? Wie fühlt sich die Kleidung auf deiner Haut an? Du brauchst nichts daran zu ändern; registriere einfach nur deine körperlichen Empfindungen.

- Vielleicht fällt dir irgendeine Symmetrie oder Asymmetrie in deiner fleischlichen Hülle auf. Vielleicht nimmst du ein Festhalten, eine Kontraktion oder Weiträumigkeit in deiner körperlichen Form wahr. Spüre mit deiner Aufmerksamkeit einfach ein paar Minuten lang den Empfindungen in deinem Körper nach, ohne das, was du dabei entdeckst, unter Kontrolle bringen, benennen oder von dir wegschieben zu wollen.

- Und nun richtest du deine Aufmerksamkeit auf deine Atmung. Nimm den ganz leichten Atemluftstrom wahr, den du an deiner Nasenspitze oder in deinen Nasenlöchern spürst. Um es noch einmal zu wiederholen: Du brauchst deine Atmung nicht zu vertiefen oder etwas an deinem Atemmuster zu ändern; nimm deinen Atem einfach in seinem ganz normalen, unveränderten Zustand wahr.

- Nachdem du ein paar Sekunden lang deine Atemzüge registriert hast, entwickelst du vielleicht ein Gespür für das Prana, das von deinem Atem getragen wird. Vielleicht kommt dir die feinstoffliche Präsenz deiner Atembewegungen zu Bewusstsein – nicht nur in den Lungen, sondern auch in deinem übrigen Körper. Diese Präsenz kann sich wie eine Energie oder wie ein Kribbeln anfühlen, das um deinen Körper herumfließt oder sich in einem bestimmten Bereich – zum Beispiel in deinen Handflächen oder Fingerspitzen – festsetzt. Bei diesen Wahrnehmungen gibt es kein Richtig oder Falsch. Registriere einfach noch ein paar Minuten lang neugierig deine Atemzüge.

- Und nun richtest du deine Aufmerksamkeit auf deinen eigenen Geist. Beobachte deine Gedanken, wie sie kommen und gehen. Vielleicht fällt dir ein besonders quälender Gedanke auf, oder dir kommt irgendein Punkt von deiner Erledigungsliste in den Sinn. Du brauchst diese Gedanken nicht zu bewerten oder zu analysieren; beobachte sie einfach, so wie du eine Wolke am weiten Himmel vorüberziehen siehst. Vielleicht nimmst du sogar eine ganz bestimmte emotionale Stimmung oder Nuance wahr. Auch dabei gibt es keinen richtigen oder falschen Weg. Beobachte einfach ganz nüchtern und sachlich, was auf dich zukommt.

- Wende deine Aufmerksamkeit nun demjenigen Teil von dir zu, der die Vergänglichkeit deiner körperlichen Empfindungen, deiner Atmung und deines Geistes beobachtet hat. Nimm diesen Teil deiner selbst wahr, der seit Beginn dieser Meditation unverändert und unbeirrt geblieben ist. Beginne, ein paar Minuten lang in diesem Teil von dir selbst zu ruhen, der unendliches Potenzial hat und zugleich Zeuge des Geschehens ist.

- Nach ein paar Minuten wirst du vielleicht erkennen, dass dieses Bewusstsein nicht an deinen physischen Körper gebunden ist, sondern mit allem und jedem um dich herum in wechselseitiger Abhängigkeit verwoben und verbunden ist. Erinnere dich daran, dass du Teil eines kollektiven oder ozeanischen Bewusstseins bist, und lasse dich wieder mit diesem Gefühl der Ganzheit verschmelzen.

- Sobald du bereit bist, diese Meditation zu beenden, nimm dir Zeit dafür und genieße zunächst ein paar tiefere Atemzüge. Halte deine Augen geschlossen und reibe die Hände aneinander, um ein bisschen Wärme zu erzeugen. Lege deine warmen Hände auf deine geschlossenen Augen und streiche mit den Händen dann sanft über dein Gesicht und deinen Hals. Massiere deine Schultern und fahre mit den Händen langsam an deinem Körper hinunter. Führe deine Hände zu den Falten zwischen deinen Hüften und Beinen und drücke fest in sie hinein. Neige deinen Kopf zum Herzen hinab und schlage langsam und blinzelnd die Augen auf.

- Bevor du dein Bewusstsein wieder nach außen auf die Welt richtest, nimm dir ein paar Minuten Zeit, um über deine Erfahrungen mit dieser Meditation über dein multidimensionales Sein nachzudenken oder etwas darüber in dein Tagebuch zu schreiben.

Die Nadis und das Nervensystem

Es wird oft behauptet, dass es insgesamt 72000 *Nadis* (energetische Nebenflüsse) gibt, die sich durch unseren Körper hindurchziehen. Die wollen wir nun alle der Reihe nach miteinander durchgehen.

Keine Sorge, das war nur ein Scherz!

Zwar ist tatsächlich in vielen alten Texten von der Existenz dieser 72000 Energiebahnen die Rede, aber sie wurden niemals endgültig kartiert, und viele von ihnen haben noch immer keinen Namen.

In den frühen *Upanishaden* (eine Sammlung philosophischer Schriften im Hinduismus) – zum Beispiel der *Brihadaranyaka Upanishad* (700 vor Christus) – scheinen diese 72000 aus dem Herzen entspringenden Energiekanäle erstmals erwähnt worden zu sein. 200 Jahre später, in der *Kata Upanishad* (500 vor Christus), sprechen die Gelehrten jedoch nur noch von 101 *Nadis* (mir ist allerdings kein Zusammenhang mit irgendwelchen Dalmatinern bekannt), die vom Herzen ausgehen sollen. Und ungefähr 2000 Jahre später heißt es in der *Shiva Samhita* (1300–1500 nach Christus, eine der vier Hauptschriften des Hatha Yoga), dass wir 350000 *Nadis* besitzen, die vom Nabelzentrum ausgehen.

Auch wenn es viele verschiedene Charts des *Nadi*-Systems gibt, orientieren sich viele der Yoga- und Tantra-Philosophien, die ich kenne, am *Sardhatrisatikalottara* (800 nach Christus), in dem es heißt, dass die 72000 *Nadis* von einer membranbedeckten, knollen- oder eiförmigen, vor dem Kreuzbein liegenden Kugel namens *Kanda* ausgehen. Das Wort *Kanda*, das so viel wie »Wurzel« bedeutet, leitet sich vom Grundlaut *ka* oder *ku* her, der sich sehr schön als »der primäre Impuls des Göttlichen« übersetzen lässt. Diesen Sitz von *Kanda* kannst du als Ursprung des Pulses des Göttlichen erfahren, der deine körperliche Form umkreist. In der

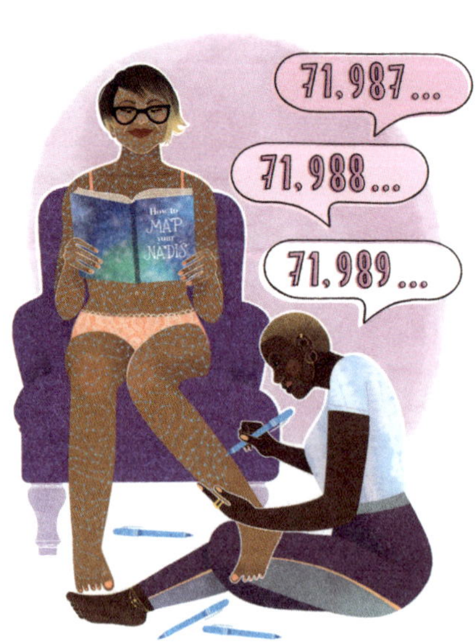

Gheranda Samhita (1600 nach Christus), einem der einführenden Texte über Hatha Yoga, heißt es, dass von diesen 72000 *Nadis* zehn am wichtigsten sind und man von diesen wiederum nur drei wirklich zu berücksichtigen braucht.

Puh! Begnügen wir uns also nun mit diesen dreien: *Sushumna, Ida* und *Pingala*.

SUSHUMNA

Su: »gut, schön, tugendhaft, süß, wohlauf«
Mna: »denken«

Die *Sushumna* wird manchmal als Zentralkanal oder – für alle, die wortreiche Erklärungen lieben – als Bewusstseinsautobahn oder Telefonleitung für die Kommunikation zwischen *Shiva* (dem unmanifesten Bewusstsein am Scheitelpunkt des Kopfes) und *Shakti* (dem manifesten Bewusstsein an der Basis der Wirbelsäule) bezeichnet. Ich stelle sie mir gern wie eine altmodische Fernsehantenne vor, die, wenn sie richtig ausgerichtet ist, alles, was aus dem Universum kommt, hervorragend empfangen kann. Bei vielen tantrischen Meditationstechniken nutzt man diese Zweibahnstraße der *Sushumna*, um sowohl Transzendenz, wobei die Energie in diesem Kanal oft nach oben fließt, als auch Verkörperung zu erleben – wobei die Energie oft nach unten fließt.

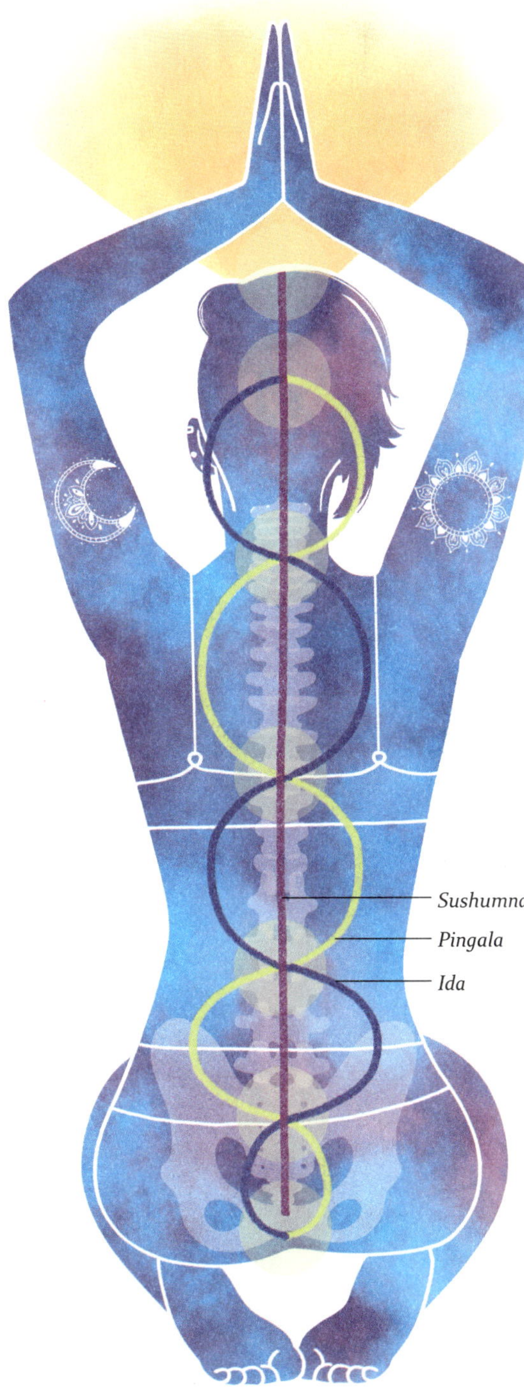

Im physischen Körper korreliert die *Sushumna* mit unserem Zentralnervensystem, also dem Kombipack aus Gehirn und Rückenmark. Vielleicht erinnerst du dich noch daran, dass das Rückenmark in die schützenden knöchernen Ringe der Wirbel eingebettet ist, die sich in deiner posterioren Körperhälfte befinden – oder einfacher ausgedrückt: nicht direkt in der Mitte, sondern ein Stückchen weiter hinten. Manche Lehren platzieren die *Sushumna* energetisch im Rückenmark selbst oder in den Wirbelkörpern; anderen Lehren zufolge befindet sie sich genau auf der Mittellinie unseres Körpers, vor der gekrümmten Wirbelsäule.

Auch bei der Kartierung des Erfahrungskörpers gehen die Meinungen häufig auseinander. Aber das sollte dich nicht davon abhalten, mit diesen Yogatechniken zu experimentieren, damit du deine eigenen Erfahrungen machen kannst. Ich persönlich spüre eine Energielinie, die sich von meinem Beckenboden nach oben bewegt, vor meiner Wirbelsäule durch Bauch, Brustkorb und Kehle aufsteigt und sich dann durch mein Gaumensegel und mein Mittelhirn bis zur Schädelspitze hinaufzieht.

In vielen Traditionen ist das untere Ende dieses Zentralkanals der Sitz der potenziellen Energie. Diese Energie wird im Tantra als *Shakti* bezeichnet; man könnte sie aber auch mit *Agni* im Vedanta oder mit *Kundalini* im Hatha Yoga gleichsetzen. *Shakti* habe ich bereits erwähnt, und *Agni* wird an späterer Stelle (auf Seite 147) noch einmal auftauchen. Doch zunächst wollen wir uns mit dem Begriff *Kundalini* befassen.

Kundalini

Ku: »Primärimpuls des Göttlichen«
Kunda: »Feuergrube«
Lini: »zusammengerollt«
Ni: »die, die darin wohnt«

Die *Kundalini* wird oft als Schlange dargestellt, die sich dreieinhalbmal um das untere Ende der *Sushumna* herumwickelt. Diese drei Windungen stehen für die drei *Gunas*. Das Wort *Guna* kann man mit »das, was bindet« übersetzen. Stell dir die *Gunas* wie hauchdünne Fäden oder Fasern vor, die miteinander verwoben sind und alle natürlichen Erscheinungen *(Prakriti)* bilden. Diese Fäden oder Qualitäten sind *Rajas* (»Wille«), *Tamas* (»Trägheit«) und *Sattva* (»Harmonie«). Die zusätzliche halbe Windung der Schlange steht für dein reines Potenzial.

Im Hatha Yoga ist oft davon die Rede, wie man die *Kundalini*-Schlange stimulieren, anstoßen oder reizen kann, damit sie aufsteigt und uns in einen erleuchteten Zustand versetzt. Oft heißt es, dass man diese schlafende innere Gottheit durch bestimmte Techniken wie beispielsweise körperliche Aktivität, Atemarbeit oder Visualisationen erwecken kann. Aber mein Lehrer Yoga-Rupa sagt: »Wo gibt es denn einen Gott, der schläft? In Wirklichkeit versuchen wir gar nicht, sie aufzuwecken, sondern selbst innerlich zu erwachen, um uns ihrer bewusst zu werden!«

Mir gefällt dieser Gedanke, dass wir unsere *Kundalini* nicht erwecken, sondern nur versuchen, ein einladenderes Gefäß für sie zu schaffen, in dem sie sich richtig ausbreiten und das sie bewohnen kann.

IDA

Ida: »Annehmlichkeit«

Ida wird als Energiekanal auf der linken Körperseite dargestellt. Dieser Kanal entspringt an der linken Seite deines Damms oder Beckenbodens, steigt ein kleines Stückchen links von der Mittellinie deines Körpers bis zur Mitte deines Gehirns empor und bewegt sich dann in dein linkes Nasenloch hinunter, knapp oberhalb der Stelle, an der du dir vielleicht ein Nasenpiercing stechen lassen würdest. Im Hatha Yoga bezeichnet man *Ida Nadi* als den weichen, weiblichen Yin- oder Mondkanal. Dieser *Nadi* steht auch mit dem Geist, der Intuition, der Verinnerlichung und der Passivität in Verbindung. In der Ikonografie, in der es um diese *Nadis* geht, wird Ida manchmal so dargestellt, dass er parallel zu *Sushumna Nadi* verläuft, bis er sich mit seiner Partnerin *Pingala* im Gleichgewicht befindet.

Wenn diese beiden *Nadis* im Gleichgewicht sind, sollen sich *Ida* und *Pingala* in einer ineinander verschlungenen Form um *Sushumna* herumschlängeln, die mich sehr an das Doppelhelix-Modell der DNA erinnert. Dieses Symbol ineinander verschlungener Kurven taucht tatsächlich in vielen verschiedenen Traditionen und Kulturen auf. Vielleicht kennst du den Stab, um den sich eine Schlange windet – den Äskulapstab – als Symbol für die Medizin. Beim Caduceus (Hermesstab) winden sich gleich zwei Schlangen um einen Stab mit Flügeln.

Dort, wo sich diese drei *Nadis* kreuzen, soll der Sitz der Chakras liegen. (Von hier aus kannst du so vorgehen, als wäre dies ein Wähle-dein-eigenes-Abenteuer-Buch: Um die Chakras zu erkunden, schlage Seite 107 auf. Wenn du dich weiter mit den *Nadis* beschäftigen möchtest, lies einfach hier weiter.)

Für das Wort *Hatha* gibt es mehrere verschiedene Definitionen, doch in einer meiner Lieblingsdefinitionen wird es mit einem gebrannten Topf verglichen. Solange ein Tontopf nicht gebrannt wurde, ist er zu schwach und zu wenig belastbar, sodass man nichts in ihn hineinfüllen kann. Die Yogapraxis ist das Feuer, welches das Gefäß verfeinert und stärkt.

Wenn du das Wort Hatha in seine Klänge zerlegst, setzt es sich aus *ha* (»Sonne«) und *tha* (»Mond«) zusammen. Aus der Vereinigung dieser beiden Kräfte oder Polaritäten entspringen die Kraft und das Potenzial dessen, was wir in Wirklichkeit sind. Der Mond selbst strahlt kein Licht aus, sondern reflektiert lediglich das Sonnenlicht. Dieser Spiegelcharakter des Mondes ist eine gute Metapher für den Geist und für *Ida*. Es gibt sogar eine großartige Geschichte, in welcher der Buddha mit seinen Schülern zusammensaß und sie ihn fragten: »Worin unterscheidet sich dein Geist von unserem Geist, Buddha?« Darauf antwortete der Buddha: »Euer Geist – zehntausend Monde. Mein Geist – ein Mond.« (Pass auf, was du den Buddha fragst! Wenn man Spielchen mit ihm spielt, zieht man zwangsläufig den Kürzeren.) Stell dir vor, du betrachtest das Spiegelbild des Mondes in einem See, der durch viele Wellen aufgewühlt ist. Dann wirst du kein echtes Spiegelbild des Mondes zu sehen bekommen; das Ganze sieht dann eher aus wie viele Monde. Wenn der See des Geistes jedoch ruhig ist, kann die Wahrheit ans Tageslicht kommen.

Ein sehr poetisches Spiegelbild unseres Mondkanals *(Ida Nadi)* können wir auch in unserem eigenen parasympathischen Nervensystem erkennen. Wie du vielleicht noch weißt, ist es ein Teil des autonomen Nervensystems deines Körpers (siehe Seite 72). Es entspringt mit Clustern von Nervenzellen, sogenannten Kettenganglien, in der Halswirbelsäulen- und Kreuzbeinregion aus dem zentralen Nervensystem (ZNS). Die Nerviententakel dieser Cluster reichen fast bis in alle Organe und Drüsen hinein. Das parasympathische Nervensystem ist eine Art »Ruhe- und Verdauungszweig« unseres Nervensystems und dafür bekannt, dass es sich um den »Haushalt« unseres Körpers kümmert. Aufgaben wie die Verdauung deines Burritos, die Fortpflanzungs- und Immunfunktion, Zellwachstum, Zellreparatur und Gedächtniskonsolidierung sind allesamt langfristige Aktivitäten, die erledigt werden, wenn gerade das parasympathische Nervensystem dominiert. Wenn dieses Nervensystem aktiv ist, haben wir normalerweise auch eine niedrigere Herz- und Atemfrequenz und sind ganz allgemein lockerer und entspannter.

PINGALA

Pingala: »gelbbraun, golden«

Pingala wird als Energiekanal an der rechten Körperseite dargestellt. Dieser *Nadi* entspringt an der rechten Seite des Damms oder Beckenbodens, steigt ein kleines Stückchen rechts von der Mittellinie bis zur Mitte des Gehirns auf und bewegt sich dann in dein rechtes Nasenloch hinunter – oberhalb der Stelle, an der du jetzt vielleicht noch ein zweites Nasenpiercing bekommst. Diesen Energiekanal bezeichnet man als den harten, männlichen Yang- oder Sonnenkanal. Er wird auch mit Prana, Logik, Veräußerlichung und Aktivität in Verbindung gebracht. Die Sonne wird oft als Metapher für Prana verwendet. Das Licht der Sonne schenkt uns Leben. Es ernährt die Pflanzen, und die Pflanzen ernähren wiederum uns. Ohne Sonnenstrahlen gäbe es kein Leben auf dieser großen blauen Murmel, die wir Erde nennen. Ebenso wie das Licht der Sonne ist auch Prana die belebende, lebensspendende und lebenserhaltende energetische Kraft.

Man kann auch eine poetische Verbindung zwischen *Pingala Nadi* und dem sympathischen Nervensystem (SNS) er-

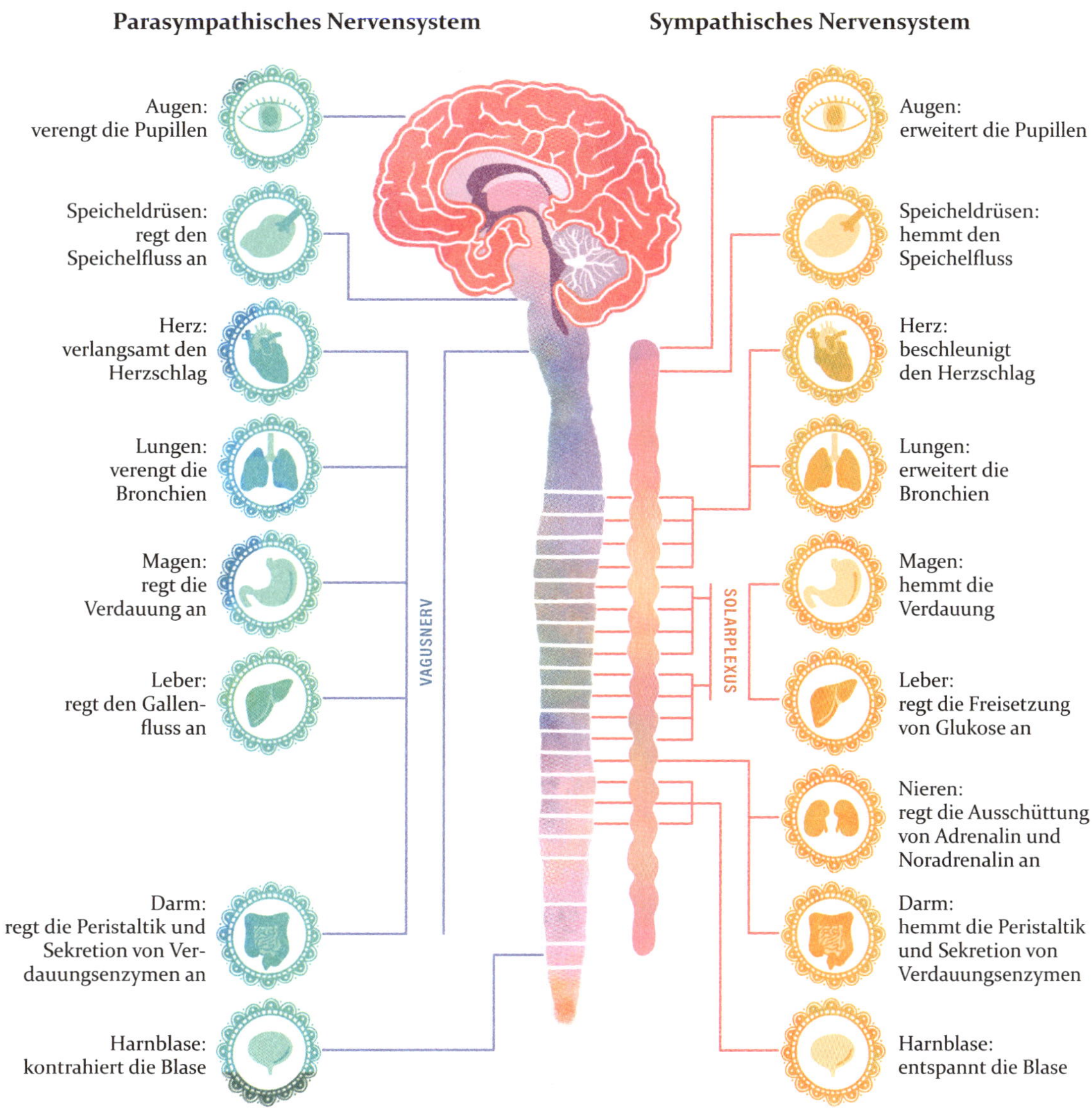

kennen. Das SNS ist ein Teil des autonomen Nervensystems und wird manchmal auch salopp als »Kampf-oder-Flucht-System« bezeichnet. Es entspringt dem zentralen Nervensystem, und seine Kettenganglien befinden sich in der Brust- und Lendenwirbelsäulenregion und versorgen dieselben Organe und Drüsen im Körper. Es wird als eine Art Gegenspieler des parasympathischen Nervensystems betrachtet und innerviert viele derselben Organe, reagiert aber ganz anders, wenn es aktiviert wird – vor allem, wenn es auf Hochtouren läuft. Werden wir zum Beispiel von einem Tiger gejagt, entsteht im Körper eine ganze Kaskade biochemischer Reaktionen, sodass wir zu einer Art Superheld werden und entweder weglaufen (Flucht) oder uns wehren (Kampf, auch als »zu Tigerfutter werden« bezeichnet).

Das SNS, ja sogar das Wort »Stress«, hat in bestimmten Yogakreisen einen sehr schlechten Ruf. Aus anatomischer Sicht ist Stress jedoch ein Faktor, durch den wir wachsen, lernen, uns neu strukturieren, neu organisieren und weiterentwickeln. Egal ob es dabei um unser Skelettsystem oder unsere Beziehungen geht – gesunder Stress kann wichtige und notwendige Veränderungen bewirken. Ich höre immer wieder, dass man sein SNS abschalten, die Stressreaktion des Sympathikus unterdrücken oder den Einfluss dieses Nervensystems auf den Körper ausschalten soll. Das Auslösen einer Parasympathikus-Reaktion oder die Ausschaltung von Stress wird manchmal sogar als eigentliches Ziel einer Yogapraxis angepriesen. Doch da bin ich ganz anderer Meinung! Dieses System ist ein wichtiger Teil von uns. Im ersten Kapitel dieses Buches haben wir ausführlich über die Probleme gesprochen, die entstehen, wenn unser SNS durch seine Superheldenreaktion ständig voll aufgedreht ist. Wir wollen dieses System aber nicht komplett abschalten, sondern nur leiser stellen. Wir brauchen die Reaktionen unseres Sympathikus, um unsere tägliche Arbeit erledigen und mit der Welt um uns herum in Interaktion treten zu können. Ohne einen kleinen Energieschub vom Sympathikus könntest du dieses Buch weder lesen noch Meinungen und Fragen dazu formulieren. Und wenn du dieses System noch ein bisschen mehr aufdrehst, bist du »in der Zone«: Dann kannst du besonders schnell und effizient denken und handeln.

In einer perfekt ausbalancierten Welt sollten wir sanft, friedlich und gleichmäßig zwischen Sympathikus- und Parasympathikusaktivierung hin- und herpendeln. Doch in Wirklichkeit bleibt das Pendel manchmal irgendwo hängen, und dann geraten wir aus dem Gleichgewicht oder reagieren besonders heftig. Und oft bleibt das Pendel in unserer heutigen überstimulierten Welt eben in der Sympathikus-Aktivierung hängen.

Ich glaube, dass vieles, was wir in der Yogapraxis tun, eine sympathische Reaktion hervorruft; und das ist sogar beabsichtigt. Meiner Meinung nach geben uns diese Aktivitäten die Möglichkeit, die Beziehung zu unseren Sympathikus-Reaktionen neu zu gestalten und unser ganzes Nervensystem wieder auf ein harmonischeres Hin-und-her-Schwingen des Pendels einzustellen. Wenn du für fünf bis zehn lange Atemzüge in der Stuhlpose bleibst, ruhst du dich nicht aus und verdaust, sondern bist höchstwahrscheinlich eher ein bisschen gereizt. Vielleicht flüsterst du sogar ein »F...«-Mantra über deinen furchtbaren Lehrer vor dich hin, der dich zu solchen Übungen zwingt. Aber hoffentlich sagt dein furchtbarer Lehrer Sätze wie »Wo ist dein Atem?«, »Wo ist dein Geist?“ und »Was geht hier vor?«. Damit kann er dir nämlich helfen, deine Beziehung zu deinem SNS neu auszurichten oder – falls du zu übermäßig häufigen oder starken Sympathikus-Reaktionen neigst – diese Tendenz ein bisschen einzudämmen. Die Neuausrichtung deiner Beziehung zu deinem SNS ist zum Beispiel hilfreich, wenn dein Chef dich am Freitag kurz vor Feierabend immer wieder bittet, doch unbedingt noch diese oder jene letzte Aufgabe zu erledigen. Statt in eine übertriebene Sympathikus-Reaktion zu verfallen, kannst du dann innerlich einen Schritt zurücktreten, dich fragen: »Wo ist mein Atem?«, »Wo ist mein Geist?« und »Was geht hier vor?« und dich für eine ausgewogenere Reaktion entscheiden. Normalerweise beendest du eine Yogastunde mit einer Tiefenentspannung oder einer meditativen Komponente, die dir einen starken Parasympathikus-Schub gibt und die Haushaltsaktivitäten deines Körpers ankurbelt.

Dein Atem ist tatsächlich der schnellste und effizienteste Weg, um auf dein Nervensystem einzuwirken. Vielleicht haben deine Yogalehrer*innen dich schon mal aufgefordert, die Ein- oder Ausatemphase während deiner Asana- oder *Pranayama*-Übungen asymmetrisch zu verlängern. Und sicherlich hast du dabei die Erfahrung gemacht, dass diese Veränderung eine sehr unmittelbare energetische und physiologische Wirkung auf deinen Körper hat. Wenn die Einatemphase länger dauert als die Ausatemphase, wird der Sympathikus aktiviert; das wirkt oft belebend, macht dich wach und liefert dir neue Energie. Dauert die Ausatemphase dagegen länger als die Einatemphase, wird der Parasympathikus aktiviert, was häufig eine beruhigende, besänftigende und stabilisierende Wirkung hat. Dieses natürliche Phänomen bezeichnet man als Sinusarrhythmie: Bei jedem Einatmen wird ein zum Herzen führender Nerv aktiviert und beschleunigt den Herzschlag. Beim Ausatmen verlangsamt ein anderer Nerv (der *Vagus*) deinen Herzschlag. Wenn du ein bisschen damit herumspielst, eine bestimmte Phase deines Atemzyklus zu verlängern, kannst du die Beschleunigungs- oder Verlangsamungsphase deines Herzens verlängern und damit eine ganze Kaskade körperlicher Reaktionen auslösen.

Der numerische Unterschied zwischen deiner schnelleren Herzfrequenz in der Einatmungsphase und deiner langsameren Herzfrequenz in der Ausatmungsphase wird als Vagotonus bezeichnet und ist heutzutage in aller Munde. Ein höherer Vagotonus geht nachweislich mit größerem körperlichem und psychischem Wohlbefinden einher, während ein niedrigerer Vagotonus mit Entzündungen, negativer Stimmung, Einsamkeit, ja sogar Herzinfarkten in Verbindung gebracht wird. Viele der Techniken, die wir in diesem Buch besprechen, tragen dazu bei, deinen Vagotonus zu erhöhen und dein

Nervensystem in einen harmonischeren Zustand zu bringen.

Die weisen Yogi*nis der Vergangenheit haben festgestellt, dass es möglich ist, das Nervensystem zu hacken – und zwar durch Techniken, welche die Dominanz eines bestimmten Nasenlochs herbeiführen und dich auf diese Weise blitzschnell in einen positiveren energetischen – und nervlichen – Zustand versetzen.

Doch bevor wir noch tiefer in dieses Thema einsteigen, muss ich dir etwas verraten. Es ist eine ziemlich weltbewegende Neuigkeit, und ich möchte ganz sichergehen, dass du auch wirklich darauf vorbereitet bist. Vielleicht solltest du dich vorher doch lieber erst mal hinsetzen. Bist du bereit?

Du hast Schwellkörper in deiner Nase. (Echt!). Genau wie jene anderen Schwellkörper, an die du jetzt vielleicht denkst, schwillt dieses Gewebe an, wenn es sich mit Blut füllt. Alle ein bis vier Stunden schwillt eines deiner Nasenlöcher zu, wodurch das andere Nasenloch dominanter wird. Manche Anatomiebücher drücken sich sogar noch präziser aus: Das passiert ungefähr alle 88 Minuten, was sich erstaunlich genau mit einigen unserer älteren Yogaweisheiten deckt. Durch die Magie deines Nervensystems ist dein linkes Nasenloch dominant, wenn dein Parasympathikus vorherrscht; in der Yogasprache dominiert dann dein *Ida Nadi*. Herrscht dagegen dein Sympathikus vor, so dominiert dein rechtes Nasenloch und dein *Pingala Nadi*. Das gilt allerdings nur für einen perfekt ausbalancierten Körper und eine perfekt ausbalancierte Welt. Denn verkrümmte Nasenscheidewände, verstopfte Nasen und Veränderungen unserer inneren und äußeren Umgebung wirken sich natürlich auch auf unser Nervensystem aus.

Mit der Atemtechnik *Chandra Bhedana* (mehrfaches Einatmen durch das linke und Ausatmen durch das rechte Nasenloch) können wir dafür sorgen, dass das linke oder Mond-Nasenloch – und damit das parasympathische Nervensystem – vorübergehend dominant wird. Umgekehrt wird durch *Surya Bhedana* (mehrfach durch das rechte Nasenloch ein- und durch das linke Nasenloch ausatmen) das rechte oder Sonnen-Nasenloch – und damit das sympathische Nervensystem – vorübergehend dominant. Die Technik des *Nadi Shodhana*, auch unter der Bezeichnung »Wechselatmung« bekannt (mehrmals durch das linke Nasenloch ein- und durch das rechte Nasenloch ausatmen und dann mehrmals durch das rechte Nasenloch ein- und durch das linke Nasenloch ausatmen), kann dazu beitragen, den Atemfluss durch beide Nasenlöcher und den Energiefluss durch den linken Mond-*Nadi* und den rechten Sonnen-*Nadi* ins Gleichgewicht zu bringen. Das wirkt sich nachweislich positiv auf das autonome Nervensystem aus und bewirkt etwas,

was man als autonome Flexibilität bezeichnen könnte: Der sympathische und der parasympathische Zweig des Nervensystems werden ausbalanciert, und eine gleichmäßige Pendelbewegung zwischen diesen beiden Systemen wird wiederhergestellt. Dieses Gleichgewicht kann auch auf natürliche Weise entstehen, wenn wir im Lauf des Tages immer wieder zwischen Sympathikus- und Parasympathikus-Dominanz hin- und herwechseln; aber manchmal wird es auch beim Orgasmus, bei der Meditation oder beim Lachen ausgelöst. (Stell dir vor, du würdest alle drei Dinge gleichzeitig machen. Boah, was wären das für ausgewogene Nasenlöcher!)

Die Yogi*nis haben übrigens auch festgestellt, dass wir noch einen weiteren geheimen Zugang zum autonomen Nervensystem haben, und zwar unter unseren Armen über die Achselhöhlenpunkte. Vielleicht hast du schon mal alte Bilder von Yogi*nis gesehen, die einen Stab – den sogenannten *Danda* – tragen oder sich darauf stützen, um Druck auf diese speziellen Punkte auszuüben. Im sechsten Zwischenrippenraum unter der Achselhöhle befindet sich ein kleines Bündel autonomer Nerven, die, wenn sie zusammengedrückt werden, durch Stimulation des autonomen Nervensystems das gegenüberliegende Nasenloch weiten und dich in die Lage versetzen, »Nasenerektionen« zu bekommen. Das heißt, wenn du die rechte Hand unter deine linke Achsel legst und sie ein paar Minuten lang dort lässt, wirst du feststellen, dass dein rechtes Nasenloch dominanter wird. Legst du dagegen die linke Hand unter deine rechte Achsel, wird das linke Nasenloch dominant. Es gibt sogar eine Technik namens *Padadhirasana*, bei der man die Arme über der Brust verschränkt und beide Hände in die jeweils gegenüberliegenden Achselhöhlen legt. (Das erinnert mich stark an Mary Katherine Gallagher aus *Saturday Night Live*.) Genau wie *Nadi Shodhana* trägt auch diese Technik dazu bei, die *Nadis* und den Atemfluss durch beide Nasenlöcher ins Gleichgewicht zu bringen.

Hast du dich schon mal gefragt, warum deine Yogalehrerin dich nach der *Shavasana*-Pose auffordert, dich auf die rechte Seite zu drehen und ein paar Minuten lang auszuruhen? Das könnte daran liegen, dass das linke Nasenloch durch den Druck, den dein Körpergewicht in dieser Position auf den rechten Achselpunkt ausübt, dominanter wird, was wiederum dazu beitragen kann, deinen Geist während der Meditation ruhig zu halten.

Die Entwicklung der drei Haupt-*Nadis* korreliert wunderbar mit der Entwicklung des Nervensystems beim ungeborenen Kind. Obwohl dieser Zusammenhang in der Yogadiskussion erst vor einiger Zeit aufgetaucht ist – weil unser modernes Verständnis und unsere moderne Sichtweise der fötalen Entwicklung noch relativ neueren Datums sind –, denke ich, dass es sich schon allein aufgrund dieser poetischen Parallele lohnt, uns unsere eigene zygotische und embryonale Vergangenheit ein bisschen genauer anzuschauen.

Also versetze dich nun mal in deine Vergangenheit zurück – und zwar ganz weit. Spermazelle und Eizelle treffen aufeinander.

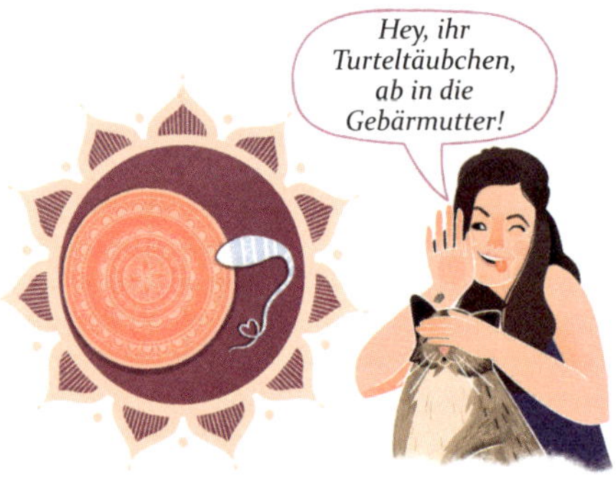

Bei der Befruchtung fällt der Schwanz der Spermazelle ab, und ihr Zellkern wird zum Kern der Eizelle hingezogen. Langsam und elegant verschmelzen die beiden Zellkerne miteinander. Zwei Erbmaterialsätze – einer von der Mutter und einer vom Vater – verbinden sich zu einer neuen genetischen Botschaft.

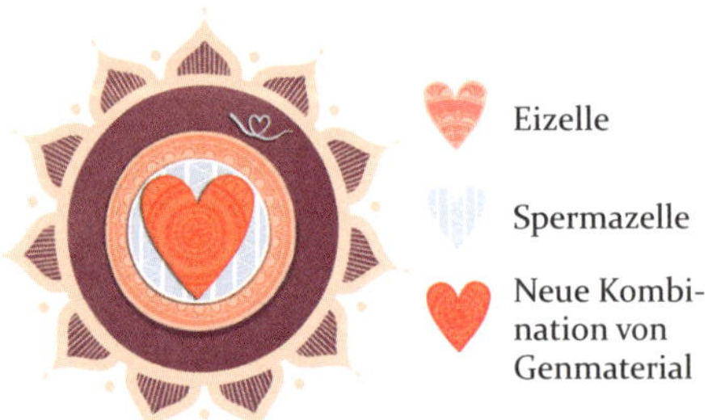

Dann bricht aus dieser Vereinigung jäh die Dualität hervor: 30 Stunden später teilt sich die frisch befruchtete Zelle zum ersten Mal.

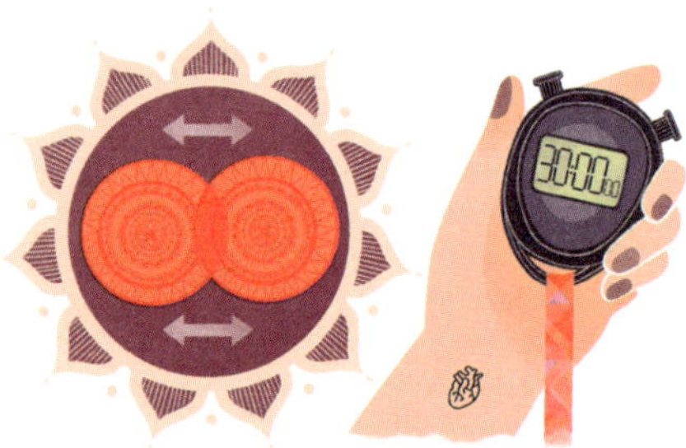

Dieser Prozess der Teilung setzt sich immer weiter fort, während sich der winzige Zellhaufen seinen Weg durch den Eileiter bahnt. Ungefähr in der Acht-Zellen-Phase verändern die Zellen ihre Form und quetschen sich zu einer kompakten Kugel zusammen.

Wenn diese Kugel dann drei bis vier Tage nach der Befruchtung in der Gebärmutter ankommt, besteht sie immerhin schon aus 32 bis 64 Zellen. In den nächsten zwei bis drei Tagen wird sie zu einer Blastozyste: einer Hohlkugel, die mit nahrhafter Flüssigkeit aus der Gebärmutter gefüllt ist.

Während die Blastozyste allmählich größer wird, teilt sie sich in zwei Teile. Die äußere Schicht aus abgeflachten Zellen, der sogenannte Trophoblast, wird zur Plazenta und der Zellhaufen im Inneren der Kugel zum Embryo.

Diese inneren Zellen haben noch keine genaue Bestimmung zugewiesen bekommen und werden als embryonale Stammzellen bezeichnet. Sie sind reines Potenzial, denn sie können zu einem von 350 verschiedenen Zelltypen und somit zu jedem beliebigen Teil deines Körpers werden.

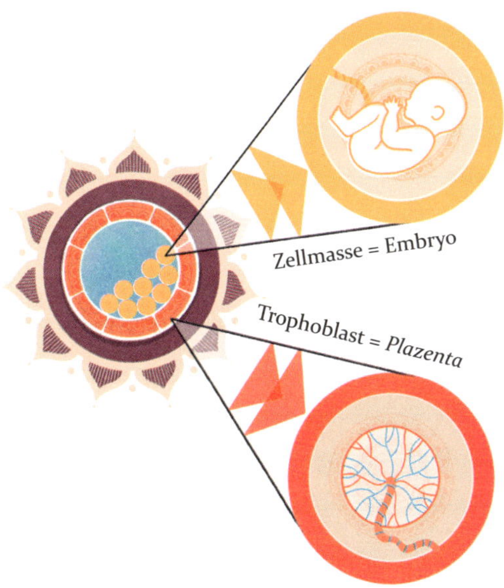

Zu Beginn der dritten Woche passiert etwas sehr Schönes, das Anatomen poetisch als »Primitivstreifen« bezeichnen: Wie der Schweif einer Sternschnuppe am Nachthimmel zieht sich eine Linie über diesen abgeflachten Zellhaufen.

Wir könnten uns bei der Entwicklung dieses Streifens sogar an die magnetische Kraft von *Shakti* erinnert fühlen, die sich

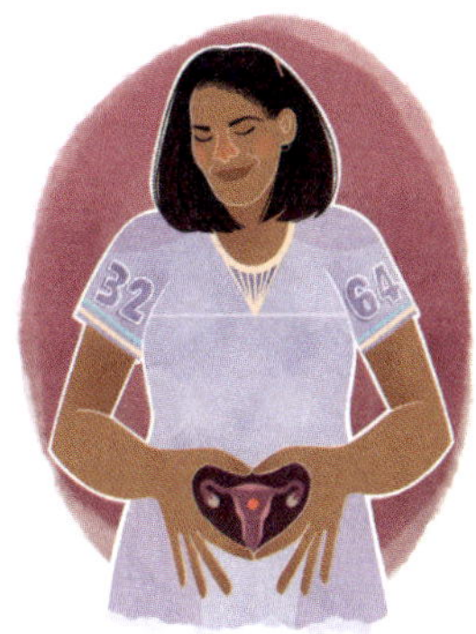

von *Shiva* wegbewegt. Wenn sich diese Linie dann in einen kleinen Hügel, den sogenannten Primitivknoten, zurückzieht, vertieft sie sich zu einer Furche: der Neuralrinne.

Der Primitivknoten ist die zukünftige Heimat deiner Kreuzbeinregion und – energetisch gesehen – der Sitz von *Kanda*. Er löst eine dramatische Massenwanderung von Zellen in alle möglichen Richtungen aus. Diese Zellen haben nun eine genaue Bestimmung, die manchmal auch als Anlageplan bezeichnet wird.

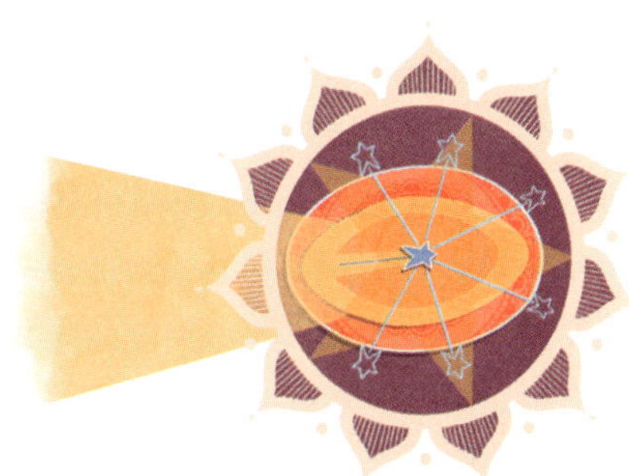

Wenn sich die Neuralrinne vertieft, beginnt sie sich zu schließen, ähnlich wie ein Reißverschluss. So entsteht das Neuralrohr, die Heimat deines zukünftigen Zentralnervensystems oder *Sushumna Nadi*. Die Wülste oder Neuralleisten an beiden Seiten dieses sich schließenden Rohrs werden sich im Lauf der Zeit unter anderem zu deinem sympathischen und parasympathischen Nervensystem (oder – in unserer energetischen Sprache – zu *Ida* und *Pingala*) entwickeln.

Knapp vier Wochen nach diesem schicksalhaften Zusammentreffen von Sperma- und Eizelle hat sich der Embryo bereits ganz gut ausdifferenziert. Inzwischen gibt es schon Oben und Unten, Vorn und Hinten, Links und Rechts und genau festgelegte Zellschicksale. Der Embryo besitzt nun auch bereits erste Anfänge des wichtigsten Steuerungs- und Kommunikationssystems des Körpers (des Nervensystems) und die wichtigsten *Nadi*-Nebenflüsse – und das alles bei der Größe eines Mohnsamens.

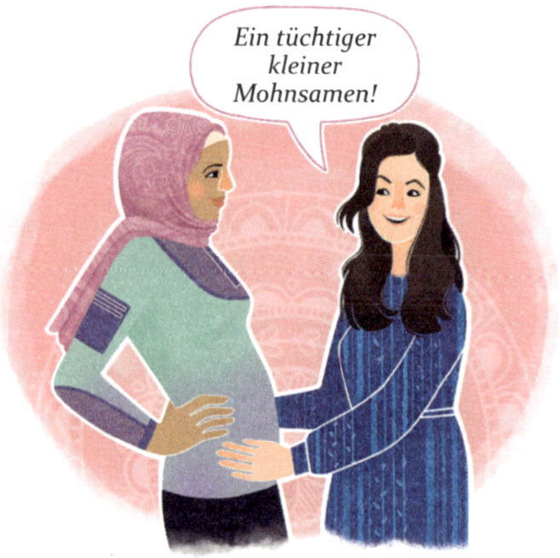

Meditation: innere Antenne

Für diese Meditation solltest du eine Sitzposition finden, in der deine Wirbelsäule aufrecht bleibt und du es bequem hast – zum Beispiel auf einem Stuhl, einem Yogakissen oder an eine Wand gelehnt. Sonst beschwert sich dein Körper womöglich, und das ist eine sehr langweilige Art, 15 Minuten deines kostbaren Lebens zu verbringen.

- Nimm dir Zeit, deinen Körper so auszurichten, dass du das Gefühl hast, als balanciere der Scheitelpunkt deines Kopfes majestätisch oberhalb der Basis deiner Wirbelsäule. Wenn du auf einem Stuhl sitzt, rutsche auf der Sitzfläche ein bisschen nach vorn, um sicherzugehen, dass deine Wirbelsäule aufrecht bleibt (widerstehe dem verführerischen Drang, dich mit einem krummen Rücken in die Stuhllehne hineinsacken zu lassen!) und deine Füße flach auf dem Boden stehen bleiben.

- Schließe nun zunächst die Augen und nimm dir ein paar Sekunden Zeit, in dich hineinzuhören. Nimm wahr, was du in der inneren Landschaft deines Körpers hier in diesem Augenblick entdeckst, so als hättest du in einem Hotel eingecheckt und würdest nun in jedes Zimmer schauen, um zu sehen, wo alles ist und welche Annehmlichkeiten es dort gibt. (Wenn du genauso bist wie ich, schaust du immer zuerst nach, ob Schokoladenstückchen auf den Kopfkissen liegen!) Nimm alle Empfindungen, Gedanken oder Gefühle wahr, ohne sie sofort zu verwerfen oder in etwas »Yogischeres« umwandeln zu wollen.

- Wenn du so weit bist, richte deine Aufmerksamkeit auf deine Atmung. Beobachte den ganz leichten Luftzug des Atems an deinen Nasenlöchern. Vielleicht fällt dir auf, dass ein Nasenloch mehr Atemarbeit zu leisten scheint als das andere; oder vielleicht scheinen auch beide ziemlich gleich stark ein- und auszuatmen.

- Hebe nun die rechte Hand und lege Daumen und Ringfinger an deine Nase (ein Stückchen oberhalb der Nasenlöcher, aber unterhalb des Knorpels). Verschließe sanft das rechte Nasenloch, indem du mit dem Daumen hineindrückst, und atme langsam durch das linke Nasenloch ein. Zieh noch ein bisschen mehr Luft in das Nasenloch hinein, setze dich etwas aufrechter hin und hebe deine Schlüsselbeine. Dann verschließt du beide Nasenlöcher mit den Fingern. Halte für ein paar Herzschläge mit dem Atmen inne, falls das für dich angenehm ist, aber halte bitte nicht krampfhaft die Luft an. Dann löst du die Blockade deines rechten Nasenlochs und atmest langsam durch dieses Loch aus.

- Wiederhole diesen Vorgang nun auf der anderen Seite und atme durch das rechte Nasenloch ein, während du das linke Nasenloch geschlossen hältst. Verschließe beide Nasenlöcher und verbleibe für kurze Zeit in dieser Position. Dann löst du die Blockade deines linken Nasenlochs und atmest langsam durch dieses Loch aus.

- Mache ungefähr zehn Runden lang so weiter, indem du durch das eine Nasenloch ein- und durch das andere ausatmest. Vielleicht fällt es dir anfangs schwerer, durch eines der beiden Nasenlöcher zu atmen, oder diese Atemzüge hören sich für dich lauter an. Entspanne dich einfach weiter in diese Atemtechnik hinein; oft wird der Atem dann ganz von allein ruhiger, langsamer und leichter.

- Nach zehn Runden lässt du die Hand wieder in deinen Schoß oder auf den Oberschenkel herabsinken und lässt deinen Atem so fließen, wie er will.

- Während deine Atemzüge nun in einen weicheren, flacheren Rhythmus verfallen, spürst du, wie deine Aufmerksamkeit wie mit magnetischer Kraft zu einer zentralen Schnur oder inneren Antenne hingezogen wird. Du kannst diese Schnur als langen, silbrigen Strang sehen oder spüren, der vom Beckenboden aufsteigt und sich vor deiner in eleganten Kurven geschwungenen Wirbelsäule bis ganz nach oben zum Mittelhirn zieht. Stell dir vor, dass du von diesem Strang aufrecht gehalten wirst; dann kann sich dein äußerer Körper ein bisschen tiefer entspannen.

- Am unteren Ende dieser Schnur – direkt vor der Spitze deines Steißbeins – erscheint nun eine Lichtkugel. Ich stelle mir diese Lichtkugel immer wie den Kopf eines Kometen vor, der direkt oberhalb des Beckenbodens schwebt. Beim Einatmen beobachtest du, wie das Licht vom unteren Ende der Schnur zum Mittelhirn hinaufgleitet. Beim Ausatmen siehst du, wie dieses Licht vom Mittelhirn in alle Richtungen auszustrahlen beginnt. Während du das Licht beim Einatmen wieder aufsteigen siehst, kannst du in Gedanken das Mantra »Hum« vor dich hin sprechen; und während es beim Ausatmen überallhin ausstrahlt, wiederholst du das Mantra »Sa«. Anfangs wird es dir vielleicht so vorkommen, als versuchtest du diese Bewegung krampfhaft herbeizuführen, doch mit der Zeit wirst du ein bisschen lockerer werden und sie einfach nur beobachten.

- Nach ein paar Minuten wird dein Atem vielleicht so ruhig, dass du ihm mit deiner Aufmerksamkeit nicht mehr folgen kannst. Jetzt ist es Zeit, diese Atemtechnik loszulassen und so lange im Raum sitzen zu bleiben, wie du möchtest. Sobald deine Gedanken abzuschweifen beginnen, lenkst du sie einfach wieder zu der Atemtechnik zurück.

- Wenn du bereit bist, diese Meditation zu beenden, stell dir zunächst vor, wie das Licht aus deinem Mittelhirn langsam in deinen Körper zurückfließt. Nimm dir ruhig Zeit dafür und visualisiere, wie das Licht eine Zelle nach der anderen durchdringt, während es deinen Körper hinabwandert.

- Dann führst du die Hände vor deinem Herzen zusammen und senkst den Kopf. Schlage blinzelnd die Augen auf und schau mit unfokussiertem Blick auf einen Punkt vor dir auf dem Boden.

- Bevor du deine Aufmerksamkeit wieder in die Welt hinaus richtest, nimm dir kurz Zeit, um über deine Erfahrungen mit der Innere-Antenne-Meditation nachzudenken oder etwas darüber in dein Tagebuch zu schreiben.

Chakras

Bist du schon mal einem feurigen Menschen begegnet? Oder einem erdhaften? Im Tantra, Samkhya und Ayurveda heißt es, dass jeder Mensch aus einer Kombination von fünf Elementen besteht und dass diese Elemente großen Einfluss auf unseren Körper, unsere Persönlichkeit und unsere Neigungen und Vorlieben haben. Mein Lehrer Alan Finger hat diese Zusammensetzung von Elementen auf unvergesslich witzige Weise als »Theorie des Urknalls und des kleinen Knalls« beschrieben.

Dem kosmologischen Modell des Urknalls zufolge waren früher die ganze Materie, die ganze Energie und der ganze Raum des bekannten Universums miteinander vereint und auf ein Volumen komprimiert, das weniger als ein Billionstel so groß war wie der Punkt am Ende dieses Satzes. Dann begann sich wie aus dem Nichts heraus alles in einer Explosion aus Licht und Klang (oder – in der Yogasprache – *Jyoti* und *Nadam*) auszudehnen. Jetzt erkennen wir, wie der Raum *(Akasha)*, das feinstofflichste aller Elemente, zu entstehen beginnt. Der Raum wird oft als Behältnis für die anderen Elemente, aber auch als deren Abwesenheit definiert. Als Nächstes erleben wir Bewegung oder Luft *(Vayu)*. Wenn wir Bewegung in einem definierten Raum und das Zusammenprallen der Elemente haben, erleben wir Transformation, chemische Reaktion oder Feuer *(Tejas)*. Die Erwärmung und Abkühlung dieses alchemistischen Prozesses führt zur Kondensation, dem Wasser *(Ap)*. Wenn das Wasser eine Zeit lang stagniert – man denke an ein stehendes Gewässer –, entsteht eine Festigkeit oder Stabilität der Materie, die man auch als Erde *(Prthvi)* bezeichnet. Man kann den ganzen Makrokosmos als Kombination aus diesen großen Elementarkräften, den *Maha-Bhutas*, betrachten.

Sogar im Mikrokosmos unseres eigenen Körpers können wir diese fünf Elemente in dem Vorgang erkennen, den Alan als »kleinen Knall« oder als deine Empfängnis bezeichnet. (Um deine geistige Gesundheit nicht zu gefährden, möchtest du wahrscheinlich nicht allzu lange über diesen Vorgang nachdenken.) Aus einer frisch befruchteten Eizelle – die ungefähr so groß ist wie der Punkt am Ende dieses Satzes – hat sich eine unverwechselbare Kombination aus diesen fünf Elementen entwickelt und dein bemerkenswertes physisches Gefäß geschaffen. Aber natürlich gibt es auch einen Behälter oder Raum. Du bestehst sogar – zumindest auf atomarer Ebene – zu 99,9999999 Prozent aus leerem Raum. (Also bilde dir nur ja nicht zu viel auf dich selber ein!) Luft und Bewegung sind in deiner gesamten Form auf vielen verschiedenen Ebenen zu finden – von der groben Bewegung des Atems bis hin zu den subtileren Bewegungen von Elektronen, Zellen, Flüssigkeiten, elektrischen Impulsen, ja sogar deinen Gedanken und Gefühlen. Das Feuerelement zeigt sich im Kleinen in den chemischen Prozessen, die in jeder Zelle ablaufen, und in größerem Maßstab in der assimilativen Kraft des Verdauungsfeuers in deinem Bauch.

Sicherlich hast du irgendwann einmal gelernt, dass du zu einem außergewöhnlich großen Anteil aus Wasser bestehst. Der genaue Prozentsatz variiert von Gewebe zu Gewebe, aber er ist so hoch, dass ich einmal ein ziemlich treffendes Internet-Meme gesehen habe, demzufolge wir im Grunde nur Gurken sind, die Angst haben.

Die letzte Station auf unserer Entdeckungsreise durch die Welt der Elemente bildet das wohl am leichtesten erkennbare Element: unsere dichten, festen Erdbestandteile. Stell dir den Teil der Gurke vor, der weder aus Wasser besteht noch Angst hat – das ist das Element Erde.

Die Gesamtheit des Mikrokosmos, der du bist – und der ein direktes Spiegelbild des Makrokosmos und der Hauptsitz dieser fünf großen Elemente in deinem Körper ist –, zeigt sich im Chakrasystem. Wenn du vor Kurzem an einer Yogastunde teilgenommen hast, hat dein Lehrer oder deine Lehrerin bei dieser Gelegenheit wahrscheinlich das Sieben-Chakra-System erwähnt. Vielleicht hing sogar irgendwo eine regenbogenfarbene Karte der Chakras an der Wand, oder jemand trug ein T-Shirt oder hatte ein Tattoo, das diese Energiezentren darstellte. Heutzutage werden die Chakras auf sehr unterschiedliche Art und Weise beschrieben – von den esoterischen regenbogenfarbenen Energiewirbeln bis hin zu den eher psychologisch gefärbten Archetypen nach C. G. Jung. Zurzeit überhäufen viele Yogaschulen ihre Schüler*innen mit Zuordnungen der Chakras bezüglich bestimmter Körperhaltungen, Drüsen, Nervengeflechte, Entwicklungsstadien und Emotionen. Sogar Kristalle tauchen in diesen Gedankenmodellen manchmal auf. Oft werden die Chakras in Yogakreisen für sehr alt gehalten, doch viele der Zuordnungen, mit denen wir uns heute befassen, wurden erst vor relativ kurzer Zeit in dieses System eingefügt. Denke daran: Nur weil etwas uralt ist, bedeutet das noch lange nicht, dass es mehr Gültigkeit hat als alles andere. Es gibt zum Beispiel alte Hatha-Yoga-Texte, denen zufolge es eine gute Idee ist, Quecksilber durch die Harnröhre hochzuziehen (kleiner Tipp: Ist es nicht). Umgekehrt muss etwas, das erst vor Kurzem in die Yogalandkarte eingefügt wurde, noch lange nicht falsch sein. Schauen wir uns die Geschichte und Vielfalt der Chakra-Karten einmal ein bisschen genauer an.

Während das Wort Chakra, das oft mit »Rad« oder »Kreis« übersetzt wird, bereits in den Veden (eine Sammlung hinduistischer Texte aus der Zeit von etwa

1500 bis 1000 vor Christus) zu finden ist, wurden diese verkörperten feinstofflichen Energiezentren wohl erst im achten Jahrhundert nach Christus definiert, als einige buddhistische Texte ein Drei-Chakra-System beschrieben. Doch eigentlich begann sich die Vorstellung eines Chakrasystems erst ein paar Hundert Jahre später – im Zeitalter des Hatha Yoga und Tantra – so richtig auszubreiten. Jetzt war die Zeit wirklich reif dafür, da viele verschiedene Disziplinen nun ihre verkörperten emotionalen und spirituellen Phänomene zu erklären versuchten. In den ersten europäischen anatomischen Werken von Galen (200 nach Christus), Vesalius (1543 nach Christus) und Helkiah Crooke (1615 nach Christus), die im Zeitalter des klassischen Yoga, Hatha Yoga und Tantra entstanden sind, werden Gehirn, Herz, Leber und Hoden als Zentren bezeichnet, denen eine große Kraft und Verheißung innewohnte. (Keine Sorge, meine Damen: Auch wir Frauen bleiben nicht unerwähnt. Allerdings wurden unsere Eierstöcke damals als »kleine Hoden« und unsere Gebärmutter als »umgestülpter Hodensack« angesehen. Das müssen herrliche Zeiten gewesen sein!) In religiösen Kunstwerken aus dieser Epoche werden Kopf und Herz sogar mit einem Lichthof dargestellt – ein Symbol dafür, dass diese Zentren als besonders heilig galten oder man sie mit etwas Höherem in Verbindung brachte.

Je nach Quelle ist von einer unterschiedlichen Anzahl von Chakras die Rede. Ich hatte schon Lehrer*innen, die von Hunderten von Chakras im Körper sprachen und für die jedes einzelne Gelenk ein Chakra war. Andere sagten, dass sich überall dort, wo drei *Nadis* zusammenlaufen, ein Chakra befindet. Bei 72 000 *Nadis*, die sich durch unsere physische Form hindurchziehen, müssten das sehr viele Chakras sein! Heutzutage berufen sich die meisten Yogalehrer*innen lediglich auf die sieben Hauptchakras, die an unserem Zentralkanal, dem *Sushumna Nadi*, entlang verlaufen und dort erfahrbar sind.

Fünf der sieben Hauptchakras, wie sie erstmals im 15. Jahrhundert beschrieben wurden, werden mit den fünf Elementen in Verbindung gebracht. Diese fünf Elemente werden dann wiederum mit einem *Bija*-Mantra (Keimklang) und einem *Yantra* (geometrische Form) in Beziehung gesetzt, die ursprünglich im Rahmen einer Praxis namens *Nyasa* verwendet werden sollten. Das Wort *Nyasa* bedeutet so viel wie »Platzieren«; damit ist gemeint, dass man diese Klänge und Formen visualisiert und sie gedanklich verschiedenen Zentren im Körper zuordnet. Die Korrelationen zwischen den Chakras und bestimmten Farben, Körperpartien, psychischen Elementen, Drüsen und Nervengeflechten wurden später hinzugefügt, was wir C. G. Jung, dem Psychologen Abraham Maslow, dem westlichen Okkultismus und der brillanten Arbeit der Grande Dame des New-Age-Chakrasystems, Anodea Judith, verdanken. (Möge sie noch lange herrschen!)

Im Folgenden habe ich versucht, einen hilfreichen Leitfaden über die sieben Chakras zusammenzustellen und diese Informationen so zu formulieren, wie sie mir zum ersten Mal vermittelt wurden. Vielleicht kannst du dir jedes Chakra wie einen Ordner auf deinem Computer vorstellen und die Zuordnungen als verschiedene Möglichkeiten betrachten, diesen Ordner zu öffnen und dir seine vielen verschiedenen Informationen zugänglich zu machen. Jedes Chakra steht in einer Beziehung zu einem physischen Segment deines Körpers. Jedes dieser sieben Segmente hat einen Boden und eine Decke und steht auch in Beziehung zu allem, was dazwischenliegt. Viele Yogaschüler*innen und -lehrer*innen greifen gern auf diese Segmente zurück, um die Chakras in ihrem physischen Körper oder in der Asana-Praxis zu betrachten.

Jedem Chakra sind auch jeweils eine Farbe und ein Mantra zugeordnet. Auch wenn die aufgelisteten Farben und Mantras auf den ersten Blick willkürlich erscheinen mögen, solltest du bedenken, dass alles, was auf seine kleinste Essenz reduziert wird, Schwingung ist. Egal ob du das wahrnehmbare Spektrum von Licht oder Klang betrachtest – du wirst feststellen, dass sich beide vom Dichten zum Feinstofflicheren bewegen. Die fünf unteren Chakras werden auch jeweils mit einem der fünf *Vayus* in Verbindung gebracht. Diese Chakras dienen als Leitungen für die verschiedenen *Prana*-Ströme, und man kann sie dazu nutzen, die Bewegungen dieser Ströme zu verstärken, zu verringern oder ins Gleichgewicht zu bringen. Ich gehe hier auch auf die psycho-spirituellen Korrelationen und darauf ein, woran man erkennt, dass sich ein Chakra im Gleichgewicht befindet oder aus dem Gleichgewicht geraten ist.

Manchmal ist es verlockend, diese Informationen über die Chakras wie eine Art Persönlichkeitstests in einer Zeitschrift zu nutzen und herausfinden zu wollen, welches Chakra bei dir oder bei einer deiner Freundinnen womöglich aus dem Gleichgewicht geraten ist. Es ist jedoch wichtig, sich vor Augen zu halten, dass wir wunderbar komplizierte Geschöpfe sind. Daher sollten uns diese Informationen letztendlich wieder zu der Sichtweise eines in sich geschlossenen, ausgewogenen Systems aus voneinander abhängigen Elementen zurückführen.

MULADHARA-CHAKRA

Muladhara: »Wurzelstütze«
Element: Erde
Bija-Mantra: Lam
Yantra: goldenes Quadrat
Vayu: *Apana*
Erstes Segment: Füße (Boden), Beine und Beckenboden (Decke)
Farbe: Rot

Es gibt ein Zitat aus der Fernsehserie *Sex and the City*, das mich immer an das *Muladhara*-Chakra erinnert. (Jaja, ich weiß schon, was du jetzt sagen willst. Lies weiter!) Darin sagt die Hauptfigur Carrie: »In

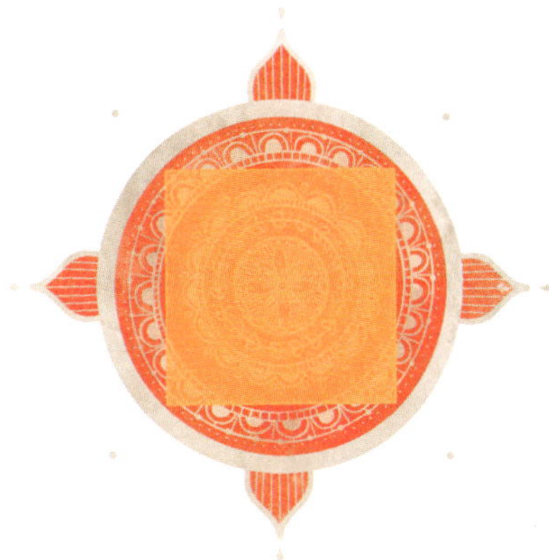

New York ist man immer auf der Suche nach einem Job, einem Freund oder einer Wohnung.« Als New Yorkerin kann ich die Richtigkeit dieses Zitats nur bestätigen, und als Yogalehrerin finde ich, dass es uns tatsächlich an die Grundbedürfnisse erinnert, die unserem Wurzelzentrum zugeordnet sind. Diese Grundbedürfnisse bestehen aus allem, was unserem Leben Stabilität und ein gewisses Fundament verleiht. Dazu gehören materielle Sicherheit, Dinge wie Geld, Gesundheit, Nahrung und eine Unterkunft sowie emotionale und geistige Erdung. In diesem Sinn steht der »Freund« in diesem Zitat eher für den Fortpflanzungstrieb als für den Aspekt einer liebevollen Partnerschaft.

Wenn *Muladhara* sich im Gleichgewicht befindet, haben wir eine solide Basis, auf der Dinge Wurzeln schlagen und wachsen können. Wir haben genügend materielle Sicherheit und bringen die nötige körperliche und seelische Gesundheit mit, um unser *Dharma* – also unsere Lebensaufgabe – zu verwirklichen und inmitten all des unvermeidlichen Chaos und der ständigen Veränderungen geerdet, stabil und widerstandsfähig zu bleiben. Wenn *Muladhara* aus dem Gleichgewicht gerät, fühlen wir uns unsicher und haben Angst. Dann glauben wir vielleicht, immer mehr Geld zu brauchen, um uns sicher zu fühlen; oder womöglich fehlen uns auch die finanziellen Mittel, um richtig für uns sorgen zu können. Körperlich kann sich dieses Ungleichgewicht als übermäßige Steifheit oder Schlaffheit im ersten Körpersegment oder in Form von Problemen im urogenitalen System oder im Beckenboden manifestieren.

SVADISTHANA-CHAKRA

***Svadisthana*:** »Wohnsitz des Ichs«
Element: Wasser
***Bija*-Mantra:** Vam
(ausgesprochen: »wam«)
***Yantra*:** silberne Mondsichel
***Vayu*:** *Vyana*
Zweites Segment: Beckenboden (Boden), Becken, Hüften, oberer Teil der Beckenschale (Decke)
Farbe: Orange

Svadisthana ist der sehr wässrige Wohnsitz unseres Ichs. Wasser kann ganz sanft, aber auch so kraftvoll sein, dass es Schluchten in die Erde hineingräbt. Es kann ein Wellenbad oder ein Tsunami sein. Dieses Chakra steht für die starke Anziehungskraft der Gezeiten unserer Vorlieben und Abneigungen oder der Anhaftungen und Gefühle des Widerwillens, die wir in unserem Leben empfinden. Es ist aber auch der Sitz unserer Sexualität und Kreativität.

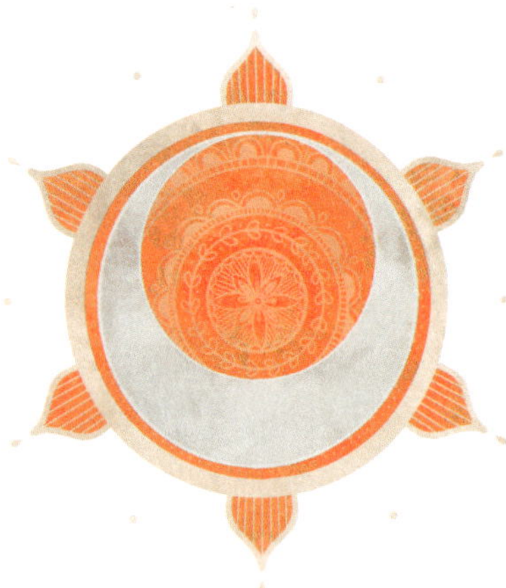

In vielen Traditionen gilt diese Körperregion als besonders heilig. Als Sitz unserer Fortpflanzungsorgane ist dieser Bereich nicht nur dafür zuständig, Babys wachsen, gedeihen und auf die Welt kommen zu lassen, sondern auch neue Projekte, Konzepte und Ideen. Wenn sich dieses Chakra im Gleichgewicht befindet, werden wir nicht von den Strömungen unserer Anhaftungen und Abneigungen, unserer Lust oder Verdrängung hin- und hergeworfen, sondern können die Kraft des Wassers in eine gesunde Sexualität und Kreativität hineinfließen lassen.

Im physischen Körper erkennen wir ein Gleichgewicht oder Ungleichgewicht dieses Chakras in unserer Beckenschale. Du kannst dir die Beckenschale wie eine Art Schüssel vorstellen, die sich entweder nach vorn oder nach hinten kippen lässt, um den Inhalt auszuschütten. Wir alle neigen zu einer dieser beiden Fehlhaltungen, die ich liebevoll als »Hintern-Rausstrecken« oder »Becken-Vorschieben« bezeichne. Leider können diese ziemlich lustig aussehenden Fehlhaltungen beide zu Verspannungen und Kompensationen in sämtlichen Strukturen führen, die sich oberhalb und unterhalb dieses Segments befinden. Wenn wir unsere Beckenschale im Gleichgewicht halten, fällt es uns viel leichter, die Architektur unserer Wirbelsäule in die richtige Position zu bringen; außerdem bietet dieses Gleichgewicht unseren Beinen Stabilität und gleichzeitig Bewegungsfreiheit.

MANIPURA-CHAKRA

***Manipura*:** »Stadt der Edelsteine«
Element: Feuer
***Bija*-Mantra:** Ram
***Yantra*:** rotes gleichseitiges Dreieck mit der Spitze nach unten
***Vayu*:** *Samana*
Drittes Segment: oberer Teil der Beckenschale (Boden), Bauch, Lendenwirbelsäule, Basis des Brustkorbs (Decke)
Farbe: Gelb

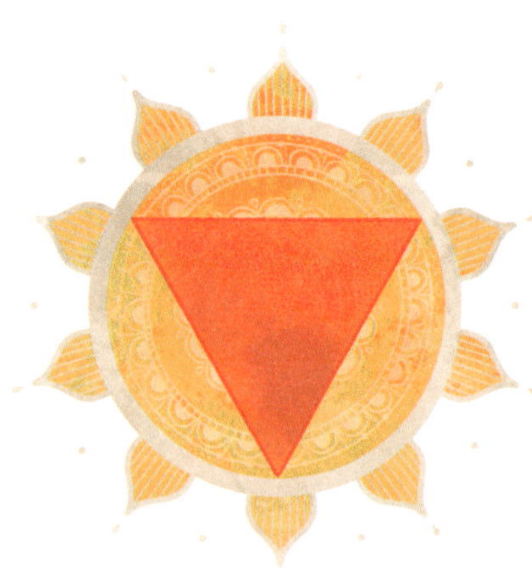

Manipura wird oft als »die Stadt der Edelsteine« übersetzt. Neben einem Fenster in meiner Wohnung steht ein Regal mit ziemlich spektakulären Kristallen. Wenn das Morgenlicht genau im richtigen Winkel auf sie fällt, kann man den in unzähligen Facetten erstrahlenden Glanz und die Schönheit dieser Stadt der Edelsteine in vollen Zügen genießen. Wenn sich *Manipura* im Gleichgewicht befindet, wird unser inneres Licht oder unser Strahlen in wunderschöner Gelassenheit in die Welt gelenkt.

Da das *Manipura*-Chakra jedoch oft als Ego-Zentrum bezeichnet wird, hat es leider einen schlechten Ruf. In der Yoga-Community gilt »Ego« manchmal sogar als Schimpfwort: Man redet uns ein, wir sollten unser Ego loslassen – als ob wir es nicht bräuchten, um morgens aus dem Bett zu kommen. Natürlich sind Macht und Egoismus berüchtigt dafür, ab und zu Amok zu laufen. Wie ein schlechtes Parfüm kann unser Ego einen Raum manchmal so sehr vernebeln, dass es uns schwerfällt, zu erkennen, dass auch noch andere Menschen in unserer Nähe stehen. Dieses Nabelzentrum, in dem unser Bauchnabel sitzt, erinnert uns an das Band, das uns mit unseren Müttern und – auf einer höheren, poetischeren Ebene – mit unserer Gemeinschaft verbindet. Ein ausgewogenes Selbstgefühl gibt uns die Kraft und Zielstrebigkeit, die wir brauchen, um uns selbst und der Welt um uns herum zu Diensten zu sein.

In körperlicher Hinsicht zeigt sich ein Gleichgewicht oder Ungleichgewicht des *Manipura*-Chakras in unserer Lendenwirbelsäulen- und Bauchregion. Vielleicht ist es gar nicht verwunderlich, dass in diesem Körpersegment so viele Funktionsstörungen auftreten können. Studien deuten darauf hin, dass Menschen vor allem deshalb mit einer Yoga-Asana-Praxis beginnen, weil sie unter Schmerzen im unteren Rückenbereich leiden. Das Gleichgewicht zwischen der anmutigen Einwärtswölbung der Lendenwirbelsäule und dem Bauchmuskelkorsett spielt für das Funktionieren dieses Körpersegments eine sehr wichtige Rolle – nicht nur in struktureller, sondern (aufgrund des Selbstermächtigungspotenzials dieser Körperregion) auch in energetischer Hinsicht.

ANAHATA-CHAKRA

***Anahata*:** »der ungehinderte Klang«
Element: Luft
***Bija*-Mantra:** Yam (ausgesprochen: »jam«)
***Yantra*:** blauer, sechszackiger Stern
***Vayu*:** Prana
Viertes Segment: Basis des Brustkorbs (Boden), Brustwirbelsäule, Brust, Arme, Schultergürtel (Decke)
Farbe: Grün

Beim *Anahata*-Chakra dreht sich bekanntlich alles um die Liebe, Baby. Wie Alan Finger zu sagen pflegt, geht es dabei aber nicht um den Geliebten oder die Geliebte, sondern um die Liebe an sich – Liebe ohne jeden Grund.

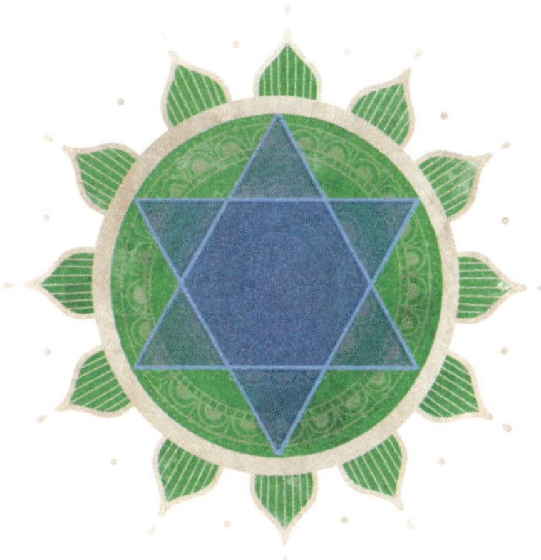

Wenn du einen Gong mit einem Hammer anschlägst, entsteht ein Klang (und höchstwahrscheinlich ziehst du dir damit auch den Zorn deiner Nachbarn zu). Du brauchst nur zwei Objekte oder eine Dualität und die richtigen Bedingungen, um die Schwingung zu erzeugen, die dein Gehirn dann als Klang interpretiert. *Anahata* bedeutet, ins Deutsche übersetzt, »ungehinderter (oder unblockierter) Klang« und bezieht sich auf die bedingungslose, nicht-duale Schwingung, die ich gern als Matrix oder Grundsubstanz bezeichne – auch als bedingungslose Liebe bekannt, die man mit dem Herzen hört. Außerdem heißt es, dass dies der Bereich unserer luftigen, flüchtigen Emotionen ist. Alan bringt das in seinem Buch *Chakra Yoga* ganz hervorragend auf den Punkt, wenn er sagt, dass die Vorlieben und Abneigungen von *Svadisthana* im Feuer von *Manipura* gebacken werden und dann der luftige Rauch unserer Emotionen aufsteigt und unsere Erkenntnis dieser Liebe zum Herzen trägt.

In unserer physischen Form entspricht *Anahata* unserem Brustkorb und Schultergürtel und den Armen. Unsere Arme sind die Ausdrucksmittel des Herzens, mit denen wir die Emotionen, die seine Grenzen durchdringen, näher an uns heranziehen oder wegstoßen. Außerdem benutzen wir unsere Arme, um zu gestikulieren, auf etwas zu zeigen, andere Menschen zu kitzeln, zu streicheln, zu umarmen, zu schlagen oder zärtlich zu berühren. Das erinnert mich an meine Lieblingsübersetzung des Wortes Tantra: »berührt werden«. Wenn wir Mitgefühl oder Empathie erfahren, werden unsere Herzen berührt, weil wir uns dann an unsere Verbindung zueinander erinnern.

Wenn *Anahata* im Gleichgewicht ist, zeigt sich das auf körperlicher Ebene in der Balance von Brustkorb, Brustwirbelsäule und Schultergürtel. Vergegenwärtige dir einmal die typische Körperhaltung eines niedergeschlagenen Menschen: Sein Brustkorb ist in sich zusammengesunken und die Brustwirbelsäule übermäßig stark nach hinten gekrümmt. Man könnte sagen, dass ein Mensch in dieser Haltung zwar viel fühlt, es aber nicht zum Ausdruck bringt. Das Gegenstück dazu ist die Karikatur eines schlechten Schauspielers, der auf der Bühne alle Emotionen übertrieben darstellt: Er streckt den Brustkorb heraus und krümmt seine Brustwirbelsäule übermäßig stark nach vorn. Man könnte sagen, dass dieser Schauspieler zwar eine ganze Menge ausdrückt, aber das echte Gefühl hinter all diesen Emotionen vielleicht nicht so richtig spürt. Ein körperliches und energetisches Gleichgewicht im *Anahata*-Chakra kommt sowohl dem Rippentempel rund ums Herz als auch den liebevollen Emotionen in unserem Inneren zugute.

VISHUDDHA-CHAKRA

***Vishuddha*:** »Reinigung«
Element: Raum
***Bija*-Mantra:** Ham
***Yantra*:** rauchgraues Ei oder *Shiva-Lingam*
***Vayu*:** *Udana*
Fünftes Segment: Schultergürtel (Boden), Halswirbelsäule und Nacken, Kinn, Hinterhauptbein und Schädelbasis (Decke)
Farbe: Blau

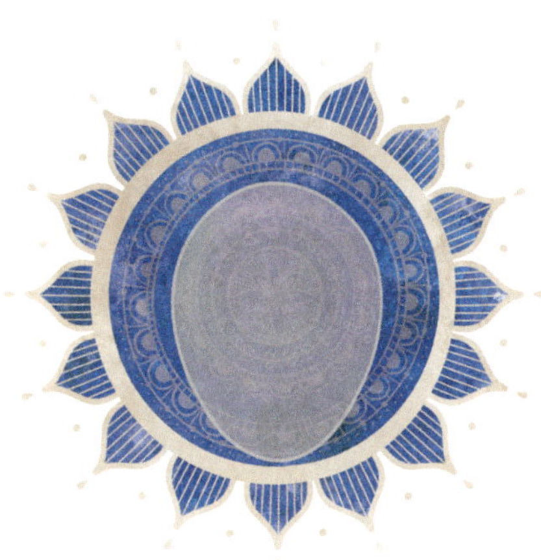

Ich stelle mir *Vishuddha* gern als eine Art Mautstelle zwischen Herz und Gehirn, Gefühlen und Verstand vor. Da der Thron von *Jiva* seinen Sitz in unserem Herzen und der Thron von *Brahman* seinen Sitz am Scheitelpunkt unseres Kopfes haben soll, können wir *Vishuddha* auch als Kommunikationsautobahn zwischen dem Individuellen und dem Universellen erleben. Auf physischer Ebene ist *Vishuddha* dem Hals und der Kehle zugeordnet und wird oft als Sitz der Authentizität, Kommunikation und inneren Reinigung bezeichnet. Mit »Kommunikation« meine ich aber nicht, dass ich dir von dem leckeren Donut vorschwärme, den ich gerade gegessen habe. Gemeint ist vielmehr die Art von Kommunikation, die stattfindet, wenn Herz und Kopf, Individuelles und Universelles miteinander im Einklang stehen – eine Kommunikation, die sich so anfühlt, als würde sie durch dein Innerstes hindurchgehen, statt von persönlichen Agenden, Mustern oder Reaktionen geprägt zu sein. Ich spreche also von dem, was die Yogi*nis als Weisheit und Urteilsvermögen bezeichnen würden.

Ich lebe in New York. Hier kann man an jeder Straßenecke Menschen beobachten, die mit vorgestrecktem Kinn miteinander reden, wobei ihr Kopf viel weiter vorn positioniert ist als ihr Herz. Auch wenn man vielleicht nicht genau hört, was sie sagen, versteht man doch ungefähr, worum es bei diesen Gesprächen geht. Wir können dieses Muster sogar in unserer Asana-Praxis beobachten, wenn wir beim Sonnengruß immer wieder den Hals nach vorn strecken und auf diese Weise Herz und Kopf voneinander trennen. Daher lautet heutzutage eine meiner Lieblingsanweisungen bei den Asanas: »Mach ein klitzekleines Doppelkinn.« Das solltest du zwar auf gar keinen Fall tun, wenn dich gerade jemand fotografiert, aber bei den Asanas ist dieses kleine Doppelkinn ein ganz entscheidender Faktor, der die Weisheit des Herzens wieder mit der Weisheit des Gehirns in Einklang bringt.

AJNA-CHAKRA

***Ajna*:** »Kommandozentrale«, normalerweise als »drittes Auge« bezeichnet
Element: wird oft als Kommandozentrale für die Elemente bezeichnet
***Bija*-Mantra:** Ksham (ausgesprochen: »kscham«)
***Yantra*:** Tunnel aus Licht mit zwei Blütenblättern
Sechstes Segment: Kinn, Hinterhauptbein und Schädelbasis (Boden), Gesicht, Mittelhirn, Oberseite des Zwischenhirns (Decke)
Farbe: Violett

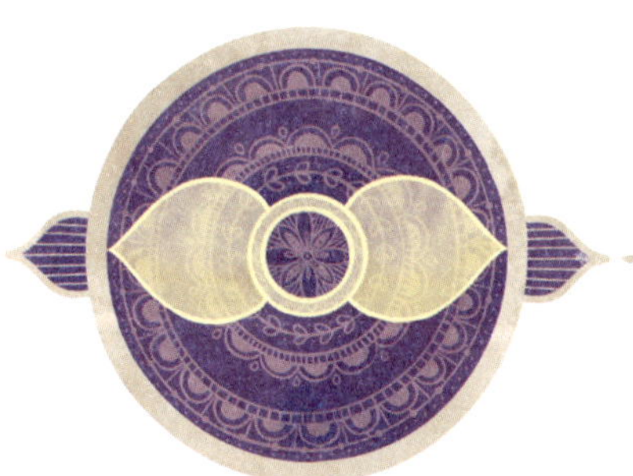

Das *Ajna*-Chakra, auch als »drittes Auge« bezeichnet, ist der Sitz der Intuition und Selbstverwirklichung. Man sagt, dass dieses dritte Auge über das hinausschaut, was unsere zwei physischen Augen mit ihrer begrenzten Sicht in dieser irdischen Welt der Dualität wahrnehmen können. Auch wenn dieser Punkt unseres Körpers auf den ersten Blick vielleicht dem Reich der Esoterik anzugehören scheint, so ist er doch einigen sehr wichtigen Hirnregionen zugeordnet, die man in ihrer Gesamtheit als »Zwischenhirn« bezeichnen kann. Diese Region, zu der Hypophyse, Thalamus und Hypothalamus gehören, fungiert unter anderem als Relaisstation für die chemischen Botenstoffe unseres Körpers. *Ajna* wird als Kommandozentrale des Energiekörpers bezeichnet und kommuniziert mit den anderen Chakras, was an das Bestreben dieser Gehirnregion erinnert, mit allen endokrinen Drüsen zu kommunizieren.

Dieses sechste Chakra und das siebte Chakra in diesem System gelten als sehr feinstofflich; sie entziehen sich der Zuordnung zu bestimmten Körperregionen. Aber das dem *Ajna*-Chakra zugeordnete *Yantra* gibt Hinweise darauf, wie man das Gleichgewicht findet, das man braucht, um diese feinstofflicheren Bereiche zu verkörpern. Das *Yantra* stellt einen Tunnel aus Licht dar, der an beiden Seiten von jeweils einem Blütenblatt flankiert ist. Diese beiden Blütenblätter stehen für *Ida Nadi* und *Pingala Nadi*. Wenn diese Dualitäten miteinander im Gleichgewicht stehen, können wir das Licht des Menschen, der wir sind, als ungebundenes, unendliches Potenzial erfahren. Oft wirst du dieses Gleichgewicht dadurch entdecken, dass du weicher und nachgiebiger wirst, und nicht durch Streben oder Suchen.

SAHASRARA-CHAKRA

***Sahasrara*:** »Krone«
Element: Man sagt, dass dieses Chakra jenseits der Elemente liegt.
***Bija*-Mantra:** Om (ausgesprochen: »Ohm«; auf den Seiten 119–121 erfährst du mehr über die verschiedenen Nuancen des Klangs dieses Mantras)
***Yantra*:** tausendblättriger Lotos
Siebtes Segment: Oberseite des Zwischenhirns (Boden), Schädeldecke und Kopfhaut, Scheitel (Decke)
Farbe: Weiß

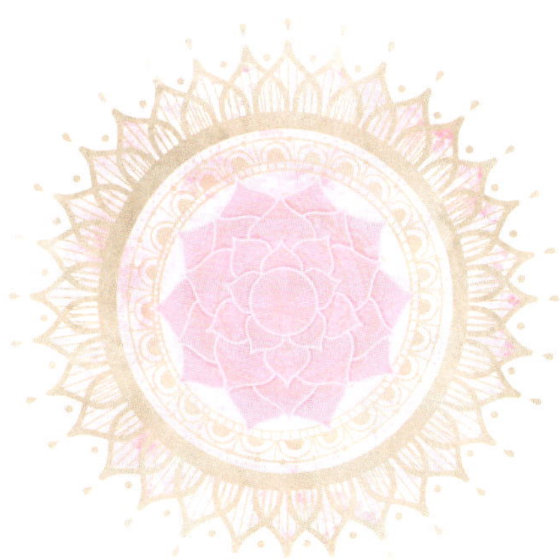

Vielen Schriften zufolge ist *Sahasrara* nicht per se allgegenwärtig, sondern entsteht, wenn die anderen Chakras richtig ausgerichtet sind und wenn ein bisschen Gnade und Wohlwollen walten. Das wunderschöne *Yantra* von *Sahasrara* – der Lotos mit den tausend Blütenblättern – veranschaulicht sehr gut, worum es bei diesem Chakra geht. Eine Lotosblume wurzelt im Dreck und Schlamm. Bei Licht fängt sie an zu wachsen; sie reckt sich ihm entgegen und öffnet ihre auf der Wasseroberfläche schwimmende Blüte. Schwindet das Licht jedoch, so beginnt sich die Pflanze wieder in den Schlamm zurückzuziehen. Die Quelle dieses Lichts trägt von Tradition zu Tradition andere Bezeichnungen: Lehre, Ursprung, Gott, Universum, *Brahman* – all das sind schöne Worte, doch sobald wir dieser Lichtquelle ein Etikett aufdrücken, wird unsere Vorstellung davon getrübt, und wir erlegen ihr Grenzen auf. *Sahasrara* steht für unsere Verbindung zu etwas, das jenseits unserer begrenzten Natur liegt und in der Stille und dem Schweigen ruht. Nur durch die mentalen, emotionalen und physischen Praktiken des Yoga können wir günstige Bedingungen für diese Verbindung schaffen; und dann kann uns dank unserer Hingabe die Gnade entgegenkommen.

Es heißt, dass jedes Chakra entweder eine rajasische, tamasische oder sattvische Qualität besitzt. *Rajas* bedeutet »Leidenschaft, Energie, Wille oder Bewegung«, und der rajasische Ausdruck des Chakras findet sich im vorderen Körperbereich. *Tamas* bedeutet »Dunkelheit« oder »Lethargie«; das *Tamas* eines Chakras liegt in der hinteren Körperregion und wird eher als Unterdrückung des Chakras erklärt. Der sattvische (»harmonische«) Ausdruck wird durch die korrekte Ausrichtung oder das ausgewogene Verhältnis zwischen vorderem und hinterem Körperbereich erlebbar. Diese Beziehung kann man durch die Arbeit mit der Atmung und den beiden *Nadis Arohan* und *Awarohan* beobachten, spielerisch damit herumexperimentieren und sie schließlich in ein harmonisches Gleichgewicht bringen. Diese beiden *Nadis*, die auch unter der Bezeichnung »vorderes und hinteres Chakra-Tor« bekannt sind, können wir erspüren, indem wir der anatomischen Bewegung unseres Atems folgen, welche die Form eines etwas verformten Unendlichkeitssymbols oder eines &-Zeichens hat. Verfolge also nun einmal die Bewegung deiner Atemmuskulatur beim tiefen Einatmen.

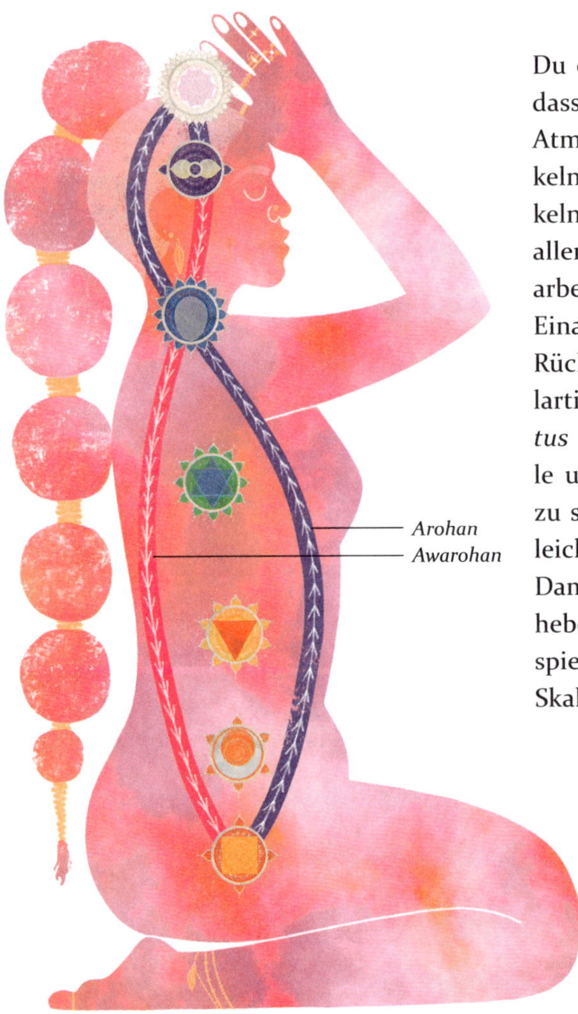

Du erinnerst dich vielleicht noch daran, dass das Zwerchfell der Hauptmotor der Atmung ist, aber auch viele andere Muskeln (die sogenannten Atemhilfsmuskeln) tragen zur Atembewegung bei – vor allem, wenn es um die intensivere Atemarbeit bei einer Yogaübung geht. Beim Einatmen ziehen mehrere Gruppen von Rückenmuskeln – zum Beispiel der seilartige *Erector spinae* und der *Quadratus lumborum* – an unserer Wirbelsäule und unseren Rippen, um mehr Platz zu schaffen. Das bringt uns in eine ganz leichte Rückbeuge wie in der Kuhpose. Damit du noch tiefer einatmen kannst, heben einige Nackenmuskeln – zum Beispiel der *Sternocleidomastoideus* und die Skalenen – deinen Brustkorb und senken deinen Kopf leicht nach unten, als würdest du dir die Kapuze deines Sweatshirts über den Kopf ziehen. Wenn wir einatmen und unser Körper sich in diese leichte Rückbeuge begibt, spüren wir die Bewegung von *Arohan* entlang der

Vorderseite unseres Körpers vom Schambein bis zur Kehle. Wenn wir diese Atembewegung fortsetzen, heben sich unsere Schlüsselbeine, und unser Kopf senkt sich. Die energetische Bewegung von *Arohan* gleitet zu unserem Hinterkopf, steigt bis zum Scheitelpunkt unseres Kopfes auf und senkt sich dann ins Mittelhirn hinein ab.

Beim Ausatmen entspannen sich der *Erector spinae*, der *Quadratus lumborum*, der *Sternocleidomastoideus* und die Skalenen, wodurch sich das Kinn leicht anhebt und die Wirbelsäule in eine leichte Katzenpose hineingleitet. Bauch- und Beckenbodenmuskulatur ziehen sich jetzt am stärksten zusammen. Beim Ausatmen können wir die Bewegung von *Awarohan* dann vom Mittelhirn entlang der Hinterseite des Körpers bis zum Beckenboden nachverfolgen.

Dieser koordinierte Bewegungsablauf von *Arohan* und *Awarohan* ist einer der Gründe, warum es sich bei den *Vinyasa*-Sequenzen wahrscheinlich viel natürlicher und intuitiver anfühlt, die an die Kuhpose erinnernden Rückbeuge-Bewegungen beim Einatmen auszuführen (man denke an die Haltung des Hinaufschauenden Hundes); ebenso fühlt es sich natürlicher an, die nach vorn gebeugten, an die Katzenpose erinnernden Bewegungen (man denke an den Herabschauenden Hund) beim Ausatmen zu machen. Indem wir den Weg unserer Atemluft durch die Segmente unseres physischen Körpers und gleichzeitig auch durch die energetischen Kanäle von *Arohan* und *Awarohan* ausbalancieren, können wir einen ausgewogeneren oder sattvischen Ausdruck für jedes Chakra finden.

Bija-Mantra-Chakra-Meditation

Wähle für diese Chakra-Meditation eine bequeme Sitzposition, in der du relativ leicht 15 Minuten lang bleiben kannst.

- Sobald du bereit bist, schließe die Augen und beginne deine Aufmerksamkeit nach innen zu richten. Schiebe deine Wirbelsäule mit winzig kleinen Bewegungen immer wieder leicht nach rechts und dann wieder nach links, bis du allmählich in eine Position kommst, die sich für dich neutral anfühlt. Bringe den Scheitelpunkt deines Kopfes oberhalb der Basis deiner Wirbelsäule in ein majestätisches Gleichgewicht und lasse dich von der geschwungenen Architektur deiner Wirbelsäule stützen, während dein äußerer Körper allmählich weicher wird und sich entspannt.

- Bringe deine Aufmerksamkeit nun zu deiner Wirbelsäulenbasis. Spüre in dieser Region des *Muladhara*-Chakras ein paar Sekunden lang die Erdung und Stabilität deiner Sitzfläche und Beine auf der Yogamatte oder dem Fußboden unter dir. Forme mit dem Mund ein paarmal hörbar den ersten Laut des *Bija*-Mantras Lam – den L-Laut. Das fühlt sich so an, als könnte dieser Laut aus der Region direkt vor deinem Steißbein und oberhalb des Beckenbodens in dir aufsteigen. Dann chantest du ein paarmal das ganze Mantra »Lam« und spürst dabei, wie sein Klang wellenförmig aus diesem Bereich ausstrahlt. Bleibe ein paar Sekunden lang still sitzen und spüre das Mantra Lam ganz unten in deinem Körper.

- Hebe dein Bewusstsein nun ein bisschen höher in den Bereich vor deinem Kreuzbein (hinter deinem Unterbauch) hinein und spüre die wässrige Qualität deiner Beckenschale. Lasse dein Becken ein bisschen vor und zurück schaukeln, wenn es dir dadurch leichter fällt, mit dieser Körperregion in Kontakt zu treten. Komm in einen Zustand der Stille und forme nun hörbar den ersten Laut des *Bija*-Mantras Vam – den W-Laut –, als könnte er von der Region vor deinem Kreuzbein ausgehen. Dann chantest du ein paarmal das ganze Mantra »Vam« und spürst dabei, wie sein Klang wellenförmig aus diesem Bereich ausstrahlt. Bleibe ein paar Sekunden lang still sitzen und spüre das Mantra Vam in dieser Region.

- Lasse dein Bewusstsein nun weiter nach oben zu deinem Nabelzentrum gleiten. Spüre die sanfte Krümmung deiner Lendenwirbelsäule und deines Bauches und vielleicht auch die feurige Qualität deiner Bauchregion mit ihren Verdauungsorganen. Forme hörbar den ersten Laut des *Bija*-Mantras Ram – den R-Laut –, als könnte er von diesem Raum ausgehen. Dann chantest du ein paarmal das ganze Mantra »Ram« und spürst dabei, wie sein Klang wellenförmig aus diesem Bereich ausstrahlt. Bleibe ein paar Sekunden lang ruhig sitzen und spüre das Mantra Ram in dieser Region.

- Ziehe deine Aufmerksamkeit nun noch weiter nach oben, in dein Herzzentrum hinein, das vor der Brustwirbelsäule zwischen deinen Lungen eingebettet liegt. Spüre die luftige Qualität des Atems in deinen Lungen. Chante hörbar den ersten Laut des *Bija*-Mantras Yam – den J-Laut –, als könnte er von diesem Raum ausgehen. Dann chantest du ein paarmal das ganze Mantra »Yam« und spürst dabei, wie sein Klang wellenförmig aus diesem Bereich ausstrahlt. Bleibe ein paar Sekunden lang sitzen und spüre das Mantra Yam in dieser Region.

- Lasse deine Aufmerksamkeit nun bis zu deiner lockeren, entspannten Kehlregion aufsteigen. Spüre die sanfte Krümmung deiner Halswirbelsäule und das ruhige Gleiten deines Atems in der geräumigen Passage deiner Kehle. Chante hörbar den ersten Laut des

Bija-Mantras »Ham – den H-Laut –, als könnte er von diesem Raum ausgehen. Dann chantest du ein paarmal das ganze Mantra »Ham« und spürst dabei, wie sein Klang wellenförmig aus diesem Bereich ausstrahlt. Bleibe ein paar Sekunden lang still sitzen und spüre das Mantra Ham in dieser Region.

- Lockere deine Kieferpartie; sie sollte sich so anfühlen, als könntest du deinen oberen Gaumen heben und breiter werden lassen. Entspanne den kleinen Streifen zwischen deinen Augenbrauen und lasse dein Bewusstsein in die Mitte deines Gehirns hinaufsteigen. Chante hörbar, aber sehr leise den ersten Laut des *Bija*-Mantras Ksham – den K-Laut –, als könnte er von diesem Raum ausgehen. Dann chantest du ein paarmal das ganze Mantra »Ksham« und lässt seinen Klang aus diesem Bereich wellenförmig in der Mitte deines Gehirns ausstrahlen. Bleibe ein paar Sekunden lang ruhig sitzen und spüre das Mantra Ksham in dieser Region.

- Indem du auf jede Anstrengung verzichtest, wird deine Aufmerksamkeit nun automatisch zum Scheitelpunkt deines Kopfes hingezogen. Deine beiden Gehirnhälften sollten sich etwas schwerer anfühlen, und du solltest das Gefühl haben, als könnten deine Schädelplatten ihren Griff ein bisschen lockern. Hier kannst du den lautlosen Klang des Mantras Om spüren, der am Scheitelpunkt deines Kopfes vibriert. Dein Geist kann ganz ruhig werden, und du kannst alle Techniken loslassen und einfach an diesem Ort des Nichts sitzen. Sobald deine Gedanken abschweifen, kannst du wieder zu dem Bewusstsein der Schwingung oder des lautlosen Klangs von Om am Scheitelpunkt deines Kopfes zurückkehren.

- Bleib so lange sitzen, wie du möchtest. Sobald du bereit bist, diese Meditation zu beenden, reibst du deine Handflächen vor deinem Herzen aneinander, um ein bisschen Wärme in deinen Händen zu erzeugen. Halte die Augen geschlossen, lege die warmen, hohlen Handflächen über deine Augen und ziehe deine Hände langsam über Gesicht, Hals und Kehle und dann an deinem Körper entlang nach unten. Nimm dir genügend Zeit dafür, damit dein Bewusstsein an deiner Wirbelsäule hinunterklettern kann. Fahre mit den Händen an beiden Beinen hinunter und massiere Waden, Füße und Zehen, um deine Energie zu erden. Dann senke den Kopf, schlage blinzelnd die Augen auf und schaue mit unfokussiertem Blick auf einen Punkt vor dir am Boden.

- Bevor du dein Bewusstsein wieder in die Welt hinauswandern lässt, nimm dir ein paar Minuten Zeit, um über deine Erfahrungen bei der *Bija*-Mantra-Chakra-Meditation nachzudenken oder etwas darüber in dein Tagebuch zu schreiben.

Atmung und die vier Zwerchfelle

Wir alle haben Zugang zu einem ständigen Begleiter – einem allgegenwärtigen Lehrer, der nicht nur in uns, sondern auch außerhalb von uns existiert. Einem Lehrer, der uns Zehntausende Male am Tag besucht. Einem Lehrer, den wir ignorieren oder auf den wir uns einlassen können. Einem Lehrer, der uns aufregen oder beruhigen kann. Einem Lehrer, der unser Herz jedes Mal streichelt, wenn er in unseren Körper eintritt, und uns weicher und entspannter werden lässt, wenn er ihn wieder verlässt. Dieser Lehrer ist unser Atem; und wenn wir seinen ganzen Einfluss auf unseren Körper und unser Leben schätzen lernen, entdecken wir die erstaunliche Schönheit und das enorme Potenzial, das in ihm steckt.

Viele Menschen gehen mit einer ziemlich eingeschränkten Sichtweise und Erfahrung ihres Atems in die Yogapraxis hinein. Oft nehmen wir unsere Atmung als selbstverständlich hin und machen uns keine großen Gedanken darüber – außer wenn dabei irgendetwas schiefläuft. Wir reduzieren ihren Einfluss auf unsere Lungen und auf die Aufgabe, für die sie am bekanntesten ist: den Austausch von Sauerstoff und Kohlendioxid. Das scheint jedoch erst seit Kurzem so zu sein, denn in vielen Sprachen und Kulturen der Welt verwendet man für die Begriffe Geist, Seele und Atem dieselben Wörter. Im Lateinischen bedeutet der Begriff *anima spiritus* beispielsweise sowohl »Atem« als auch »Seele« oder »Geist«. In der griechischen Sprache wird *psyche pneuma* austauschbar für »Atem« und »das feine Instrument der Seele« verwendet. Im Chinesischen besteht das Schriftzeichen für »Atem« aus drei Zeichen, die zusammen »das bewusste Ich oder Herz« bedeuten. Unsere lebenswichtige Verbindung zum Atem und seine Wirkung auf uns hat sogar in viele Redewendungen und Floskeln Eingang gefunden, wie »Es hat mir den Atem verschlagen« oder »Sie war atemberaubend schön«. Normalerweise entdecken wir die ganze Bewegung und Kraft des Atems erst nach einiger Zeit, Geduld und hingebungsvollem Studium dieses allgegenwärtigen, niemals ermüdenden Gurus.

Obwohl du ihm keine Beachtung schenkst und zu seinen Ehren keine wohlverdiente Party schmeißt, versorgt dich dein Atem tagtäglich mit 11000 Litern Luft – in einem Menschenleben könnte man damit zehn Millionen Luftballons füllen! Dieser Atem nimmt einen verschlungenen Weg über die rund 2400 Kilometer langen Luftwege in deinen Lungen und die ungefähr 100000 Kilometer langen Wege deines Gefäßsystems. Dieser ganze Kreislauf wird vom Kommandanten – deinem Herzen – geleitet, das pro Leben im Durchschnitt drei Milliarden Mal selbstlos schlägt. Manche alten Yogatexte besagen, dass uns in unserem Leben nur eine begrenzte Anzahl an Atemzügen gegeben ist und wir unsere Atmung daher lieber verlangsamen und versuchen sollten, jeden einzelnen Atemzug ein bisschen länger im Körper zu halten. Ob du nun daran glaubst oder nicht – die Kraft des Atems zu nutzen, kann deine Yogapraxis und dein Leben tatsächlich verändern.

Die Atmung ist eine der wenigen Körperfunktionen, die sowohl unserer willentlichen Kontrolle unterstehen (Atme einmal tief ein! Siehst du, ich hab's dir ja gesagt) als auch autonom ablaufen. (Du atmest immer noch weiter, auch wenn ich dir inzwischen kein Kommando mehr dazu gebe, stimmt's?) Egal ob du aus freien Stücken atmest oder das Bedürfnis deines Körpers nach Luft dich dazu antreibt – auch ohne dein Zutun stimuliert der Zwerchfellnerv *(Nervus phrenicus)* dein Zwerchfell und veranlasst es dazu, sich zusammenzuziehen. Das Wort *phrenicus* hat eine faszinierende Etymologie: Es stammt nämlich ursprünglich aus dem Griechischen und bedeutet »das Herz als Sitz der Leidenschaften und das Gehirn als Sitz des Verstandes« – ein Ursprung, der gleichzeitig auch an unseren uralten Wunsch erinnert, Gefühle in unserem Körper zu verorten.

Schauen wir uns nun einmal die Umwege an, die unser Atem durch die Formen unseres Körpers nimmt. Wir wollen diese Entdeckungsreise bei seinem anatomischen Ursprung, dem Brustzwerchfell, beginnen; denn das ist der Hauptmotor unserer Atmung.

BRUSTZWERCHFELL

In seiner Form wird das Brustzwerchfell oft mit einer Pilzkappe, einem geöffneten Fallschirm oder Regenschirm verglichen; mein absoluter Lieblingsvergleich ist der mit einer Qualle. Dieser große Muskel trennt deinen Rumpf in eine Brust- und eine Bauchhöhle. Er sitzt unterhalb der untersten sechs Rippen; oben befindet sich eine zentrale Sehne. Das Brustzwerchfell weist mehrere Öffnungen – für den Durchgang der Aorta, der Speiseröhre und der unteren Hohlvene *(Vena cava inferior)* – und außerdem zwei Muskelstränge auf, die mich immer an Fallschirmleinen erinnern. (Somit wären dein Magen und deine Leber dann wohl Tandemfallschirmspringer.) In vielen Anatomielehrbüchern steht, dass diese Muskeln mit dem ersten und dritten Lendenwirbel verbunden sind. Wenn du sie jedoch außerhalb eines Anatomielehrbuchs in einem echten Körper sähest, würdest du vielleicht schockiert feststellen, dass sie in Wirklichkeit eine Fortsetzung des Psoas-Muskels an beiden Seiten darstellen. Ob mit einem Skalpell oder mit Worten – wir lieben es, Dinge voneinander zu trennen, um uns einen Reim auf sie machen zu können. In diesem Fall ergibt die Trennung tatsächlich einen gewissen Sinn, denn das Brustzwerchfell ist der Hauptmotor der Atmung und der Psoas der Hauptmotor der Hüftbeugung, doch in Wirklichkeit handelt es sich dabei um ein einziges, zusammenhängendes Gewebe. Wenn das Hohe Gericht einverstanden ist, kann ich als Beweis dafür folgende Tatsache anführen: Wenn wir durch Atmung oder durch bestimmte Bewegungen auf unser Brustzwerchfell einwirken, so beeinflusst das auch unsere Hüften, und umgekehrt – die Bewegungen unserer Hüften können direkte Auswirkungen auf unsere Atmung haben. Das ist zwar nur ein Beispiel für das typisch menschliche Bedürfnis, willkürliche Grenzen zwischen Körperteilen zu ziehen, aber ich behalte mir das Recht vor, diesen Zeugen in diesem Buch noch zigmal in den Zeugenstand zu rufen. (Sorry, ich bin einfach ein riesiger Krimi-Fan ...)

An der Oberseite des Zwerchfells befinden sich Verbindungen zu den Fasziensäcken, die Herz und Lunge umhüllen (Herzbeutel und Rippenfell), und an der Unterseite liegt ein Fasziensack, der einen Großteil der Bauchorgane umhüllt (Bauchfell). Durch diese Verbindungen zum Zwerchfell werden diese Organe bei jedem Atemzug und jeder Muskelkontraktion ein kleines bisschen »umarmt«. Das ist zweifellos ein netter Gedanke, dient aber auch einem wichtigen Zweck: Es ist nämlich eine der Methoden, mit deren Hilfe unsere Organe gesund bleiben.

Wenn das Zwerchfell kontrahiert, zieht es das Brustfell nach unten und erzeugt so einen Unterdruck im Brustkorb. Luft strömt gern in Bereiche, in denen Unterdruck herrscht; in diesem Fall ist es die Atemluft, die durch die Nase in die Lungen hineinfließt. Während der aktiven Kontraktionsphase des thorakalen Zwerchfells strömt der Atem also relativ mühelos in unsere Lungen. Wenn das Brustzwerchfell sich entspannt und wieder seine gewölbte Form annimmt, erleichtert es auf passivem Weg die Ausatmung.

Vielleicht ist das für dich eine etwas ungewohnte Sichtweise der Atmung; für mich war es das ganz sicherlich. Denn vorher hatte ich immer gedacht, dass wir die Atemluft gewissermaßen in unsere Nase hineinziehen und dann wieder ausstoßen. Doch die Realität ist viel eleganter und irgendwie auch »yogischer«: Du schaffst einfach mehr Raum für die Atemluft, die in dich hineinströmt und dich erfüllt, statt daran zu ziehen oder zu zerren oder danach zu greifen. Es kann hilfreich sein, uns diese viel anmutigere Sichtweise der Atmung vor Augen zu halten, wenn wir bei einer Yoga- oder

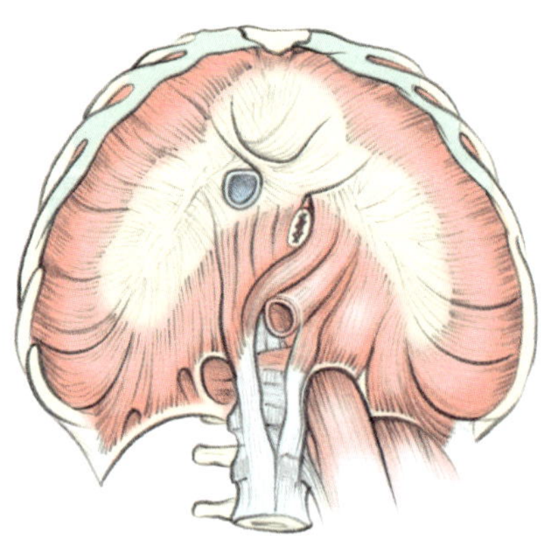

Zwerchfell

Pranayama-Praxis übertriebene Atembewegungen machen. Oder wie viele meiner Yogalehrer*innen sagen: Eigentlich atmest du nicht, sondern du *wirst* geatmet.

Das Brustzwerchfell ist zwar der Star der Atmungsshow, aber auch andere Akteure haben Einfluss auf unsere Atmung und auf den Fluss von Prana in unseren Körperformen.

BECKENZWERCHFELL

Unten an deinem Rumpf befindet sich ein mehrschichtiges Geflecht aus Muskeln und Faszien: der Beckenboden. Wie so oft in der Welt der Anatomie streiten sich die Leute darüber, was denn nun alles unter die Kategorie »Beckenboden« fällt oder ob man die Begriffe Beckenboden und Beckenzwerchfell synchron miteinander verwenden sollte. Ich war früher bekannt dafür, mich gern und oft an anatomischen Diskussionen zu beteiligen, doch der Kürze halber werde ich diesen ganzen Krempel von nun an einfach als Beckenzwerchfell bezeichnen – und dieses Zwerchfell ist wirklich ein spektakuläres Phänomen.

Du kannst dir diese Muskeln und Faszienverbindungen wie eine Raute am Boden deiner Beckenschale vorstellen, die sich zwischen Schambein, Steißbein und den beiden Sitzknochen hin und her bewegt. Ich zähle gern auch noch ein paar weitere Muskeln zum Beckenzwerchfell dazu: die sogenannten Außenrotatoren der Hüfte, die vom Kreuzbein zum Oberschenkelknochen ziehen und (was wohl kaum jemanden überraschen wird und ihre bekannteste Aufgabe ist) die Hüften nach außen drehen; sie wirken aber auch auf die Rückseite des Beckenzwerchfells.

Als Team tragen diese Muskeln das Gewicht der Beckenorgane, sind für die Harn- und Stuhlkontinenz mitverantwortlich, verhelfen uns zu erotischen Stunden, stabilisieren die Verbindungsgelenke und fungieren als Venen- und Lymphpumpe für das Becken. Wie alle Muskelgruppen können sie ihre Funktion entweder gut oder schlecht erfüllen und auf harmonische oder disharmonische Weise zusammenarbeiten. Sie können stark, schwach, blockiert, übermäßig verspannt, unkoordiniert, locker-flockig oder – was am häufigsten vorkommt – eine Kombination aus diesen vielen verschiedenen Eigenschaften sein.

Das männliche Beckenzwerchfell besitzt zwei Öffnungen zur Außenwelt: Harnröhre und After. Das weibliche Beckenzwerchfell ist normalerweise breiter und hat drei Öffnungen: Harnröhre, Scheide und After. Stereotyp und strukturell betrachtet, machen diese Faktoren den weiblichen Beckenboden naturgemäß schwächer, aber auch flexibler. Ein typischer männlicher Beckenboden dagegen ist strukturell stärker, dafür aber häufig nicht so flexibel. Aber denke daran: Genauso wie uns allmählich klar wird, dass das Geschlecht kein binäres System ist, sind auch unsere anatomischen Bestandteile und Konzepte nicht so eindeutig

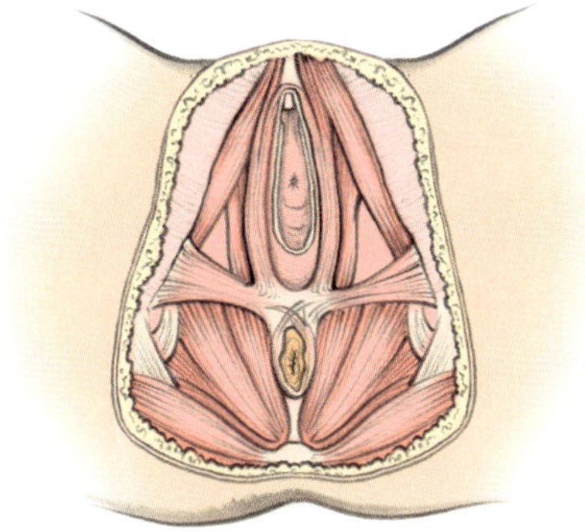

weiblicher Beckenboden

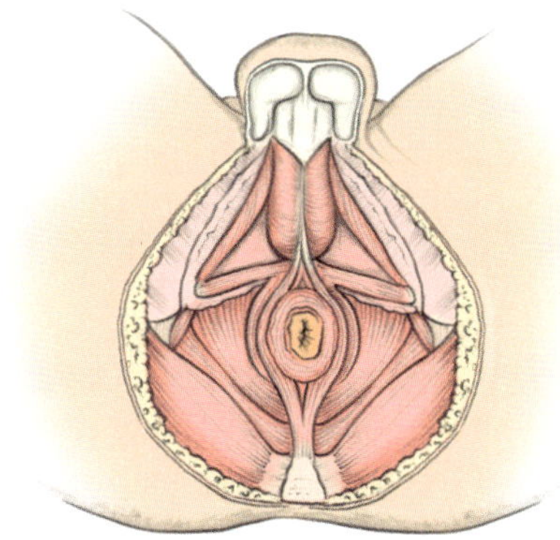

männlicher Beckenboden

festgelegt. Wir sind komplexe Geschöpfe; und oft ist der menschliche Körper ein totales Chaos aus lauter Widersprüchen.

Im Lauf der Jahre können Schwerkraft, Alterungsprozess, Gewichtszunahme, Schwangerschaften und vaginale Entbindungen zu einer Schwächung des weiblichen Beckenzwerchfells führen. Und durch diese Schwächung werden leider auch die inneren Organe instabil, was zu Inkontinenz, sexuellen Funktionsstörungen, ja sogar zu Problemen im unteren Rückenbereich führen kann. Das Beckenzwerchfell ist aber auch eine Region mit vielen energetischen Verbindungen und kann im Gegenzug sogar hyperton werden, was sich in disharmonischen Muskelbewegungen sowie unverarbeiteten Emotionen und Traumata äußert. Meiner Meinung nach sollten die Muskeln einer gesunden Muskelgruppe – egal ob es sich dabei um die Hamstrings oder um das Beckenzwerchfell handelt – harmonisch zusammenarbeiten wie gut aufeinander eingespielte Mitglieder eines Orchesters. Die Muskeln sollten stark und flexibel zugleich sein; sie sollten Grenzen setzen und dabei doch gleichzeitig nachgiebig sein. Und was noch wichtiger ist: Sie sollten wach sein und auf unsere Atmung reagieren.

Genau wie das Brustzwerchfell bewegt sich auch das Beckenzwerchfell mit den Atemzügen mit. Normalerweise kommen uns diese kaum spürbaren Bewegungen erst dann so richtig zum Bewusstsein, wenn wir unsere Atembewegungen im Rahmen einer Asana- oder Pranayama-Praxis »übertreiben« müssen. Wenn wir einatmen und sich unser Brustzwerchfell senkt, drückt es unsere Bauchorgane wie eine große Wasserbombe nach unten, und der Beckenboden passt sich an diese Bewegung an, indem er sich ebenfalls absenkt und in Richtung Füße ausdehnt. Beim Ausatmen, wenn sich das Brustzwerchfell hebt und der Druck auf die Bauchorgane nachlässt, wölbt sich das Beckenzwerchfell wieder nach oben zum Scheitelpunkt deines Kopfes hin. Wir können die Bewegungen unseres Brustzwerchfells muskulär verstärken oder abschwächen, indem wir diese Muskeln bewusst anspannen oder entspannen.

STIMMZWERCHFELL

Wenn wir den Weg unserer Atemluft durch die Nasenlöcher verfolgen, so fließt sie zunächst durch die befeuchteten (igitt!), mit Schleimhaut ausgekleideten Nasennebenhöhlen hindurch, wobei sie unterwegs immer wieder aneckt. Diese Turbulenzen erwärmen und filtern die Atemluft, während sie über den oberen Gaumen gleitet und dann in einem Winkel von 90 Grad in den Rachen hinabfließt. Auf ihrem weiteren Weg fließt die Atemluft nach unten. Vor der Speiseröhre, welche die Passage des Nahrungsbreis in den Magen ermöglicht, liegt der Kehlkopf, durch den die Atemluft in die Luftröhre weiterfließen kann. Von dort strömt sie noch weiter nach unten und verzweigt sich auf dem Weg zum schwammartigen Gewebe der Lungen in die beiden Hauptbronchien und dann weiter in Hunderttausende kleinerer Nebenflüsse, die Bronchiolen, von denen jede zwei auf dem Kopf stehenden Bäumen ähnelt. Am Ende dieser Bronchiolen sitzen Gebilde, die wie Miniaturtrauben aussehen: die Lungenbläschen (Alveolen). In diesen von Kapillaren durchzogenen Bläschen findet der Austausch von Sauerstoff und Kohlendioxid statt.

Im Blut verhalten sich die Eisen- oder Hämoglobinproteine fast so wie Pferde. (Keine Sorge, ich habe nicht den Verstand verloren – lies weiter!) Das Sauerstoffmolekül springt wie ein Cowboy auf das Hämoglobin und reitet darauf durch die Arterien, in die kleineren Arteriolen und schließlich bis in die Zelle hinein, die es versorgen soll. Dort angekommen, springt das Sauerstoffmolekül wieder ab, und das Kohlendioxid schwingt sich in den Sattel und lässt sich durch die Venen zum Herzen und zur Lunge zurücktransportieren. Dann wird das Kohlendioxid durch die Ausatmung wieder aus dem Körper ausgestoßen. Jedes dieser unermüdlichen Hämoglobin-Pferde galoppiert fast 120 Tage lang durch unseren Organismus, bevor es sich in der Milz zur Ruhe setzt (so wie die amerikanischen Rentner in Florida).

In den Strukturen des Rachens, ungefähr auf der Höhe des C3-Wirbels, befindet sich der Sitz unserer Stimme. Dieser Bereich, die Stimmlippen, ist ein wichtiges Tor zu unserer Sprache und natürlich auch zur Atmung. Kleine Muskeln und Knorpel bilden Ringe und seitliche Vorhänge, die sich öffnen und schließen, damit Atemluft und Töne aus diesem Bereich aufsteigen können.

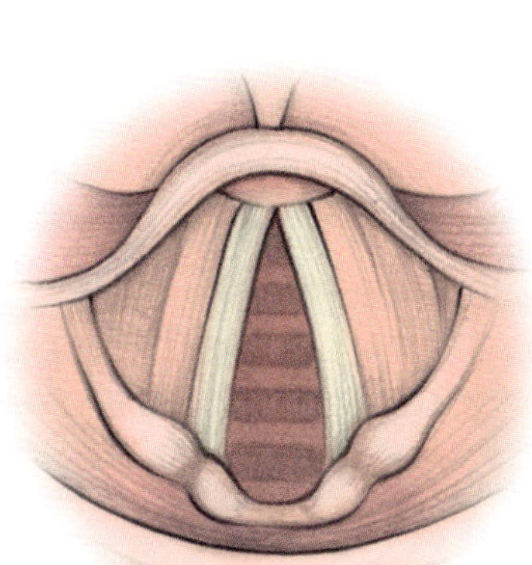

Stimmlippen

Das Stimmzwerchfell bewegt sich zwar auf subtilere Weise, erinnert aber trotzdem stark an das Brust- und das Beckenzwerchfell. Beim Einatmen öffnen sich die Vorhänge und ziehen sich leicht nach unten, damit die Atemluft hineinströmen kann. Beim Ausatmen bewegen sie sich aufeinander zu und wölben sich nach oben, um das Hinausströmen der verbrauchten Luft zu erleichtern. Wir lassen diese Vorhänge aber auch gegeneinander vibrieren, wenn wir Laute aussprechen, indem wir sie beim Schreien weit aufreißen und beim Flüstern eng aneinanderdrücken. Wir modulieren ihre Bewegungen sogar bei der ganz besonderen, weltweit praktizierten Pranayama-Technik namens *Ujjayi*, der siegreichen Atmung.

Ich stelle mir die *Ujjayi*-Atmung immer wie das Trinken eines dickflüssigen Milkshakes durch einen dünnen Strohhalm vor: Auf diese Weise erfordert es zwar mehr Anstrengung, das köstliche Getränk in dich hineinzuschlürfen, aber dafür hast du länger etwas davon. Und wenn wir unsere Stimmlippen absichtlich zusammenpressen und dadurch einen engeren Durchgang schaffen, ist das Atmen zwar anstrengender, doch dafür können wir den Atemzug länger ausdehnen, regulieren und genießen. Außerdem tragen die schwingenden Turbulenzen, die wir bei dieser Technik spüren, dazu bei, unseren Geist zu erden und auf die jeweilige Empfindung oder den jeweiligen Klang zu konzentrieren.

GEHIRNZWERCHFELL

Das vergänglichste und subtilste Zwerchfell ist das, was ich gern Gehirnzwerchfell nenne. Dabei handelt es sich um eine Erweiterung der Faszienhülle, die dein zentrales Nervensystem umgibt: die Hirnhäute.

Deine aus mehreren Schichten bestehenden Hirnhäute umgeben Gehirn und Rückenmark und dienen in erster Linie ihrem Schutz. Von innen nach außen gesehen, gibt es insgesamt drei Hirnhäute: *Pia mater*, *Arachnoidea mater* und *Dura mater*.

Die *Pia mater* (»weiche Mutter«) ist die hauchdünne, zarte innere Hülle. Ich stelle sie mir immer wie sexy seidige Unterwäsche vor, die Gehirn und Rückenmark umgibt. Weiter außen liegt die *Arachnoidea mater*. Diese Hirnhaut sieht wie ein Spinnennetz aus; um die Analogie zur Kleidung fortzusetzen, ist sie gewissermaßen das Thermohemd über deiner seidigen Unterwäsche. Zwischen diesen beiden Schichten befindet sich das Nervenwasser, das in den Hirnventrikeln gebildet wird, dann um Gehirn und Rückenmark herum pulsiert und sogar wie ein klitzekleiner Fluss durch das Rückenmark selbst hindurchfließt.

Die äußerste und dichteste Faserschicht wird *Dura mater* (»harte« oder »kräftige Mutter«) genannt. Das ist der Daunenmantel über dem Thermohemd und der hauchdünnen Unterwäsche. Die *Dura mater* besteht aus vier Bereichen: Die *Falx cerebri* (Hirnsichel) erhebt sich wie

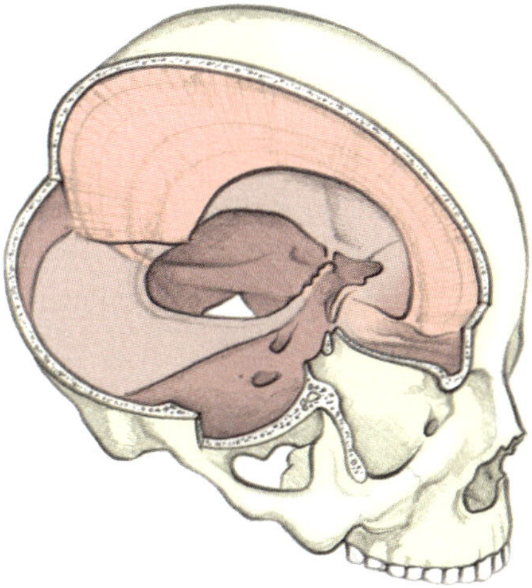

ein Irokesenschnitt zwischen den beiden Gehirnhälften. Das *Tentorium cerebelli* (Kleinhirnzelt) bildet – wie der deutsche Name schon sagt – ein kleines Zelt über dem Kleinhirn, der ganz hinten im Schädel gelegenen kleinen Hirnregion. Die *Falx cerebelli* (Kleinhirnsichel) ist ein weiterer, aber etwas kleinerer Irokesenschnitt zwischen den beiden Kleinhirnhemisphären, und das *Diaphragma sellae* umschließt die Hypophyse (Hirnanhangsdrüse) und den sogenannten Türkensattel des Keilbeins, in dem die Hypophyse sitzt.

Dieses Netzwerk der *Dura mater* reagiert deutlich sichtbar auf die Atmung und die Wellen, die dadurch in der Flüssigkeit entstehen. Um es ganz klar zu sagen: Die *Dura mater* ist kein Muskel wie ein paar der anderen Zwerchfelle, über die wir gesprochen haben; sie zieht sich also nicht zusammen und dehnt sich auch nicht.

Ihre Bewegungen sind äußerst subtil, ähneln aber den Bewegungen unserer übrigen Zwerchfelle; und sie hat eindeutig eine Ein- und Ausatemphase. Beim Einatmen zieht sich der zentrale Punkt dieser Wellenbewegungen der *Dura mater* nach unten; in der Ausatemphase wölbt er sich wieder nach oben und streichelt das Gehirn sanft bei jedem Atemzug.

BENACHBARTE MUSKELN

Wenn du die Flächen aller Ecken und Winkel deines schwammartigen Lungengewebes messen und zusammenzählen würdest, wären sie ungefähr so groß wie ein Tennisplatz. Das ist ein enormes Potenzial, und dein Körper tut, was er kann, um die Atmung zu unterstützen.

Obwohl die Zwerchfelle eine wichtige Rolle dabei spielen, die Atemluft und das Prana durch den Körper fließen zu lassen, tragen auch andere Muskeln dazu bei, mehr Platz für den Atem zu schaffen. Beim Einatmen werden die Bauchmuskeln weicher und dehnen sich aus, um den Organen, die vom Brustzwerchfell hinuntergedrückt werden, Platz zu machen. Einige Rückenmuskeln (zum Beispiel der *Erector spinae* und der *Quadratus lumborum*) ziehen sich zusammen, um dich in eine leichte Rückbeuge zu bringen und deine unteren Rippen nach unten zu ziehen. Die Muskeln zwischen deinen Rippen – die inneren und äußeren Interkostalmuskeln – dehnen beziehungsweise kontrahieren sich, um den knöchernen Käfig rund um deine Lungen zu öffnen. Sogar einige Nackenmuskeln (beispielsweise der *Sternocleidomastoideus* und die

Skalenen) helfen dabei mit, die Schlüsselbeine und die oberen Rippen anzuheben, um eine größtmögliche Ausdehnung deines Brustkorbs zu bewirken.

Beim Ausatmen entspannt sich das Zwerchfell und kehrt in seine zur Brusthöhle hin gewölbte Form zurück. Um die Ausatmung zu erleichtern, kehren auch deine Bauchmuskeln nun wieder in ihre Ausgangsposition zurück oder ziehen sich zusammen. Der *Erector spinae* und der *Quadratus lumborum* entspannen und verlängern sich, sodass dein Rücken eine leicht gerundete Form annimmt. Die inneren Interkostalmuskeln ziehen sich zusammen und die äußeren dehnen sich aus, damit dein Brustkorb wieder in sich zusammensinken kann. Die Nackenmuskeln entspannen sich und bringen Schlüsselbeine und Brustbein in ihre neutrale Ausgangsposition zurück.

In Yogabegriffen kannst du dir das so vorstellen, dass die muskulären Prozesse, welche die Atmung erleichtern, uns ganz leicht in die Haltung der Katze beziehungsweise die Kuhpose hineinbringen. Wir legen uns in eine kaum spürbare Rückbeuge, um die Einatmung zu unterstützen, und lassen unseren Rücken ein kleines bisschen weicher und runder werden, um die Ausatmung zu erleichtern. Deshalb fühlt es sich in der Yoga-Asana-Praxis oft natürlicher an, Haltungen, die unseren Körper anheben, ausdehnen oder zurückbeugen, beim Einatmen einzunehmen, und bei Haltungen, bei denen wir uns nach vorn beugen, weich werden und in unsere Mitte zurückkehren, auszuatmen.

Es gibt eine Intelligenz in unserer Atmung und der Art, wie sie auf Veränderungen unserer inneren und äußeren Umgebung reagiert. Wenn plötzlich jemand hinter dir aus dem Gebüsch spränge, würdest du wahrscheinlich nicht lange ausatmen, sondern schnell und scharf einatmen. Du würdest dich darauf vorbereiten, aktiv zu werden, wegzulaufen oder zu kämpfen. Wenn du dagegen nach einem langen Arbeitstag nach Hause kommst und deine Sachen auf dem Boden abstellst, würdest du höchstwahrscheinlich nicht schnell Luft holen, sondern mit einem langen, tiefen Seufzer ausatmen. Dein Körper und dein Geist sind jetzt bereit, den Tag loszulassen und sich zu entspannen. Denke einmal daran zurück, wie es war, als du das letzte Mal einen atemberaubenden Sonnenuntergang gesehen oder ein wunderschönes Musikstück gehört hast. Vielleicht verschlägt es dir bei solchen Erlebnissen den Atem: Du hältst unwillkürlich die Luft an, dein Blickfeld verengt sich und alles verlangsamt sich, damit du die Schönheit dieses Anblicks in vollen Zügen genießen kannst.

Die alten Yogi*nis haben das Potenzial des Atems erkannt und Techniken namens Pranayama entwickelt, um es zu nutzen. Dabei machten sie eine interessante Entdeckung: Indem sie entweder die Ein- oder Ausatemphase oder die dazwischenliegenden Pausen besonders betonten, konnten sie einige ihrer Auswirkungen umkehren, um sich in einen erstrebenswerteren oder hilfreicheren Zustand zu versetzen.

Auch die Anatomen früherer Zeiten brachten ihr Erstaunen über den lebensspendenden und lebenserhaltenden Vorgang der Atmung zum Ausdruck, indem sie das Einatmen als *inspiratio* und das Ausatmen als *exspiratio* bezeichneten. Das Leben auf unserer Existenzebene beginnt mit einem Einatmen – und das ist wohl der wichtigste und ehrfurchteinflößendste Atemzug, den es gibt. In der Gebärmutter sind unsere Lungen größtenteils luftleer und mit Flüssigkeit gefüllt. Der Sauerstoffaustausch erfolgt durch die Nabelschnur, die dich über die Plazenta mit deiner Mutter verbindet. Dein eigenes Kreislaufsystem läuft zu diesem Zeitpunkt noch weitgehend »verkehrt herum«, indem sauerstoffreiches Blut durch die Venen und sauerstoffarmes Blut durch die Arterien fließt. Das fötale Herz, welches das Blut noch nicht in die Lungen hineintransportieren muss, funktioniert als einfaches Ein-Pumpen-System; außerdem existiert, solange sich das Baby noch im Mutterleib befindet, eine Öffnung zwischen rechter und linker Herzhälfte, um die Blutzirkulation zu erleichtern. In dem Augenblick, in dem du das wässrige Nirwana verlässt, das in den letzten neun Monaten dein Zuhause war, ändert sich deine Situation von Grund auf: Nun bist du gezwungen, deinen ersten Atemzug zu tun. Du spürst naturgemäß ein Verlangen danach, dich auf diese neue Realität einzulassen, da du dich nun von der Einatmung (»Inspiration«) erfüllen lässt. Deine Lungen füllen sich zum ersten Mal mit Luft, dein Kreislaufsystem macht eine verblüffende Kehrtwende, und die Öffnung zwischen deinen beiden Herzhälften beginnt sich zu schließen, während das Herz nun in einem Zwei-Pumpen-System schlägt. Sogar spezielle fötale Blutgefäße verschließen sich nun und werden zu Bändern, die später deine Organe stützen werden. Und all diese radikalen Veränderungen werden durch den Akt deines ersten Einatmens in Gang gesetzt!

Der Akt des Ausatmens ist unser buchstäbliches und poetisches Loslassen von allem, was nicht mehr gebraucht wird, um Platz für die nächste Einatmung zu schaffen. Wenn du schon mal am Bett eines Menschen saßest, der gerade dabei war, sich von dieser Existenzebene zu verabschieden, hast du wahrscheinlich festgestellt, dass das Leben mit einem Ausatmen endet. Der Kreislauf unseres eigenen Lebens besteht aus den Zyklen von Aktivwerden und Nachgeben, Aufnehmen und Loslassen, Ein- und Ausatmen. Indem wir uns wieder mit unserem Atem verbinden, verfeinern wir unsere Beziehung zu diesen Konzepten und definieren sie vielleicht sogar neu.

GRANTHIS

Manchen energetischen Charts zufolge gibt es drei Knoten oder *Granthis*, die unser Bewusstsein in unserer physischen Form festhalten. Obwohl es immer verlockend ist, Dinge als gut oder schlecht, wünschenswert oder schädlich zu beurteilen, sind die *Granthis* einfach nur – na ja, halt eben *Granthis*. Wie alle Knoten können sie nützlich sein; wie alle Knoten können sie aber auch zu fest gebunden sein. Eine Übersetzung des Wortes *Granthis* lautet »ein besonders schwer lösbarer Knoten«.

Jeder der drei *Granthis* steht mit einem bestimmten Zwerchfell in Verbindung. Es gibt viele verschiedene Möglichkeiten, mit diesen *Granthis* und Zwerchfellen zu arbeiten. Im Folgenden werden wir uns auf Visualisation, Atemarbeit und *Bandhas* beschränken, aber auch die Arbeit mit dem Chakrasystem und mit Klängen kann eine sehr wirksame Methode sein, um die Knoten zu lösen, die uns binden. Ich hatte das Glück, mit Lehrer*innen aus verschiedenen Yogatraditionen zusammenzuarbeiten, die unterschiedliche Ansichten über die Position der *Granthis* im Körper hatten, was einerseits wunderbar, andererseits aber manchmal auch ein bisschen frustrierend war. Ich werde nun mein Bestes tun, meinen Lehrern bei meiner Darstellung der *Granthis* treu zu bleiben, doch letztendlich werden dir diese Charts, glaube ich, einfach nur als Leitfaden dienen, damit du dich auf deine eigene innere Entdeckungsreise begeben kannst.

Brahma Granthi

Der *Brahma Granthi* befindet sich – so heißt es jedenfalls normalerweise – im Bereich deines Beckenzwerchfells. Brahma steht für unsere schöpferische Kraft; und dieser Knoten liegt in der Nähe unserer Fortpflanzungsorgane. *Brahma Granthi* ist angeblich der erste Knoten, der sich entwickelt, wenn wir anfangen, unsere Grundbedürfnisse zu befriedigen. Die Erfüllung unserer primären, primitivsten Bedürfnisse ist natürlich sehr wichtig für uns. Wir brauchen bestimmte Dinge wie beispielsweise Obdach und Nahrung, aber wir alle kennen das Gefühl, dass wir irgendwie nie genug haben werden. Wenn unser *Brahma Granthi* zu fest gebunden ist, hindert er uns daran, über dieses Gefühl der Unsicherheit hinauszuwachsen, und wir bleiben in den tamasischen Mustern von Negativität, Lethargie und Unwissenheit stecken.

Vishnu Granthi

Der *Vishnu Granthi* befindet sich in der Körpermitte, am Brustzwerchfell, und stellt das organisierende und erhaltende Prinzip dar. Ich betrachte ihn nicht als den Anfang oder das Ende, sondern als das, was dazwischenliegt. Weil er zwischen dem *Manipura*- und dem *Anahata*-Chakra liegt, bezeichne ich *Vishnu Granthi* manchmal auch als den »Etikettierer«. Die Schaffung von Etiketten und Kategorien, die die Dinge voneinander trennen, ist notwendig, damit unser rationaler Verstand sich einen Reim auf die Welt machen kann. Aber wenn unser innerer Etikettierer auf Hochtouren läuft, hindert er uns daran, einen selbstloseren, mitfühlenderen Gemütszustand zu erreichen, und wir bleiben in der übermäßig rajasischen Seite von Ehrgeiz und Durchsetzungsvermögen stecken.

Rudra Granthi

Zwischen dem *Anahata-* und dem *Ajna*-Chakra liegt der *Rudra Granthi*. Mein erster Lehrer brachte diesen *Granthi* mit dem sogenannten Stimmzwerchfell (den Stimmlippen) in Verbindung, doch später erfuhr ich, dass er in einer anderen Überlieferung mit dem Gehirnzwerchfell assoziiert wird, wie ich es nenne. Ich finde beide Zuordnungen interessant; also warte einfach ab, welche von beiden dich stärker anspricht, und nutze die andere als spirituellen Extrabonus.

Rudra, ein Aspekt von *Shiva*, steht für die Zerstörung oder das Ende von etwas. Das mag sich dramatisch anhören, doch wenn man ein bisschen Zeit verstreichen lässt und eine neue Perspektive gewinnt, könnte man ein Ende auch als notwendige Voraussetzung für den Beginn eines neuen Zyklus betrachten. Ich bin ein großer Fan sowohl des fühlenden Herzens als auch des intellektuellen Verstandes, aber letztendlich kann man durch Emotionen oder Gedanken allein nicht in *Samadhi* (ein Bewusstseinszustand, der über Wachen und Schlafen hinausgeht) oder in die Ganzheit hineinkommen. Das erfordert schon ein gewisses Maß an Hingabe; und wenn Herz und Verstand miteinander in Verbindung stehen und sattvisch sind, kann diese Hingabe entstehen.

BANDHAS

Das Wort *Bandha* wird oft mit »Schloss« übersetzt. Doch man kann sie sich eher wie Schleusen an einer Wasserstraße als wie Schlösser an einer Haustür vorstellen. Eine Schleuse in einem Kanal dient dazu, das Wasser zu stauen, ansteigen zu lassen und umzuleiten, damit das Gewässer leichter schiffbar wird. Ebenso helfen die *Bandhas* uns dabei, unsere eigenen Energiekanäle zu stauen, unser Energieniveau anzuheben, die Energie in eine bestimmte Richtung zu lenken und auf ihrem Fluss zu navigieren.

Es gibt drei zentrale und wichtige *Bandhas*, die wir körperlich spüren und erleben können: *Mula Bandha, Uddiyana Bandha* und *Jalandhara Bandha*. Wie nicht anders zu erwarten, hat jedes *Bandha* eine physische Verbindung zu einem Zwerchfell und eine energetische Korrelation mit einem *Granthi*.

Mula Bandha

Mula Bandha, das Wurzelschloss, ist am Beckenzwerchfell spürbar und hilft uns dabei, Energie durch den *Brahma Granthi* hindurchdringen oder -fließen zu lassen. Physisch gesehen handelt es sich dabei um eine nach oben gerichtete muskuläre Kontraktion des zentralen Punkts unseres Beckenbodens. In seiner subtilsten Form kannst du *Mula Bandha* aber auch als den einfachen Wunsch verstehen, deine Energie auf eine höhere Ebene emporzuheben. In biomechanischer Hinsicht wird dieses *Bandha* in der Yoga-Asana-Praxis oft eingesetzt, um die Gelenke zu entlasten und die bei den meisten Yogi*nis so heiß begehrten schwebenden Bewegungen zu ermöglichen. Auf energetischer Ebene hilft es uns, die normalerweise nach unten fließende *Apana*-Energie nach oben zu lenken.

Vielleicht hast du schon mal gehört, wie jemand zur Beschreibung der *Mula-Bandha*-Praxis Kegelübungen (die der Anhebung und Stärkung des Beckenbodens dienen) herangezogen hat. Das Problem dabei ist, dass es ebenso viele Anleitungen für Kegelübungen wie für das *Mula Bandha* zu geben scheint. Um es ganz klar zu sagen: Da es verschiedene Muskelschlingen für die Kontrolle der Öffnungen deiner Harnröhre, deiner Scheide und deines Afters gibt, ist es in einer perfekten Welt möglich, mithilfe bestimmter Übungen deinen Blasenschließmuskel (in der Yogasprache *Vajroli Mudra*), deinen Afterschließmuskel *(Ashwini Mudra)* und deine Scheiden- oder Dammmuskulatur *(Mula Bandha)* getrennt voneinander anzuspannen. Da dies für die meisten von uns noch ein relativ neues Konzept ist, spannen wir dabei anfangs oft alles an, was uns gerade einfällt – womöglich sogar ein oder zwei Augenbrauen. Doch mit der Zeit können wir lernen, unsere Bewegungen zu verfeinern. Denke daran, dass eine gesunde Muskelgruppe sowohl stark als auch nachgiebig ist; eine ausgewogene Praxis würde also sowohl die Stärkung als auch die Entspannung dieses Bereichs beinhalten.

Uddiyana Bandha

Uddiyana Bandha wird oft als »hochfliegender Verschluss« übersetzt. Man kann dieses *Bandha* am Brustzwerchfell erspüren und als Werkzeug nutzen, um *Vishnu Granthi* zu durchdringen. Manchmal denke ich, dass es vom *Uddiyana Bandha* eine Papa-Bär- und eine Baby-Bär-Version gibt. In seiner schwächeren Ausprägung wird die Bauchdecke nach innen und oben gezogen; diese Bewegung kann dazu beitragen, in Asanas oder im täglichen Leben die untere Wirbelsäule zu stabilisieren. In ihrer stärkeren Ausprägung ist diese Bewegung nur beim Anhalten des Atems nach dem Ausatmen voll und ganz spürbar. Am Ende der Ausatemphase hat sich das Brustzwerchfell bis auf seinen höchsten Punkt angehoben, und der Bauch kann nach innen und oben in Richtung Herz gesaugt werden. Auf energetischer Ebene soll *Uddiyana Bandha* uns dabei helfen können, unser Ego unserem Herzen zu überantworten und unser *Apana, Prana* und *Samana Vayu* miteinander zu verbinden.

Jalandhara Bandha

Jalandhara Bandha wird mit »Wolkenfangschloss« oder »Netzschloss« übersetzt. Dieses Schloss ist am Stimmzwerchfell spürbar und kann uns als Werkzeug dienen, um *Rudra Granthi* zu durchdringen. Genau wie bei unseren anderen *Bandhas* können wir mit verschiedenen Intensitäten arbeiten, um unterschiedliche Effekte zu erzielen.

Viele Menschen leiden in struktureller Hinsicht an einem Problem, das ein bisschen frech als »Tech-Nacken« bezeichnet wird. Da wir technische Geräte nutzen – was wir, wenn wir ehrlich sind, viel zu häufig tun –, neigen wir dazu, den Hals vorzustrecken. Physisch gesehen ist diese Haltung ineffizient und für die Muskeln sehr belastend. Und wenn wir dieses Haltungsmuster auf unsere Asana-Praxis übertragen, entstehen dadurch noch mehr Verspannungen und Funktionsstörungen. Auf energetischer Ebene kann man sagen, dass wir den Kopf dadurch vom Rest unseres Körpers abkoppeln, sodass wir nicht in einen stärker verkörperten und verbundenen Zustand hineingelangen können. Ich beschreibe ein leichtes *Jalandhara Bandha* daher gern so, als würde man ein klitzekleines Doppelkinn bilden. Natürlich will man diesen Effekt nicht unbedingt erzielen, wenn man gerade fotografiert wird, doch für die richtige Haltung des Nackens eignet sich diese Methode ganz hervorragend. Wenn du dein Kinn leicht nach unten schiebst, während du gleichzeitig deine Schädelbasis anhebst, kannst du Kopf und Nacken strukturell effizienter und neutraler ausrichten und dich in eine bessere Körpererfahrung hineinfallen lassen. Eine stärker ausgeprägte Version von *Jalandhara Bandha* findet man oft bei Pranayama-Techniken. Das Kinn auf physischer Ebene nach innen und leicht nach unten in Richtung Brustkorb zu drücken, soll den Geist inspirieren, sich in das Herz zu versenken, und dazu beitragen, das *Apana, Prana* und *Samana Vayu* mit dem *Udana Vayu* zu vereinen.

Eine Kombination aus allen drei *Bandhas*, die oft während einer Pranayama-Praxis eingesetzt wird, bezeichnet man als *Maha Bandha* (»das große oder höchste Schloss«). Diese fortgeschrittene Übung, bei der man den Atem anhält, kann man sich wie einen Topf mit kochendem Wasser und Deckel vorstellen: Sie staut, erhebt und intensiviert das Prana und ist sehr wirkungsvoll, wenn man sie vor einer Meditation durchführt.

Die Arbeit mit den drei *Bandhas* und *Granthis* kann dynamisch und sehr wirksam, aber auch geheimnisvoll sein – und das Geheimnis bleibt so lange bestehen, bis du deine inneren Quallen (ja, du hast richtig gelesen) richtig kennenlernst.

Meditation: Entdeckungsreise zu den »inneren Quallen«

Bei dieser entspannenden und befreienden Atemexpedition in Rückenlage lernst du deine innere Qualle – deine Zwerchfelle – genauer kennen.

- Lege dich auf den Rücken und kuschle dich in deine bequemste *Shavasana*-ähnliche Position hinein. In meiner perfekten Welt würde ich mich dabei in einem ruhigen, warmen Raum befinden. Ich hätte eine kleine, flache Decke unter dem Kopf, eine große, runde Nackenrolle unter den Knien (und – ehrlich gesagt – irgendwie müsste auch George Clooney dabei sein). Aber wandle dieses Szenario ruhig nach deinem eigenen Geschmack ab! Tue, was du kannst, um dafür zu sorgen, dass du ungefähr 15 Minuten lang bequem auf dem Rücken liegen kannst.

- Bevor du mit der eigentlichen Übung beginnst, nimm dir Zeit, deinen Körper zu scannen, und achte dabei auf alle Empfindungen. Vielleicht spürst du irgendwo eine gewisse Spannung oder Freiheit. Vielleicht registrierst du den Rhythmus oder die Qualität deines Atems. Vielleicht spürst du sogar einen inneren Widerstand oder eine geistige Schläfrigkeit. Was auch immer du wahrnimmst – benenne es einfach und mache es zu deinem Ausgangspunkt.

- Lasse deine Atmung tiefer werden. Es muss nicht unbedingt der tiefstmögliche Atemzug sein – nur langsam und tief genug, um mit den Bewegungen deiner Zwerchfelle in Kontakt zu treten und deinen Geist hoffentlich entspannt, aber wach genug zu halten, sodass du diese Entdeckungsreise ins Reich deiner Atmung so aufmerksam wie möglich miterleben kannst.

- Sobald du bereit bist, lenke deine Aufmerksamkeit nach unten in deinen Beckenboden hinein. Du kannst sehen, wie diese Muskelschlinge vom Schambein, dem Steißbein und den beiden Sitzknochen begrenzt wird. Nimm beim Einatmen wahr, wie sie sich sanft nach unten in Richtung deiner Füße ausdehnt und sich beim Ausatmen ebenso sanft wieder nach oben zum Scheitelpunkt deines Kopfes hin wölbt. Lasse deine Aufmerksamkeit eine Zeit lang hier verweilen und beobachte die sanften Bewegungen deines Beckenbodens, die auf deinen Atem reagieren oder von ihm beeinflusst werden. Du musst nichts erzwingen, nicht versuchen, irgendetwas zu bewirken. Du wirst innerlich einfach so ruhig, dass du alles wahrnimmst, was gerade passiert.

- Lenke deine Aufmerksamkeit nun ein bisschen höher hinauf – in die Mitte deines Rumpfes und zum Brustzwerchfell hin – und sieh, wie dieses Zwerchfell durch die untere Umkreislinie deines Brustkorbs begrenzt wird. Beim Einatmen spürst du, wie es sich nach unten in Richtung deiner Füße zieht; beim Ausatmen spürst du, wie es sich wieder nach innen und oben zum Scheitelpunkt deines Kopfes hin wölbt. Erlaube dir, noch eine Zeit lang bei diesen sanften Bewegungen präsent zu bleiben. Du musst dich dafür nicht anstrengen oder irgendeine bestimmte Erfahrung erzwingen wollen. Richte deine Aufmerksamkeit einfach ganz sanft auf die Wellenbewegungen deines Atems in diesem Körperbereich.

- Und nun lasse deine Aufmerksamkeit nach oben in deine weiche, entspannte Kehlregion hineingleiten. Schlucke einmal ganz leicht und nimm so Kontakt mit dem Bereich deines

Kehlzwerchfells in der Mitte deines Halses auf. Spüre beim Einatmen, wie sich die Tore deiner Stimmlippen leicht öffnen und nach unten in Richtung Füße gleiten. Beim Ausatmen schieben sie sich wieder zusammen und nach oben zum Scheitelpunkt deines Kopfes hin. Beim Einatmen spürst du, wie dein Atem nach unten zu den Füßen hin gleitet, und beim Ausatmen, wie er sich nach oben in Richtung Scheitelpunkt bewegt. Das ist eine viel subtilere Bewegung; also entspanne dich und lasse das alles ganz mühelos und ohne Anstrengung geschehen und dein Bewusstsein hier eine Zeit lang ruhen. Achte darauf, was du dabei empfindest.

- Und nun lässt du deine Kieferregion weicher und entspannter werden. Deine Zunge sinkt zum Mundboden herab und verbreitert sich. Spüre, wie dein oberer Gaumen sich hebt, und erlaube deinem Bewusstsein, sich zur Mitte deines Gehirns hinzubewegen. Fast wie ein Stück feiner Spitze schwebt dieses zarte Gehirnzwerchfell beim Einatmen nach unten in Richtung deiner Füße und wölbt sich beim Ausatmen sanft nach oben zum Scheitelpunkt deines Kopfes hin. Dies ist das subtilste aller Zwerchfelle; oft können wir seine Bewegungen besser wahrnehmen, wenn wir uns entspannen, statt uns anzustrengen. Also versuche allmählich immer lockerer zu werden und bleibe noch ein paar Sekunden lang bei der Wahrnehmung deines Atems in dieser Körperregion.

- Zum Schluss lässt du deine Aufmerksamkeit durch alle vier Zwerchfelle tanzen. Nimm wahr, wie beim Einatmen alle vier Zwerchfelle langsam zu deinen Füßen hinabsinken und sich beim Ausatmen wieder nach oben zum Scheitelpunkt deines Kopfes hin wölben, wie ein Schwarm Quallen, die gemeinsam auf deinem Atem dahingleiten. Lasse deinen Geist diesen Tanz der Zwerchfelle noch ein paar Sekunden länger beobachten.

- Wenn du bereit bist, diese Übung zu beenden, lässt du deinen Atem wieder in sein natürliches Muster zurückkehren. Selbst wenn deine Atmung ruhiger und flacher wird, kannst du die Bewegungen deiner Zwerchfelle immer noch wahrnehmen. Du kannst so lange hier verweilen, wie du möchtest.

- Sobald du bereit bist, deinen Körper wieder aufzuwecken, rege dich langsam und mache kleine, sanfte Bewegungen mit deinen Fingern und Zehen. Drehe dich auf die Seite in die Embryohaltung und kehre dann ohne Eile ganz allmählich in eine sitzende Position zurück.

Bevor du dein Bewusstsein wieder in die Welt hinauswandern lässt, nimm dir ein bisschen Zeit, um über deine Erfahrungen mit deinen inneren Quallen nachzudenken.

Das verkörperte Herz

Lege die Hände auf dein Herz. Spürst du den beharrlichen Trommelschlag? Wie hört sich das anmutige Adagio deines Atems an? Das flüsternde Mantra des Pulses in deinen Gefäßen? Dieser melodische Gesang ist deine unwillkürliche Teilhabe daran, wo du bist, und führt dich – wenn du ihn hörst und verfolgst – oft zu der Erkenntnis zurück, wer du bist.

Als ich bei einem Anatomiepraktikum einmal ein menschliches Herz in den Händen hielt, kamen mir die Tränen, und ich reagierte ein bisschen emotional. Daraufhin schaute mein Anatomieprofessor mich ganz verwirrt an (ein Blick, den mir im Lauf meines Lebens schon viele Menschen zugeworfen haben) und sagte: »In diesem Herzmuskel gibt es keine Emotionen! Er ist einfach nur die Sumpfpumpe des Körpers!« Zugegeben: Mit Sumpfpumpen kenne ich mich nicht besonders gut aus. Trotzdem muss ich diesem banalen Vergleich meines Anatomieprofessors bei allem Respekt doch widersprechen. Ich pflege diese Pumpe nämlich als »mit Edelsteinen besetztes vierkammeriges Haus des Herzens« zu bezeichnen (eine Formulierung, die ich frecherweise von meiner Freundin Nixa DeBellis geklaut habe).

Schon in den Sezierlaboren früherer Zeiten ging man jahrhundertelang davon aus, dass das Herz der Sitz unserer Gefühle und Emotionen ist, weil das schon immer unserer verkörperten Erfahrung entsprach. Im Mittelalter sagte man oft, dass Gott unsere Lebensgeschichte ins Innere unseres Herzens hineingekritzelt hat; und gegen Ende des 16. Jahrhunderts rief der französische Chirurg Ambroise Paré aus: »Das Herz ist der Hauptsitz der Seele, das Organ der Lebenskraft, der Anfang des Lebens und die Quelle unserer Lebensgeister … das Erste, was lebt, und das Letzte, was stirbt.« (Wow! Ich glaube, ich hätte die Epoche des Mittelalters und der Renaissance ganz prima gefunden – bis auf den Gestank und die Pest natürlich.)

Denke einmal darüber nach, wie das war, als dich zum letzten Mal etwas wirklich berührt hat. Vielleicht, als du ganz unerwartet Blumen geschenkt bekamst oder von deiner Arbeit aufschautest, um einen atemberaubend schönen Sonnenuntergang zu bewundern. Höchstwahrscheinlich ist deine Hand dabei, ohne dass du auch nur den leisesten Gedanken daran verschwendet hättest, nach oben zu deinem Herzen geschwebt. Selbst wenn du versuchst, jemandem zu erklären, dass du gerade dies oder jenes »denkst« oder

»fühlst«, zeigst du automatisch auf dein Herz, wenn du »Ich« sagst, und nicht auf deinen Kopf oder Augapfel. Unser instinktives Bewusstsein dafür, was wir fühlen, wo wir leben und wer wir sind, wohnt im Tempel unseres Brustkorbs.

Ungefähr so groß wie eine kräftige Faust und mit einem Gewicht von nur 230 bis 340 Milligramm, schlägt dieser Überflieger rund 100000-mal pro Tag; das sind in einem durchschnittlichen Leben ungefähr drei Milliarden Schläge. In jeder Minute pumpt das Herz die gesamte Blutmenge des Körpers – etwa fünf Liter – durch das fast 100000 Kilometer lange Gefäßsystem unseres Körpers. Diese 100000 Kilometer würden zweieinhalbmal rund um den Äquator der Erde reichen!

Das Herz kann man sich wie ein in vier Räume oder Kammern unterteiltes Organ vorstellen. Die beiden oberen Kammern heißen linker und rechter Vorhof. Die unteren Kammern sind der linke und rechte Ventrikel (ein Name, der sich vom lateinischen Wort für »Bauch« oder »Mutterleib« herleitet) – meist »linke und rechte Herzkammer« genannt. Manchmal werden der rechte Vorhof und die rechte Herzkammer zusammen als »rechtes Herz« und die Kombination aus linkem Vorhof und linker Herzkammer als »linkes Herz« bezeichnet, da diese beiden Hälften sehr unterschiedliche Aufgaben erfüllen. Die Aufgabe der rechten Herzhälfte besteht darin, Blut in die Lungen zu pumpen, damit es dort Sauerstoff aufnehmen

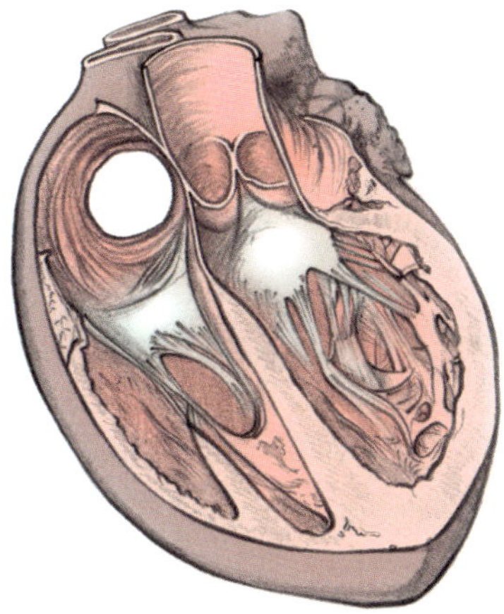

und sein Kohlendioxid an die Lungen abgeben kann (Lungenkreislauf). Das frisch mit Sauerstoff angereicherte Blut kehrt in die linke Herzhälfte zurück, von wo aus es dann durch den übrigen Körper fließt (systemischer Kreislauf). Doch bevor das Blut seine Reise in den Rest deines Körpers antritt, wird zunächst einmal der Herzmuskel selbst mit dem sauerstoffreichen Blut versorgt. In dieser Tatsache zeigt sich die Richtigkeit des alten Sprichworts, dass du zuerst deine eigene energetische Batterie aufladen musst, weil du sonst nichts hast, was du anderen Menschen geben kannst.

Zwischen den beiden oberen und unteren Kammern liegen zwei Türen, die sich aufgrund des auf beiden Seiten unterschiedlich hohen Blutdrucks automatisch öffnen und schließen. Zwischen dem linken Vorhof und der linken Herzkammer befindet sich die Mitralklappe – auch als Bikuspidalklappe bezeichnet –, die so heißt, weil sie wie eine Mitra oder Bischofsmütze aussieht. Auf der rechten Seite des Herzens, zwischen dem rechten Vorhof und der rechten Herzkammer, liegt die Trikuspidalklappe, die diesen Namen ihren drei Spitzen oder Lappen verdankt. Außerdem gibt es auch noch zwei weitere Ausgänge oder Klappen, die sogenannten Taschen- oder Semilunarklappen. Vom Klappen der Türen zwischen diesen Zimmern im Haus deines Herzens rührt sein typisches, eindringliches Herzschlag-Mantra.

Auch die Yogi*nis haben diese vier heiligen Kammern in ihrer poetischen Landkarte des Herzens erforscht. Jede Kammer steht energetisch mit einem von vier verschiedenen Aspekten dieser lebenswichtigen Körperregion in Verbindung, und jede besitzt Türen oder Eingänge, die dich zum Betreten dieses prachtvollen Hauses einladen.

Wenn du die Hand auf dein Herz legst, wirst du sofort in den ersten Raum geführt, der mit dem physischen Herzorgan zu tun hat. Du spürst seinen Schlag, der dich an Kraft und Stabilität, an die Ventile und die Verletzlichkeit deines Körpers erinnert. Du könntest hier meditieren und den ständigen Trommelschlag deines Herzens dabei als Mantra verwenden, das dich in den stets gegenwärtigen Augenblick des Jetzt und Hier zurückführt.

Diese Geste der Berührung deines Herzens führt dich jedoch unweigerlich in den zweiten Raum, der mit deinen Gefühlen zu tun hat. Vielleicht beginnst du jetzt das Auf und Ab deiner Gefühle zu spüren. Vielleicht beobachtest du diese Emotionen fast so wie Wolken, die über einen weiten, offenen Himmel ziehen. An manchen Tagen ist es so verdammt bewölkt, dass die Wolken dich sogar zu dem Irrglauben verleiten können, es gebe gar keine Sonne mehr. Doch dann kommt eine steife Brise auf, oder es vergeht ein bisschen Zeit, und die Sonne kommt unweigerlich wieder zum Vorschein.

Der dritte Raum hängt mit dieser allgegenwärtigen Sonne zusammen. Das ist der Zeuge, der Beobachter oder jener Teil deines Bewusstseins, der immer da ist – unberührt von deinen vergänglichen Emotionen. Man könnte ihn *Jiva* nennen – den individuellen Samen des Geistes.

Wenn wir jenen Teil unserer selbst erkennen, der ungebundenes, unendliches Potenzial ist, erinnern wir uns an den vierten Raum, der nicht auf die Grenzen unserer fleischlichen Hülle beschränkt, sondern eng mit einem Bewusstseinsfeld um uns herum verbunden, verflochten und verwoben ist. Dieser heilige Raum führt uns zur Erinnerung an das zurück, was wir wirklich sind.

Es steckt viel Poesie in den Worten, die wir für dieses ganz spezielle Gewebe unseres Körpers wählen. Hier ein paar Gedanken zum Ursprung des Wortes »*Herz*«: Die französische *(cœur)*, italienische *(cuore)* und spanische *(corazón)* Bezeichnung für dieses Organ leitet sich vom lateinischen Wortstamm *cor* her. Diese Herkunft schimmert auch in dem ursprünglich aus dem Französischen stammenden Wort *Courage* hervor, das in seiner ältesten Form »seine Meinung sagen, indem man sein ganzes Herz ausschüttet« bedeutet.

In der schwingungsreichen Sprache des Sanskrit wird das Herzzentrum oft als *Hridayam* bezeichnet. Zu den Übersetzungen von *Hridayam*, die mir im Lauf der Jahre begegnet sind, gehören neben dem bekannteren Wort »Herzzentrum« auch »das Springen der Brust«, »das Leben in der Brust«, »Geben und Empfangen« und – mein absoluter Favorit – »die Höhle des Herzens«. In verschiedenen Traditionen wurde mir beigebracht, dass sich das *Hridayam* in der rechten Brusthälfte unter und schräg hinter dem Herzorgan – befindet; normalerweise geht man jedoch davon aus, dass es genau in der Mitte des Brustkorbs liegt.

Zu meinen Schüler*innen gehört ein bekannter und ziemlich prosaischer Gefäßchirurg; und obwohl ich normalerweise darauf achte, mich sehr deutlich auszudrücken und meine Neigung zu poetischen Beschreibungen der menschlichen Körperteile zu unterdrücken, ist mir doch einmal ein kleiner Ausrutscher passiert, als ich diesen Schüler aufforderte, seine Hände über seinem Herzzentrum aneinanderzulegen. Als mir dieser Fehler auffiel, warf ich ihm einen verstohlenen Blick zu und sah, dass er seine Hände nicht genau in der Mitte seines Brustkorbs, sondern ein Stückchen weiter links gefaltet hatte in dem gewissenhaften Versuch, es seiner wunderlichen Yogalehrerin recht zu machen.

Das Herz – so hat Buchautor Hugh Aldersey-Williams es einmal wunderschön formuliert – »repräsentiert eine vernünftige Zentriertheit, einen Mittelpunkt zwischen Kopf und Geschlecht, den Dreh- und Angelpunkt zwischen Vernunft und Lust«. Doch für diejenigen von uns, die immer alles ganz wörtlich nehmen, so wie mein chirurgischer Yogaschüler, sitzt das Herz nicht genau in der Mitte der Brust, sondern ein bisschen weiter links und schmiegt sich in eine kleine Vertiefung in der linken Lunge.

Ehrlich gesagt hat mich diese kleine Abweichung zwischen dem westlichen anatomischen Modell und der eher esoterischen Bezeichnung »Herzzentrum« auch gestört – bis ich mich an die kleine Zellansammlung erinnerte, die man Sinusknoten – auch unter der Bezeichnung »SA-Knoten« oder »Schrittmacherzellen« bekannt – nennt. Direkt hinter der Mitte des Brustbeins – genau an der Stelle, wo wir aufgeregt mit dem Finger hinzeigen, wenn wir jemandem erzählen, was wir gerade fühlen – und oben auf dem rechten Vorhof sitzen diese ganz besonderen Zellen, die elektrische Signale erzeugen, welche sich auf die übrigen Herzzellen ausbreiten und den Herzmuskel dazu bringen, sich zusammenzuziehen oder zu schlagen. Genau das ist wohl der Ort, an dem wir das Gefühl von Aufregung, Angst oder Liebe zuallererst empfinden und von dem aus sich diese Botschaft dann in unserem ganzen Körper ausbreitet.

Wenn wir das Wort *hrid* noch weiter in seine Wurzeln zerlegen, stoßen wir auf *hri*, was »geben« bedeutet, und *d* (»empfangen«). Das ist nicht nur eine schöne Metapher für das Herzzentrum, sondern darin spiegelt sich auch das Geben und Nehmen in unserem Kreislaufsystem wider: Die Arterien transportieren sauerstoffreiches Blut zu den großen Körpergeweben, und die Venen schließen diesen Kreis, indem sie das sauerstoffarme Blut zum Herzen und zu den Lungen zurücktransportieren, wo der Recyclingprozess dann von Neuem beginnt. Vielleicht sagt dein Yogalehrer so etwas Ähnliches wie: »Atme bis in deine Fingerspitzen hinein«. Diese Aufforderung mag zwar ein bisschen weit hergeholt erscheinen, aber denke daran, dass Billionen von Zellen nach diesem Gasaustausch dürsten und dass das Konzept des Gebens und Nehmens bei jedem Pulsschlag deiner Blutgefäße zuverlässig funktioniert.

Stell dir die kilometerlangen Arterien in deinem Körper wie glatte, muskelwandige Röhren vor, die das sauerstoffreiche Blut mit Schwung aus dem Herzen hinaustransportieren. Genau wie deine stretchigsten Leggins sind sie so elastisch, dass sie das gesamte Blutvolumen deines Körpers ganz allein beherbergen könnten, wenn sie wollten. (Aber glaub mir: Sie wollen nicht.) Um den Rücktransport des sauerstoffarmen Blutes zu Herz und Lunge zu unterstützen, muss das Blut in den Venen manchmal gegen die Schwerkraft ankämpfen. Zu diesem Zweck besitzen die Venen Einwegventile, die wie Speiseaufzüge funktionieren und einen Rückfluss des Blutes verhindern. Die Schwerkraft wirkt sich übrigens auch auf unser Kreislaufsystem aus: Unser Blutdruck wird immer in derjenigen Körperregion am höchsten sein, die der Erde am nächsten liegt (und gerade in dieser Hinsicht kehren wir Yogi*nis gern das Unterste zuoberst).

Wenn du zum Arzt gehst und er dir diese Boa-constrictor-Blutdruckmanschette anlegt, misst er damit zwei Dinge: die Kraft, die dein Herz bei jedem Schlag auf die Arterienwände ausübt (systolischer Blutdruck), und die Kraft, die das Herz zwischen den Schlägen auf die Arterienwände ausübt, wenn es sich entspannt und von sauerstoffreichem Blut umspült wird (diastolischer Blutdruck). Viele Faktoren haben Einfluss auf deinen Blutdruck: beispielsweise Ernährung, Stress, deine Gene und die Politik. Aber auch unsere Asana-Praktiken – vor allem die Umkehrhaltungen – wirken sich auf den Blutdruck aus.

Es gibt eine ganz wunderbare Gruppe von Arterien, welche die Schwerkraft überwinden, um sauerstoffreiches Blut vom Herzen zum Gehirn zu transportieren. Zu den bekannteren Blutgefäßen dieser Art gehören die Halsschlagadern, die du ertasten kannst, indem du ein paar Finger in der Nähe der Kehle seitlich an deinen

Hals legst. Diese Arterien verfügen über Barorezeptoren (Sensoren), welche die Blutversorgung deines Gehirns überwachen. Wenn sie spüren, dass das Gehirn nicht genügend Blut bekommt, senden sie ein Signal an das Herz, damit es schneller schlägt; und wenn sie merken, dass das Gehirn mit zu viel Blut überschwemmt wird, senden sie ein Signal, damit das Herz seinen Schlag verlangsamt. Wenn unser Kopf bei leichten Umkehrhaltungen (wie beispielsweise dem Herabschauenden Hund) oder stärkeren Umkehrhaltungen (wie dem Kopfstand) tiefer liegt als das Herz, treten die Barorezeptoren in Aktion und senken unseren Blutdruck, und zwar ziemlich schnell. Das kann kurzfristige oder – bei wiederholtem Üben – auch längerfristige Auswirkungen haben. Umkehrhaltungen können ziemlich komplex sein; und wenn dein Blutdruck nicht ganz in Ordnung ist oder du noch ein Yoganeuling bist, kann eine erfahrene Lehrkraft dir helfen, deine Übungen so zu gestalten, wie sie deinen Bedürfnissen am ehesten entsprechen.

Herz und Gehirn stehen in ständiger Kommunikation miteinander. Zwischen diesen beiden wichtigsten Motoren unseres Körpers verlaufen Nervennetze, die Informationen über ihre Gesundheit und Funktionsfähigkeit liefern und empfangen. Überraschenderweise gehen jedoch mehr Signale vom Herzen zum Gehirn als vom Gehirn zum Herzen. Wenn wir mit uns und der Welt im Reinen sind und sogenannte positive Emotionen wie Freude, Zufriedenheit und Liebe empfinden, verlaufen diese Signale sehr planvoll und geordnet. Verspüren wir dagegen eher negative Gefühle wie innere Isolation oder Kummer, werden die Impulse sehr unregelmäßig und ungeordnet. Unser Herz schlägt in einem Tempo, das sich als Reaktion auf die Welt um uns herum verändert, und hat ein inneres Barometer, das ständig versucht, in den sattvischen Zustand der Homöostase zurückzukehren. Poetisch ausgedrückt, könnte man sogar sagen, dass das Herz alles dafür tut, uns in unseren natürlichen Zustand der Verbundenheit, Liebe und Freude zurückzubringen.

In Yogastudios auf der ganzen Welt kannst du Yogalehrer*innen mit ihren klangvollen Lehrerstimmen rufen hören: »Öööööffne dein Herz ... Lasse dein Herz weeiiiich werden ... Weeeiiite dein Herz.« Vielleicht war ich sogar selbst schon mal eine von diesen Lehrerinnen, die ihre Schüler*innen anflehen, diese heilige Region körperlich und energetisch auszudehnen. Doch ebenso wie in allen Beziehungen, ob zu dir selbst oder zu anderen Menschen, ist Offenheit ohne Grenzen ein sinnloses Unterfangen. Zwar laufen viele Menschen leicht nach vorn gekrümmt und körperlich oder energetisch verschlossen durch die Gegend und könnten durchaus ein paar »Herzöffner« gebrauchen; aber Grenzen sind für eine gesunde Entdeckungsreise in die Welt unseres Herzens trotzdem unverzichtbar.

Wieder einmal zeigt uns die Natur hier, wie paradox sie sein kann – und zwar diesmal in unserem eigenen Brustkorb. Direkt hinter unserem wunderbar starken, aber gleichzeitig auch schwammigen und verletzlichen Herzen befindet sich die edle Architektur der Brustwirbelsäule. Jeder dieser zwölf Wirbel ist an jeder Seite mit einer Rippe verbunden, und die meisten dieser Rippen sind auch an der Vorderseite unseres Körpers mit dem Brustbein verbunden. Durch diese physische Begrenzung bietet unser Skelett dem Herzen Schutz, indem es unseren Bewegungsspielraum in diesem Bereich einschränkt, bleibt aber trotzdem etwas biegsam, um sich im Rhythmus unserer Atembewegungen ausdehnen zu können. Der am wenigsten bewegliche Wirbel in dieser Kette ist der sechste Brustwirbel (T6). Er liegt direkt hinter dem Herzen; und genau dort verlangen deine Yogalehrer*innen seltsamerweise oft die größte Biegsamkeit. Leider musst du Rippen und Brustwirbelsäule bei vielen der etwas drastischeren Rückbeugen hypermobilisieren, was langfristig chronische Schmerzen und Funktionsstörungen verursachen kann.

Umgekehrt kann eine Überbetonung von Grenzen zu Stagnation, Verdrängung und manchmal auch zur spirituellen Umgehung unserer angeborenen emotionalen Regungen führen. Meine Lehrer*innen bezeichnen Emotionen als saftige, reife Früchte, die wir pflücken, kosten, vollständig verdauen und deren Nährstoffe wir in uns aufnehmen müssen, bevor ihre Ballaststoffe die Abfälle aus unserem Körper beseitigen. (Wie eine Art emotionales Metamucil. Oder geht dieser Vergleich ein bisschen zu weit?) Yoga-Communitys neigen manchmal dazu, die Konzepte des Loslassens und der Hingabe an den Fluss des Lebens zu stark zu betonen, und versäumen dabei oft den entscheidenden ersten Schritt: nämlich, die segensreichen Nährstoffe unserer emotionalen Früchte zu assimilieren. Es ist fast so, als würden wir die Menschen unter dem Deckmantel der Spiritualität zu emotionaler Bulimie anspornen. Ob auf körperlicher, energetischer oder emotionaler Ebene – wir sollten ein ausgewogeneres Gleichgewicht zwischen Stärke und Biegsamkeit rund um unser zartes, empfindliches Herz schaffen.

Am Ende unserer Yogapraxis werden wir oft aufgefordert, die Hände im *Anjali Mudra* vor unserem Herzen aneinanderzulegen. Dieses gebetsartige *Mudra* ist in vielen Kulturen gleichzeitig auch ein familiärer Gruß. Das Wort *Mudra* wird oft mit »Siegel« übersetzt, und *Anjali Mudra* ist eine Möglichkeit, den Nektar unserer Yogapraxis zu versiegeln. Die Wortwurzeln *mud* (was so viel wie »Freude« oder »Entzücken« bedeutet) und *ra* (»sich auf etwas zubewegen«) vermitteln uns ein umfassenderes und vielleicht auch tieferes Verständnis dieses Wortes. Wenn wir unsere Hände in diesem *Mudra* ehrfürchtig aneinanderlegen, kehren wir zur angeborenen Freude, Weisheit und Essenz unseres Herzens zurück.

Meditation: Erkunde den Atem deines Herzens

Ich finde diese Entdeckungsreise ins Reich meines Herzatems angenehmer, wenn ich dabei auf dem Rücken liege. Also lege dich hin und finde eine möglichst bequeme Position. Da du nun eine Zeit lang hier liegen wirst, ist es vielleicht ganz gut, eine zusammengerollte Decke oder Nackenrolle unter deine Knie und ein flaches Kissen unter den Kopf zu legen. Sorge dafür, dass du es in dieser Position circa 15 Minuten lang schön warm hast und ganz ungestört bist.

- Nimm dir genügend Zeit, alle Korrekturen an deiner Körperposition vorzunehmen, die du für nötig hältst. Lasse deine Füße ruhig ein bisschen zur Seite fallen, sodass sie etwas weiter auseinanderliegen als deine Hüften. Auch deine Beine dürfen seitlich aus den Hüftgelenken herausklappen, und die Schulterblätter dürfen sich ein bisschen nach unten schieben, sodass sie wie zwei kleine Untertassen auf dem Boden liegen. Die Arme fallen seitlich vom Körper weg, sodass die Handflächen nach oben zeigen.

- Schließe die Augen und scanne deinen Körper zunächst nach verborgenen Spannungen ab, die du lösen kannst. Entspanne deine Gesichts- und Kiefermuskulatur und lasse deine Zunge hinter der unteren Zahnreihe auf den Mundboden sinken.

- Lenke deine Aufmerksamkeit nun tief hinter dein Brustbein, zwischen deine Lungen in das vierkammerige Haus deines Herzens. Wenn du dir erlaubst, innerlich ganz ruhig zu werden, wirst du ein Licht oder Leuchten wahrnehmen, das von der Mitte deines Herzens ausgeht. Vielleicht siehst oder spürst du es als mandelförmige Flamme von der Größe deines Daumennagels.

- Sobald du dich bereit dazu fühlst, beginnst du nun deinen Atem zu vertiefen. Du musst dir dabei aber keine Mühe geben, möglichst tief zu atmen. Verlangsame deine Atemzüge einfach und vertiefe sie auf ungefähr 50 Prozent deiner Kapazität. Verfeinere deine Atmung so, dass Ein- und Ausatemphase in einem gleichmäßigeren Verhältnis zueinander stehen.

- Beim nächsten Einatmen spürst du, wie dein Atem und dieses Licht sich von einer Seite zur anderen ausdehnen und den Raum innerhalb deiner Rippen ausfüllen, während sich die Rippen wie eine Ziehharmonika zu den Seiten des Zimmers hin öffnen und auseinanderziehen. Beim Ausatmen behältst du dieses Gefühl des Ausgedehntseins bei und lässt das Licht und deine Aufmerksamkeit sanft wieder an den Punkt in der Mitte deines Brustkorbs zurückkehren. Verfolge den Atem und das Licht in diesem Muster noch ein paar tiefe Atemzüge lang weiter.

- Nimm wahr, wie das Licht und der Atem sich von vorn nach hinten und von hinten nach vorn ausdehnen. Beim Einatmen spürst du, wie sie sich nach oben zur Vorderseite deines Körpers und nach unten zur Hinterseite deines Körpers und bis in die unter dir liegende Erde hinein ausdehnen. Beim Ausatmen lenkst du deine Aufmerksamkeit wieder auf den zentralen Punkt zurück, von dem der Atem und das Licht ausgegangen sind. Verfolge den Atem und das Licht in diesem Atemmuster noch ein paar tiefe Atemzüge lang weiter.

- Beobachte nun beim Einatmen, wie sich das Licht von oben nach unten und von unten nach oben ausdehnt, indem du es nach oben zum Scheitelpunkt deines Kopfes und nach unten zu deinen Füßen hin atmest. Beim Ausatmen hältst du das Gefühl des Ausgedehntseins fest, während du dich sanft wieder mit dem Mittelpunkt des Lichts verbindest. Verfolge den Atem und das Licht in diesem Atemmuster noch ein paar tiefe Atemzüge lang weiter.

- Bei deinen nächsten tiefen Atemzügen erkundest du, wie das Licht und deine Atembewegungen sich dreidimensional ausdehnen – von links nach rechts, von vorn nach hinten und von oben nach unten, wie ein riesiger Sonnenstrahl, der aus der Mitte deines Brustkorbs hervorbricht. Vielleicht erlebst du sogar, dass das Licht dabei heller und strahlender wird und sich in ein Feld außerhalb deines Körpers hinein ausdehnt. Beim Ausatmen spürst du, wie das Licht mit magnetischer Kraft sanft zu seinem Mittelpunkt zurückgezogen wird. Verfolge den Atem und das Licht in diesem Muster noch ein paar tiefe Atemzüge lang weiter. Du musst dabei nichts erzwingen und auch nicht versuchen, irgendetwas Bestimmtes zu sehen oder zu fühlen. Entspanne dich einfach weiter und spüre deiner Erfahrung mit deinem Atem nach.

- Nun lässt du deinen Atem aus diesem bewussten Ausgedehntsein wieder in sein normales Muster zurückkehren. Wenn dein Atem auf diese Weise wieder in einen weicheren, flacheren Rhythmus verfällt, spürst du vielleicht immer noch die strahlende Ausdehnung und die sanfte Rückbindung des Lichts an dein Herz wie eine Art Pulsieren oder Flattern in deiner Brust. Du kannst so lange bei diesem Gefühl oder Bewusstsein bleiben, wie du möchtest.

- Sobald du dich bereit dazu fühlst, beginnst du deinen Körper nun aufzuwecken, indem du mit den Daumen über deine Fingerspitzen und mit der Zunge über deine Zähne gleitest. Drehe den Kopf langsam von einer Seite zur anderen. Hebe die Arme über den Kopf und recke und strecke dich ausgiebig. Rolle dich auf die Seite und kehre langsam in eine bequeme Sitzposition zurück.

Bevor du deine Aufmerksamkeit wieder auf die Welt um dich herum richtest, nimm dir ein bisschen Zeit, um über diese Entdeckungsreise ins Reich deines Herzatems nachzudenken.

Agni und das Verdauungssystem

Kennst du das Sprichwort »Man ist, was man isst«? Das stimmt wirklich! Alles, was du zu dir nimmst, wird im wahrsten Sinn des Wortes zu den Bausteinen, aus denen du bestehst. Viele Menschen glauben, dass dieser Gedanke nur auf die Nahrung zutrifft, die wir hinunterschlucken. Doch als Yogi*nis wissen wir, dass jeder Gedanke, jede Emotion, jedes Ereignis, jedes Konzept, jedes Muster und jeder Glaube einen Verdauungsprozess durchläuft, bei dem wir die nahrhaften Bestandteile in uns aufnehmen und uns von allem befreien, was wir nicht mehr brauchen. Dieser Prozess wird in dem Konzept von *Agni* – unserem Verdauungsfeuer – beschrieben.

Das Wort *Ayurveda* wird mit »Wissenschaft vom Leben« übersetzt; und die Praxis des Ayurveda wird oft als Schwesterwissenschaft des Yoga betrachtet. Sie legt ein großes Schwergewicht auf bestimmte Ernährungspraktiken und auf Selbstfürsorge; beides soll unseren körperlichen Verdauungsprozess stärken. Außerdem geht man im Ayurveda davon aus, dass wir mit der Stärkung des physischen Verdauungsfeuers auch die Fähigkeit unseres *Agni* entfachen, seelische und emotionale Eindrücke zu verarbeiten. In Redewendungen wie »Ich hatte so ein Bauchgefühl …« oder »etwas aus dem Bauch heraus entscheiden« spiegelt sich diese uralte Weisheit von der Bedeutung und Intelligenz des Feuers in unserem Bauch wider.

Das ist auch im Yoga eine wichtige Lehre. Tatsächlich lauten die allerersten Worte im *Rigveda*, einem der ältesten bekannten erhaltenen Texte: »Om Agni«. *Agni* wird nicht nur als Gott, sondern auch als Weg zur Begegnung mit Gott gesehen. *Agni* ist sowohl die Fähigkeit als auch das Mittel zur Transformation. Es ist das Feuer, das verzehrt und erleuchtet. Es ist der Prozess der Absorption und Umwandlung; und Feuer hat seine Wurzeln in allen Religionen, Zeremonien und Traditionen. Es ist sowohl eine energetische Kraft als auch in jedem Menschen verkörpert. Es ist das Mitochondrium in jeder unserer Zellen und gleichzeitig auch das Feuer, das seinen Sitz in unserem Bauch hat. Es ist unser Feuerzentrum oder Kern, und wenn wir uns wieder mit ihm vertraut machen, können wir uns unserer ganzen Kraft und Verheißung bewusst werden. Die Wurzeln des Wortes *Agni* verraten uns, wie wichtig dieses Konzept für unser Leben ist:

Ag: »die Dunkelheit überwinden, sich vorwärtsbewegen, hervorragen; das Göttliche selbst«
Agnir: »Führer, Anführer; Vorangehen«

Agri: »das Erste, was im Universum entsteht«
Aj: »antreiben«

In den verschiedensten Traditionen gibt es Konzepte, die dem verkörperten Feuer von *Agni* zu entsprechen scheinen.

Kundalini ist ein Konzept, das erstmals in den *Upanishaden* erwähnt und erst viel später mit dem Aufkommen von Tantra und Hatha Yoga übernommen wird. Du kennst es vielleicht eher aus dem *Kundalini*-Yoga, einem Yogastil, der in den 1970er-Jahren durch Yogi Bhajan populär wurde. Wie bereits auf Seite 94 besprochen, wird *Kundalini* oft als potenzielle Energie beschrieben und als weibliche Schlange visualisiert, die an der Basis der Wirbelsäule ruht oder schlummert. Das Wort *Kundalini* kann als »die, die in der Feuergrube wohnt« übersetzt werden.

Shakti ist im Tantra die weibliche Kraft (wie auf Seite 85 beschrieben), und das Wort *Shakti* wird oft mit »diejenige, die etwas verfügbar macht« übersetzt. *Shakti* soll ihren Sitz im Unterbauch vor dem Kreuzbein haben und wird mit der Gebärmutter in Verbindung gebracht, in der wir neue Konzepte, Ideen und Projekte, aber auch Kinder, erschaffen, beherbergen, nähren und gebären können.

Kanda (manchmal auch als *Kandasthana* geschrieben) ist eine eiförmige Ausbuchtung, ein paar Fingerbreit unter dem Nabel. In manchen Texten wird es als der Knotenpunkt beschrieben, von dem alle 72 000 *Nadis* ausgehen (siehe Seite 92). Das Wort *Kanda* könnte sich vom Wort *Kunda* (der Schale oder Grube, in der die vedischen Feuerzeremonien stattfinden) herleiten, aber auch von der Wurzel *Ka* oder *Ku*, die sehr schön mit »der primäre Impuls des Göttlichen« übersetzt wird.

Manipura ist in unserem Sieben-Chakra-System das dritte Chakra und steht mit dem Element Feuer in Verbindung. Erinnerst du dich noch an unsere »Stadt der Edelsteine« (Seite 113)? Dieses Chakra wird oft als unser Nabelzentrum bezeichnet und ist unserer Körperkernmuskulatur und dem physischen und energetischen Verdauungsfeuer zugeordnet.

Hara (als »Unterleib« oder »weicher Bauch« übersetzt) ist eine Körperregion, die sowohl im chinesischen und japanischen Medizinsystem als auch in vielen Kampfkunsttraditionen eine bedeutsame Rolle spielt. Es gilt als wichtiger Sitz der Lebenskraft und Energie und als Ort, von dem aus man den gesamten physischen und energetischen Gesundheitszustand des Körpers diagnostizieren kann.

DAS VERDAUUNGSSYSTEM

In Yoga-Asana-Kursen weisen die Lehrer*innen oft darauf hin, wie bestimmte Haltungen sich auf die Gesundheit und Funktionsfähigkeit der verschiedenen Verdauungsorgane auswirken. Zwar kommt eine gesunde Bewegung des Körpers den

Organen in ihrer Gesamtheit tatsächlich zugute, doch die Behauptung, dass bestimmte Bewegungen sich auch auf bestimmte Drüsen oder Organe auswirken, ist – ebenso wie sämtliche Ausführungen zum Thema »Entgiftung« – äußerst zweifelhaft.

Wir wollen uns den Charakter unseres in sich verschlungenen Verdauungskanals nun mal in seiner ganzen Großartigkeit anschauen. Er erinnert an eine New Yorker Eisenbahnwohnung mit mehreren hintereinanderliegenden Räumen, die unterschiedlichen Funktionen dienen, und hat einen Eingang und einen Ausgang.

Die Organe unseres Verdauungssystems lassen sich in zwei Hauptkategorien unterteilen: den Magen-Darm-Trakt, also die in sich verschlungene Röhre, die vom Mund bis zum After verläuft, und die Hilfsorgane und -strukturen, die an der Aufspaltung unserer Nahrung in ihre für die hungrigen Zellen verwertbaren Teile mitwirken.

Die Nahrung wird in einem systematischen, schrittweisen Verdauungsprozess für die Zellen aufbereitet:

1. **Verzehr:** Essen

2. **Mechanische Verdauung:** Kauen (oder *Mastikation*, wenn du gern mit medizinischen Fachwörtern um dich wirfst)

3. **Chemische Verdauung:** In einer Reihe chemischer Reaktionen werden die großen Kohlenhydrat-, Fett- und Eiweißmoleküle unserer Nahrung in kleinere Moleküle zerlegt, die unsere Zellen verwerten können. Diese Aufspaltung beginnt bereits im Mund. Die Zunge besteht aus einem von einer Schleimhaut umhüllten Skelettmuskel und ist an der Oberseite und an den Seiten mit sogenannten Papillen bedeckt, die teilweise Geschmacksknospen enthalten. Der von den Speicheldrüsen abgesonderte Speichel macht die Nahrung gleitfähig und leitet den chemischen Prozess der Kohlenhydrataufspaltung ein.

4. **Resorption:** Unter Resorption versteht man den Übergang von Nährstoffen aus der im Verdauungstrakt befindlichen, bereits verdauten Nahrung ins Blut oder in die Lymphe, von wo aus sie an die einzelnen Zellen verteilt werden. Die Resorption deiner Nahrung findet zu 90 Prozent im Dünndarm statt.

5. **Stuhlentleerung:** Im Durchschnitt braucht die Nahrung 4 bis 72 Stunden, um dein Verdauungssystem von Anfang bis Ende zu durchlaufen. Der Stuhl besteht hauptsächlich aus Bakterien und erhält seine charakteristische braune Farbe durch die Gallenflüssigkeit und durch abgestorbene rote Blutkörperchen. Hinzu kommen Wasser, anorganische Salze, Zelltrümmer aus dem Darm und pflanzliche Substanzen aus deiner Nahrung.

Aber wir wollen dieses wichtige Thema nicht zu schnell abhandeln. Wie wäre es, den Nahrungsbrei Schritt für Schritt auf seiner langen Reise durch die Röhre deines Verdauungskanals zu verfolgen?

Speiseröhre

Nachdem der chemische Verdauungsprozess bereits im Mund begonnen hat, wandert die zerkaute Nahrung hinunter in die Speiseröhre, eine dehnbare Muskelröhre, die den Rachen mit dem Magen verbindet. In diesem Stadium wird der Speisebrei als Bolus bezeichnet. Die Speiseröhre befördert den Bolus dann mithilfe der Peristaltik – einer Reihe koordinierter Kontraktionen der glatten Muskulatur im Magen-Darm-Trakt – in den Magen.

Magen

Am unteren Ende der Speiseröhre befindet sich der sehr dehnbare Magensack. Im Durchschnitt ist er ungefähr so groß wie deine Faust, kann sich aber ziemlich stark ausdehnen und – wenn es sein muss – mehr als 3,75 Liter Nahrung aufnehmen. Der Magen sondert Magensäure und Enzyme ab, um den Bolus weiter aufzuspalten. Obwohl der Großteil der Resorption ein Stückchen weiter unten stattfindet, werden auch im Magen bereits Wasser, Elektrolyte, Medikamente und Alkohol absorbiert. Am unteren Ende des Magens befindet sich der Magenpförtner, ein Muskel, der den Weitertransport des Nahrungsbreis zu seiner nächsten Station, dem Dünndarm, kontrolliert.

Bauchspeicheldrüse

Doch bevor die Nahrung den Dünndarm erreicht, kommt erst noch ein Hilfsorgan – die Bauchspeicheldrüse – ins Spiel. Die Bauchspeicheldrüse ist mit dem ersten Abschnitt des Dünndarms, dem Zwölffingerdarm, durch den Pankreasgang verbunden. Die Verdauungssäfte, welche die Bauchspeicheldrüse absondert, enthalten Enzyme, die deinem Körper bei der Verdauung von Stärke, Eiweißen, Triglyzeriden und Nukleinsäuren helfen. Aber warte, es kommt noch mehr!

Die Bauchspeicheldrüse ist eine Drüse mit zwei verschiedenen Aufgaben. Sie erfüllt nämlich auch eine endokrine Funktion. (Allmählich komme ich mir so vor, als würde ich dir ein Küchengerät in einer Werbesendung verkaufen: Es kann Gemüse nicht nur in Scheiben schneiden, sondern auch würfeln! Es trägt nicht nur zur Verdauung, sondern auch zur Blutzuckerkontrolle bei! Die Bauchspeicheldrüse ist tatsächlich so ein vielseitiges Organ.) Sie beinhaltet ungefähr eine Million Zellhaufen, die Langerhans-Inseln. Diese Zellhaufen enthalten verschiedene Zelltypen, die Hormone produzieren, welche an der Kontrolle der Glukose – der Hauptenergiequelle unseres Körpers – beteiligt sind. Einige dieser Zellen bilden das Hormon Insulin, das die Aufnahme von Glukose in die Zellen fördert und die Umwandlung von Glukose in Glykogen zum Zweck der Speicherung in der Leber beschleunigt. Auf diese Weise senkt Insulin den Blutzuckerspiegel. Eine andere Gruppe von Zellen produziert das Hormon Glucagon, das genau die entgegengesetzte Wirkung hat und den Blutzuckerspiegel erhöht. Wieder andere Zellen stellen das Hormon Somatostatin her, das die anderen Zellen herumkommandiert und zur Steuerung dieses Zuckerregulationssystems beiträgt.

Leber

Die Leber fungiert ebenfalls als Hilfsorgan, indem sie Gallenflüssigkeit produziert, die über ein Gangsystem zur Speicherung in die Gallenblase transportiert wird. Die Galle emulgiert die Lipide oder Fette in der Nahrung. Außerdem trägt die Leber zur Verstoffwechselung von Kohlenhydraten, Eiweißen und Aminosäuren sowie zum Abbau und zur Ausscheidung bestimmter Medikamente und Hormone bei. Aber denke daran, dass dies ein interner Prozess ist, das heißt, er findet auf zellulärer Ebene statt! Die Leber ist kein Schwamm, den du auswringen oder durch Verdrehungen bei irgendeiner Yogapose entgiften kannst. Bitte hör auf, so etwas zu sagen oder zu denken.

Gallenblase

Die Gallenblase ist ein kleiner Sack, der sich in einer Vertiefung unterhalb der Leber befindet. Dort wird die von der Leber produzierte Gallenflüssigkeit gespeichert und konzentriert.

Dünndarm

Kehren wir nun wieder zum Magen-Darm-Trakt zurück! Der Dünndarm reicht vom Magenpförtner bis zur Ileozökalklappe

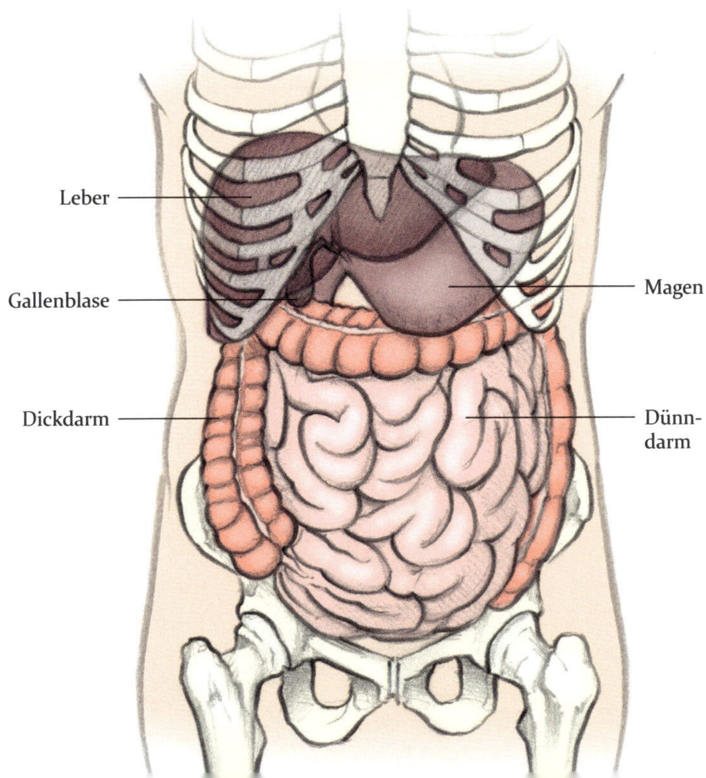

oder Bauhin-Klappe. Er unterteilt sich in die Abschnitte Zwölffingerdarm, Leerdarm und Krummdarm, hat einen Durchmesser von ungefähr zweieinhalb Zentimetern und ist etwa sechs Meter lang. (Ja, du hast richtig gelesen: sechs Meter!) Seine Innenwand ist von kleinen Schlingen namens *Mikrovilli* bedeckt und sieht ein bisschen so aus wie die Nahaufnahme eines Frotteehandtuchs. Durch diese *Mikrovilli* entsteht eine noch größere Oberfläche für die Verdauung. Der Dünndarm, der um deinen Nabel herum führt, ist der Ort, an dem der größte Teil der Resorption und Assimilation deiner Nahrung stattfindet.

Dickdarm

Leider nähern wir uns jetzt dem Ende unserer Verdauungsreise. Von der Ileozökalklappe bis zum After erstreckt sich der Dickdarm, der in den Blinddarm, aufsteigenden Dickdarm, Querdarm, absteigenden Dickdarm, Mastdarm und den Analkanal unterteilt werden kann. Er hat einen Durchmesser von ungefähr siebeneinhalb Zentimetern und eine Länge von etwa anderthalb Metern, und seine Innenwände sehen ein bisschen so aus wie Plastikfolie. Auf dieser letzten Station unseres Verdauungszugs wird noch ein bisschen Wasser absorbiert und Vitamine werden synthetisiert.

Mikroben

Dieses ganze System braucht nur noch eines, um voll funktionsfähig zu sein: Mikroben. Die gibt es tatsächlich – und zwar eine ganze Menge davon! Im Durchschnitt ist unser Verdauungstrakt von 100 Billionen mikrobiellen Zellen (das ist ungefähr ein Kilogramm Mikroorganismen) bevölkert. Für diese Kleinlebewesen hat der Nobelpreisträger und Molekularbiologe Joshua Lederberg im Jahr 2001 den Begriff »Mikrobiom« oder »*Menagerie* der zum Körper gehörigen Mikroben« geprägt. In einem noch relativ neuen Forschungszweig werden die Bakterien in unserem Darm nicht nur auf ihre Auswirkungen auf unseren Verdauungstrakt hin untersucht, sondern auch darauf, wie sie unser Immunsystem, die Funktionsweise unseres Hormonsystems, unsere Gehirngesundheit und sogar unsere Partnerwahl beeinflussen können!

Alles, was wir in uns aufnehmen – Nahrung, Medien, Erlebnisse, Emotionen –, muss einen langen, verschlungenen Verdauungsprozess durchlaufen. Also sollten wir uns nicht nur genau überlegen, was wir alles in den Mund stecken, sondern auch, was wir über unsere Sinnesorgane in uns aufnehmen. Wir müssen uns Zeit nehmen, die Nährstoffe von allem, was wir zu uns nehmen, gründlich zu kauen, zu schlucken, zu assimilieren und zu verarbeiten, und dann alles loslassen, was wir nicht mehr brauchen, damit das strahlende Feuer von *Agni* uns unseren Weg in die Zukunft erhellen kann.

Meditation: Inneres Lächeln

Diese Meditation kann man zwar auch im Sitzen durchführen, aber ich finde es angenehmer, sie im Liegen zu machen, wann immer das möglich ist.

- Es ist wichtig, dass du es dabei warm und bequem hast, um deinen Körper und Geist richtig entspannen zu können. Also lege eine Decke auf deine Matte; und vielleicht solltest du auch noch eine zweite griffbereit haben, um dich zuzudecken, falls dir kalt wird. Wenn du es im unteren Rückenbereich nicht bequem genug hast, schiebe ein Kissen unter deine Knie. Wenn dein Kinn höher liegt als dein Brustbein, kannst du eine weitere gefaltete Decke unter deinen Kopf legen, um ihn ein bisschen anzuheben; und wenn du in einem hellen Zimmer liegst, kannst du deine Augen mit etwas Leichtem – zum Beispiel einem kleinen Augenkissen oder Halstuch – abdecken.

- Nun, da du dich gemütlich eingekuschelt hast, kannst du dich in aller Ruhe deinem Körper zuwenden. Lasse deine Beine locker, sodass sie etwas weiter auseinanderliegen als deine Hüften, und drehe die Füße ein paarmal nach innen und wieder nach außen, bis sie genau in die richtige entspannte Position fallen. Schiebe deine Arme ein bisschen vom Oberkörper weg, drehe die Handflächen nach oben und krümme deine Finger locker und entspannt zu den Handflächen hin. Schließe die Augen und lasse deine Gesichts- und Kiefermuskulatur ganz weich werden, sodass deine Zunge breit und entspannt im Mundboden liegt. Scanne deinen ganzen Körper auf Verspannungen ab und nimm dir Zeit, diese Bereiche zu lösen, indem du dein Bewusstsein dorthin bringst.

- Und nun lässt du dein Bewusstsein zu deinen Lippen wandern. Beschwöre in deinem Inneren das Gefühl eines Lächelns herauf, und zwar ohne deine Lippen zu bewegen – spüre einfach das Gefühl des Lächelns. Du kannst es als Wärme oder Ausdehnung empfinden. Du brauchst nicht krampfhaft nach irgendetwas zu suchen; spüre einfach nur dem Gefühl dieses Lächelns nach. Wenn es dir hilft, denke an einen Korb voll junger Kätzchen.

- Nimm dir ein paar Sekunden Zeit zum Schlucken und spüre, wie das Lächeln dabei in deine Kehle und dann in deinen Magen hinabwandert. Erlebe das Gefühl dieses Lächelns in deinem Magen. Ich weiß, das klingt verrückt, aber mach es einfach. Schiebe das Lächeln nach rechts und spüre, wie deine Leber lächelt. Lasse das Lächeln in deinen Nabel hineinwandern und spüre, wie dein Dünndarm lächelt. Bewege das Lächeln langsam im Uhrzeigersinn um deinen Bauch herum und lasse es die Umrisse deines Dickdarms umfahren. Nimm dir Zeit und spüre, wie sich schließlich dein ganzer Bauch mit dem Gefühl dieses Lächelns füllt.

- Und nun lasse dein Gefühl des inneren Lächelns in alle Richtungen ausstrahlen. Nimm wahr, dass es sich nicht auf deine eigene fleischliche Hülle beschränkt, sondern in ein Feld um dich herum ausstrahlt. Wie der Glühfaden in einer Glühbirne kann das Lächeln selbst recht klein sein, aber das Licht oder Gefühl, das es ausstrahlt, kann einen ganzen Raum erfüllen.

- Halte deine Atmung locker und entspannt und spüre, wie das Gefühl dieses Lächelns beim Einatmen in deine Form zurückkehrt und all deine Zellen auflädt. Jede Zelle und jeder Zellzwischenraum glitzert und funkelt in diesem Gefühl eines Lächelns. Beim Ausatmen spürst du, wie das Lächeln wieder in die Welt hinausstrahlt. Meditiere noch ein paar Minuten lang in diesem Bewusstsein und mit dieser Strömung weiter.

- Nimm dir dafür so viel Zeit, wie du möchtest, doch sobald du dich inhaltlich bereit fühlst, wieder aus dieser Meditation herauszukommen, beginnst du deine Atmung zu vertiefen. Drehe deinen Kopf sanft von einer Seite zur anderen und strecke die Arme über den Kopf, um deinen Körper kräftig zu dehnen. Rolle dich auf die rechte Seite in die Embryohaltung und richte dich dann mit geschlossenen Augen langsam auf. Lege die Hände auf deinen Bauch und beuge den Kopf in Richtung Herz. Sobald du bereit dafür bist, schlage die Augen wieder auf.

- Bevor du deine Aufmerksamkeit wieder in die Welt hinaus richtest, nimm dir ein paar Minuten Zeit, um über deine Erfahrungen mit der Inneres-Lächeln-Meditation nachzudenken oder etwas darüber in dein Tagebuch zu schreiben.

Das Gehirn

Für etwas, das weniger als drei Pfund wiegt und die Konsistenz von weichem Tofu hat, ist das Gehirn ein ungeheuer leistungsstarkes Organ. Es ist komplexer als der tollste Supercomputer, aber unsere Wissenslücken über das Gehirn scheinen selbst heute noch viel größer zu sein als das, was wir tatsächlich darüber wissen.

Hier das Wichtigste über deine grauen Zellen: Das Gehirn besteht zu ungefähr 73 Prozent aus Wasser und zu etwa 60 Prozent aus Fett; damit ist es unser fettestes Organ. (Hast du das Gefühl, dass diese Darstellung unser Gehirn zu fett aussehen lässt? Bevor du anfängst, dich über meine komische Mathematik aufzuregen: Ich meine damit das Trockengewicht der festen Bestandteile des Gehirns – du weißt schon: wenn man es aus dem Körper entfernen würde wie bei einem Zombie.) Und um diesen wässrigen, fettigen, matschigen Tofu noch ein bisschen gehaltvoller zu machen, haben wir im Gehirn ungefähr 650 Kilometer Blutgefäße und jede Menge Zellen, beispielsweise Neuronen und Gliazellen. Genauer gesagt, sind es 86 bis 100 Milliarden Nerven und etwa zehnmal so viele Gliazellen, die auch als Stützzellen bezeichnet werden. (Puh! Über diese Zahlen reden Wissenschaftler sich immer noch die Köpfe heiß – Genaues weiß man bis heute nicht. Also sagen wir einfach, dass das Gehirn sehr viele Zellen enthält, okay?)

Obwohl das Gehirn nur ungefähr zwei Prozent deines Körpergewichts ausmacht, gehen satte 20 Prozent deines Sauerstoff- und Glukoseverbrauchs auf sein Konto. Diesen Treibstoff braucht das Gehirn, um über 100 Billionen elektrische Verbindungen herzustellen (was sogar noch mehr ist als die Anzahl von Sternen in 1000 Milchstraßen)!

Wenn wir das Nervensystem als Ganzes betrachten, können wir verschiedene Arten von Nervenzellen unterscheiden: sensorische, motorische und Interneuronen. Sensorische Neuronen reagieren auf Sinneseindrücke aus der Umwelt, zum Beispiel auf physische Reize wie Berührungen und Wärme oder auf chemische Reize wie Geschmack und Geruch. Motorische Neuronen stehen mit Muskeln, Drüsen und Organen in Verbindung und leiten Impulse an diese Körperregionen weiter, um bestimmte Aktionen auszulösen. Interneuronen sind – wie der Name schon sagt – die dazwischenliegenden Nervenzellen.

Im Gehirn wird die Einteilung der Neuronen in verschiedene Kategorien jedoch noch ein bisschen komplexer. Während wir die Nervenzellen, die an der Verarbeitung von Sinnesreizen und Bewegungen beteiligt sind, bereits kennen, versuchen Wissenschaftler nach wie vor, die Hunderte verschiedener Arten von Neuronen, die es im Gehirn gibt, zu klassifizieren.

Alle Nervenzellen im Gehirn haben ein ziemlich charakteristisches Aussehen. Ein typisches Neuron besitzt einen Betriebsleiter, den Zellkörper. Aus dem Neuron ragen Dendriten heraus – fingerartige Fortsätze, die manchmal ein bisschen wie ein Fanghandschuh beim Baseball aussehen. Ein einziges Neuron kann bis zu 10000 dieser Dendriten haben; und als wäre nicht schon allein diese Zahl schwindelerregend genug, kann jeder Dendrit auch noch mit Billionen anderer Dendriten, die an Milliarden anderer Neuronen sitzen, kommunizieren. Das geschieht über chemische Botenstoffe, sogenannte Neurotransmitter. Wenn genügend von diesen Botenstoffen vorhanden sind, um eine wartende Nervenzelle zu erregen, werden die Informationen über den synaptischen Spalt – die winzig kleine Kluft oder Verbindungsstelle zwischen den Dendriten einer Nervenzelle und dem Axon einer anderen – hinweg in die empfangende Nervenzelle hineingezogen. Normalerweise gelangen die Informationen über Rezeptoren in den Dendriten in das Neuron und rasen dann blitzschnell den Axonschwanz hinunter. Diese Axonschwänze können mikroskopisch kurz – so wie bei manchen Nervenzellen im Gehirn –, aber auch über einen Meter lang sein, so wie diejenigen, die von deinem Rückenmark bis zum großen Zeh hinabreichen. Das Axon ist abschnittsweise von einer fetthaltigen

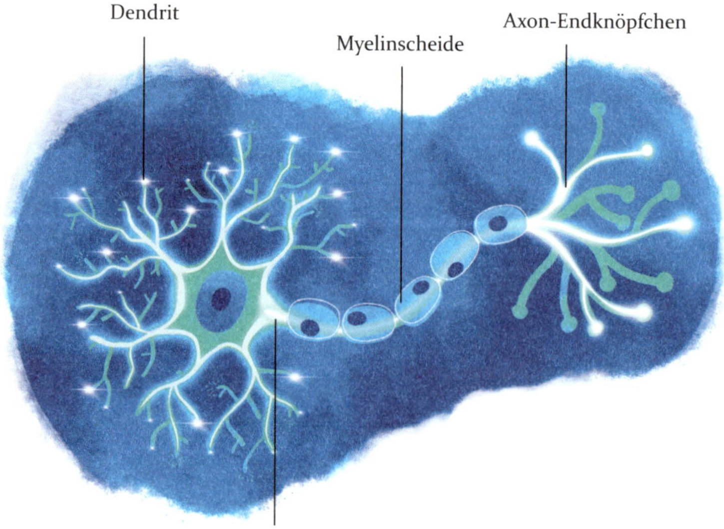

Luftpolsterfolie, dem Myelin, umhüllt und sieht so ähnlich aus wie ein Stromkabel aus Gummi. Es isoliert das elektrische Signal und ermöglicht eine effizientere Übertragung von Informationen.

In jedem Lehrbuch über das Gehirn steht der Spruch: »Neurons that fire together, wire together.« (Neuronen, die zusammen feuern, vernetzen sich auch miteinander.) Das bedeutet, dass jedes Mal, wenn eine Gruppe von Nervenzellen gleichzeitig feuert, eine Art Rille entsteht, die sich mit der Zeit zu einem immer effizienteren Kommunikationsmuster entwickelt. Diese Entstehung neuronaler Muster, die oft als »neuronale Plastizität« oder »Neuroplastizität« bezeichnet wird, ermöglicht es uns, durch Wiederholung neue Fähigkeiten zu erlernen, zum Beispiel Fahrradfahren. Umgekehrt gibt es aber auch das Prinzip »Use it or lose it«, das besagt, dass ein neuronales Muster weniger effizient wird, wenn man es nicht verstärkt, und dass wir die Fähigkeiten, die wir einmal hatten, dann mit der Zeit wieder verlieren (so wie unser Schulfranzösisch, wenn wir es nach dem Abitur nicht weiter genutzt haben und dadurch mit der Zeit aus der Übung gekommen sind). Diese neuronale Plastizität erinnert mich an das Yogakonzept der *Samskaras*: Das sind die Muster, die in unserem Bewusstsein und unserem Leben mit der Zeit entstehen und an die Rillen einer Schallplatte erinnern. Es gibt *Samskaras*, die sinnvoll sein können (zum Beispiel, jeden Morgen aufzustehen, sich die Zähne zu putzen und zu meditieren), aber auch *Samskaras*, die uns nicht guttun, zum Beispiel ... Na ja, diesen Satz muss jeder für sich selbst vervollständigen! Ich bin sicher, dass dir gerade einige deiner nicht ganz so großartigen Verhaltensmuster eingefallen sind.

Mein Lehrer Alan Finger erzählte immer gern, wie er früher, als er noch auf einer Farm in Südafrika lebte, mit dem Pferdewagen zum Haus seines Nachbarn fuhr und die Besucher, die gerade bei ihm waren, hinten saßen. Wenn ein umgestürzter Baum oder eine Kuh den Weg versperrten, mussten alle Fahrgäste aus dem Wagen springen und ihn aus der tiefen Spurrille herausbugsieren, die die Räder im Lauf der Zeit in den häufig benutzten Weg hineingegraben hatten, damit er um das Hindernis herumfahren konnte; sie waren also im wahrsten Sinn des Wortes »festgefahren«. Heutzutage sitzen wir wahrscheinlich nicht mehr ganz so oft in einem Pferdewagen, doch in geistiger oder emotionaler Hinsicht befinden wir uns wohl trotzdem immer noch ziemlich häufig in dieser Lage. Zum Beispiel sagst du dir vielleicht immer wieder so etwas Ähnliches wie: »Ich bin nicht gut genug.« Anfangs kostet es dich vielleicht ein bisschen Überwindung, dich selbst so negativ zu beurteilen, doch irgendwann wird dieser Spruch bei dir ständig leise im Hintergrund laufen (wie bei einem neurotischen kaputten Plattenspieler, der tief in deinen Gehirnwindungen drinsteckt). Ich glaube, dass wir durch die Yogapraktiken des *Svadhyaya* (Selbststudiums) erkennen können, welche dieser Muster uns nicht mehr dienlich sind (so wie die eigensinnige Kuh, die Alan Fingers Wagen so stur im Weg stand); und dann können wir unseren Gedankenwagen durch diszipliniertes Üben oder *Tapas* in eine neue Richtung lenken. Das erfordert zwar Bewusstheit und Anstrengung, doch dank der Magie unserer Neuronen können wir die Muster im Gehirn neu verdrahten.

Einem hartnäckigen Irrglauben zufolge nutzen wir nur zehn Prozent unseres Gehirns. Das stimmt überhaupt nicht! Wir nutzen stets unser ganzes Gehirn, doch aufgrund des riesigen Netzwerks von Neuronen und unserer neuronalen Plastizität verfügen wir über ein enormes Potenzial, immer wieder etwas Neues zu lernen und unsere Nervenzellen neu zu verdrahten.

Zu Studien- oder Forschungszwecken kann man das Gehirn in verschiedene Regionen unterteilen, aber vergiss nicht, dass es sich dabei um ein stark vernetztes, kommunikatives und komplexes Gebilde handelt. Wenn es könnte, würde es sich über unseren Wunsch, es in seiner Großartigkeit einzuschränken, wahrscheinlich kaputtlachen. Beginnen wir mit den einzigen Falten, die unsere Gesellschaft (zum Glück) noch nicht wegzubotoxen versucht: unserer faltigen Großhirnrinde. Wenn man diese Falten alle glatt bügeln würde (was ich beim besten Willen nicht empfehlen kann), hätte diese dünne Schicht ungefähr das Format einer großen Pizza. Dank der Falten kann die Natur aber viel mehr in den begrenzten Raum deines Schädels hineinpacken.

Die Hirnrinde (Kortex) besteht aus einer rechten und einer linken Hemisphäre.

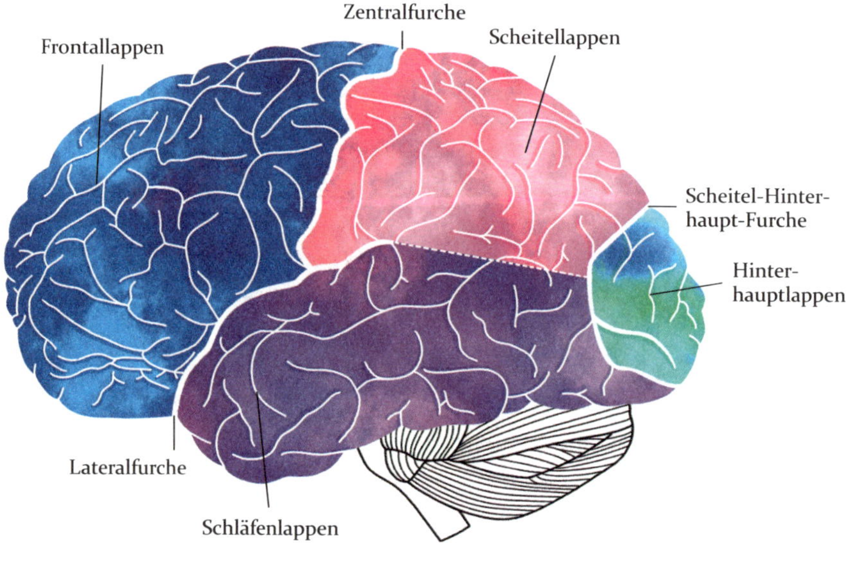

Diese beiden Gehirnhälften sind durch eine Brücke, das *Corpus callosum*, miteinander verbunden. Diese Brücke besteht aus 200 bis 250 Millionen mit Myelin überzogenen Axonen, die Informationen zwischen der linken und rechten Hemisphäre hin und her leiten. Ich weiß, dass es ziemlich verlockend ist, uns in eine bestimmte Schublade einzuordnen oder Tests zu absolvieren, um herauszufinden, ob wir eher »linkshirnig« oder »rechtshirnig« sind. Es wird viel Aufhebens darum gemacht, dass bei den logisch denkenden Mathefreaks eher die linke und bei den kreativen, künstlerischen Typen eher die rechte Gehirnhälfte aktiv ist. Es stimmt zwar, dass die linke Hemisphäre normalerweise mehr mit Mathematik und Sprache zu tun hat und die rechte Hemisphäre eher Aufgaben erledigt, die mit räumlicher Wahrnehmung und visuellen Fähigkeiten zu tun haben, doch an den meisten Aktivitäten sind beide Seiten beteiligt. Die Behauptung, dass eine Gehirnhälfte dominanter sei als die andere, ist haltloses Geschwätz und wird der engen Vernetzung und kooperativen Arbeitsweise unseres Gehirns nicht gerecht.

DIE VIER LAPPEN DER GROSSHIRNRINDE

Jede Hemisphäre der Großhirnrinde lässt sich weiter in spezielle Lappen unterteilen, die verschiedene Aufgaben erfüllen. Diese Lappen sind von den Hügeln, Tälern und Falten der Hirnrinde durchzogen. Sei dir stets der Tatsache bewusst, dass die meisten Aufgaben von mehreren Hirnregionen gemeinsam bewältigt werden! Trotzdem folgt nun eine Aufschlüsselung der wichtigsten Aufgaben dieser Lappen.

Frontallappen

Die Frontallappen befinden sich – wenig überraschend – im vorderen Teil deines Gehirns. Sie sind die größten der vier Hauptlappen der Hirnrinde und erreichen ihre volle Reife zuletzt. Tatsächlich reift die Hirnrinde erst mit Mitte bis Ende zwanzig voll aus. (Das erklärt, mit was für Typen ich früher als junges Mädchen rumgezogen bin …) Der präfrontale Kortex (gewissermaßen die »Vorderseite der Vorderseite«) ist an der Modifikation emotionaler Informationen aus dem limbischen System beteiligt. Er wird auch manchmal als unsere »Exekutive« oder unser Gewissen bezeichnet und hilft uns, zwischen guten und schlechten Handlungen zu unterscheiden, zukünftige Konsequenzen unseres Tuns einzuschätzen und sozial inakzeptable Reaktionen zu unterdrücken. Der Frontallappen spielt auch eine wichtige Rolle bei der Motivation, der Planung, dem sprachlichen Ausdruck und der Ausführung unserer dem Willen unterworfenen motorischen Handlungen.

Es gibt einen Streifen, der sich wie ein Stirnband durch den hinteren Teil deines Frontallappens hindurchzieht: den sogenannten primären motorischen Kortex. Auf diesem Stirnband befindet sich eine genaue Karte all deiner beweglichen Körperteile. Der Platz, der den einzelnen

Körperteilen auf dieser Karte zugewiesen wird, entspricht aber nicht genau der Größe des betreffenden Körperteils, sondern richtet sich nach seiner erforderlichen oder erwünschten Nutzung. Es gibt sogar eine ganz witzige Karikatur namens *Homunculus* (lateinisch für »kleiner Mann«), welche die relative Größe jedes Körperteils auf dem Kortex veranschaulicht. Aber denke daran, dass wir dank unserer neuronalen Plastizität in der Lage sind, durch wiederholtes Handeln auch benachbarte Bereiche dieses Kortex zu vereinnahmen! Angenommen, du bist Geiger und benutzt jeden einzelnen Finger deiner linken Hand häufiger als die Finger deiner rechten Hand, die den Bogen hält. Im Lauf der Zeit wird – wenn du immer und immer wieder auf deiner Geige übst – jeder einzelne Finger deiner linken Hand immer mehr Platz im primären motorischen Kortex einnehmen. Unser Gehirn ist übrigens großenteils über Kreuz verdrahtet: Die linke Körperhälfte wird von der rechten und die rechte Körperhälfte von der linken Gehirnhälfte gesteuert.

Scheitellappen

Die Scheitellappen wandeln sensorische Informationen – zum Beispiel die Wahrnehmung von Berührungen, Temperatur, Schmerz und Gelenkstellung – in praktisches Verständnis um. Entlang dieser Lappen verläuft ein weiteres Stirnband. Dieses Band enthält die sensorische Landkarte; und auch hier wird jedem Körperteil ein Platz zugewiesen, der nichts mit seiner wahren Größe zu tun hat. Übrigens gibt es auch eine *Homunculus*-Karikatur, die diese Verteilung skizziert und sogar noch ein bisschen skandalöser ist. Einige Bereiche des Scheitellappens spielen auch für die Sprachverarbeitung und das Sprachverständnis eine wichtige Rolle.

Schläfenlappen

Die Schläfenlappen, die unterhalb der Schläfe in der Nähe der Ohren liegen, sind für die Verarbeitung auditiver Informationen zuständig. Sie sind aber auch am Gedächtnis und Sprachverständnis beteiligt und beherbergen den Hippocampus (einen Teil des limbischen Systems, auf den wir später noch näher eingehen werden).

Hinterhauptlappen

Auf dem *Tentorium cerebelli* (einem Teil des Gehirnzwerchfells) und im hinteren Teil der Hirnrinde befinden sich die kleinsten Lappen: die sogenannten Hinterhaupt- oder Okzipitallappen. Sie sind für die Verarbeitung visueller Reize und damit zusammenhängende Aufgaben wie beispielsweise Gesichtserkennung zuständig.

KLEINHIRN

Das Kleinhirn liegt unterhalb der beiden Gehirnhälften hinter dem Hirnstamm versteckt und ähnelt einer zusammengedrückten Ziehharmonika. Das lateinische Wort für diese Hirnregion *(Cerebellum)* bedeutet so viel wie »kleines Gehirn«. Das Kleinhirn nimmt nur ein Zehntel deines Gehirnvolumens ein, beherbergt aber die

Hälfte aller Neuronen. Zu seinen Hauptaufgaben gehören die Koordination der motorischen Bewegungen, der Körperhaltung und des Gleichgewichts.

HIRNSTAMM

Der Hirnstamm kann in drei Hauptregionen unterteilt werden: Mittelhirn, *Pons* und *Medulla oblongata*.

Das Mittelhirn sitzt ungefähr in Augenhöhe oben auf dem Hirnstamm und koordiniert viele sensorische und motorische Funktionen deines Körpers wie zum Beispiel die Augenbewegungen. Als eine Art Relaisstation zwischen Hirnstamm, Hinterhirn und Zwischenhirn ist das Mittelhirn für das Sehen und Hören, die motorische Kontrolle und für unsere Wachheit und Aufmerksamkeit zuständig. Yogi*nis erwähnen diese Region unseres Gehirns oft, wenn sie über verschiedene Meditationszustände oder Korrelationen mit den Chakras sprechen. Doch auch wenn das mit Sicherheit eine coole Hirnregion ist, finde ich persönlich, dass die Mitte des Gehirns, das Zwischenhirn, noch besser in diese Diskussionen hineinpasst.

Die *Pons* ist an der Atmung, dem Schlaf, dem Schlucken und ähnlichen Vorgängen beteiligt. Ihr Name leitet sich vom lateinischen Wort für »Brücke« ab – was durchaus passend ist, denn sie sitzt direkt oberhalb der *Medulla oblongata* und lenkt die Bewegungen zwischen Hirnrinde und Kleinhirn.

Die *Medulla oblongata* reguliert Atmung, Herzfrequenz, Blutdruck, Husten, Niesen und andere unbewusste Aktivitäten. Sie ist mit dem Rückenmark verbunden und bildet den untersten Teil des Hirnstamms.

LIMBISCHES SYSTEM

Das limbische System ist kein eigenständiges System, sondern besteht aus mehreren Gehirnstrukturen auf beiden Seiten des *Thalamus*. Diese Strukturen sind für

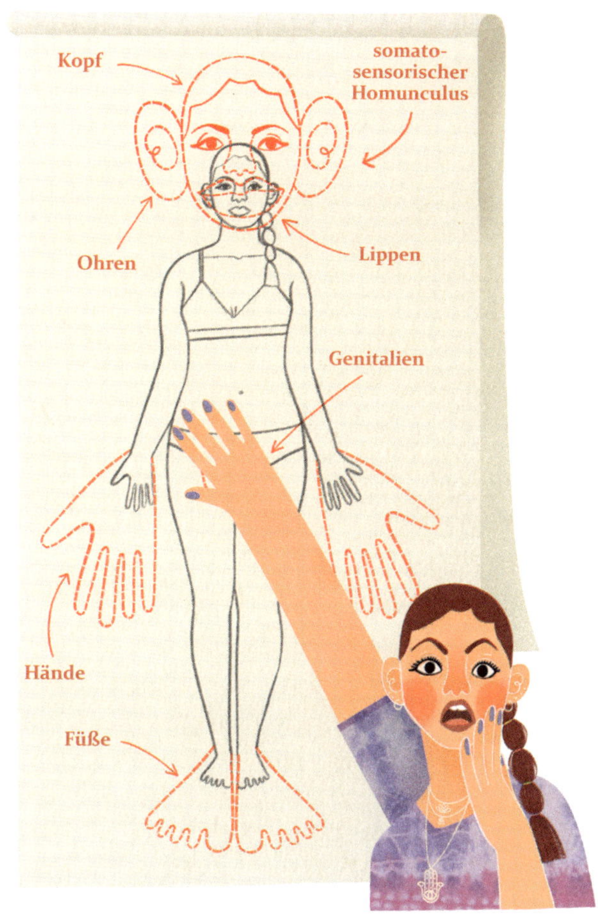

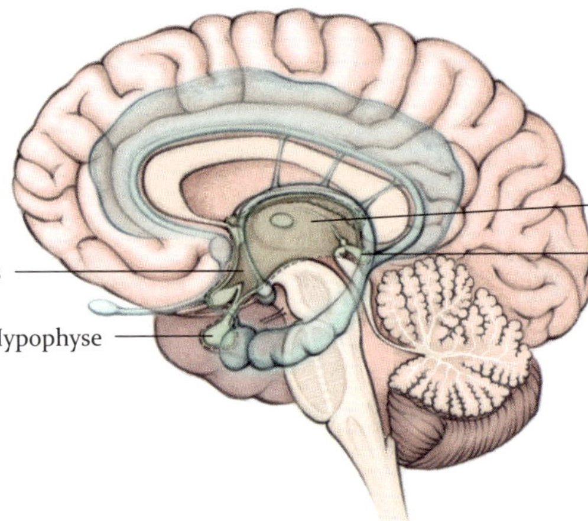

viele verschiedene Funktionen zuständig, unter anderem für Emotionen, Verhalten und Gedächtnis.

Basalganglien

Die Basalganglien sind eng mit der Hirnrinde, dem Thalamus und dem Hirnstamm verbunden und spielen bei der Planung und Koordination körperlicher Aktivitäten eine wichtige Rolle. Sie sehen ein bisschen so aus wie zwei Widderhörner und sind für die Koordination der Feinmotorik unentbehrlich.

Hippocampus

Ihren Namen verdankt diese Hirnregion ihrer Ähnlichkeit mit einem (im Griechischen gleichnamigen) Seepferdchen. Der zweiteilige Hippocampus – in jeder Gehirnhälfte befindet sich ein Teil davon – spielt bei der Konsolidierung von Informationen aus dem Kurz- ins Langzeitgedächtnis eine wichtige Rolle. Es ist erwiesen, dass diese Hirnregion bei chronischem Stress, Depression und der Alzheimerkrankheit schrumpft, aber sie gehört zu den wenigen Bereichen des Gehirns, in denen neue Neuronen gebildet werden können.

Amygdalae

Unsere beiden mandelförmigen *Amygdalae* – eine pro Gehirnhälfte – helfen bei der Entscheidungsfindung und erzeugen starke emotionale Reaktionen wie beispielsweise Angst und Verlangen. Einige wissenschaftliche Untersuchungen deuten darauf hin, dass es einen Unterschied zwischen der rechten und linken Amygdala geben könnte: Die Stimulation der rechten Amygdala kann eher negative Emotionen wie Angst und Traurigkeit auslösen, während die Stimulation der linken Amygdala entweder angenehme oder unangenehme Gefühle hervorruft. Im Gegensatz zu unseren anderen Sinnen macht der Geruchssinn einen Zwischenstopp in den Amygdalae, bevor er in unser Zwischenhirn gelangt. Das könnte der Grund dafür sein, dass Gerüche oft eine so direkte emotionale Wirkung auf uns haben.

ZWISCHENHIRN

Das Zwischenhirn beherbergt den Thalamus, die Zirbeldrüse, den Hypothalamus und die Hypophyse sowie vier Ventrikel.

Thalamus

Der Thalamus besteht eigentlich aus zwei Hälften (oder Thalami), die wie zwei kleine Hühnereier aneinandergeschmiegt im Zwischenhirn sitzen. Er fungiert als Relaisstation für sämtliche Sinneseindrücke (außer denen aus der Nase), die an die Hirnrinde weitergeleitet werden. Dieser Knotenpunkt ist wichtig, um die vielen verschiedenen Sinneseindrücke zu erkennen und zu entscheiden, welche an die Hirnrinde weitergeleitet werden sollen, damit du sie bewusst wahrnehmen und auswerten kannst. Denn es stürmen so viele Sinnesreize auf dich ein, dass es ineffizient wäre, all diese Eindrücke überdeutlich zur Kenntnis zu nehmen. Zum Beispiel nimmst du wahrscheinlich gerade nicht wahr, wie sich deine Kleidung auf deiner Haut anfühlt. Dank dem Urteilsvermögen deines Thalamus ist dir dieser Sinneseindruck erst gerade eben zum Bewusstsein gekommen, nachdem du den letzten Satz dieses Abschnitts gelesen hattest!

Zirbeldrüse

Die Zirbeldrüse, die so ähnlich aussieht wie ein Kiefernzapfen, ist eine endokrine Drüse von der Größe eines Reiskorns und liegt in einer Rille zwischen den beiden Thalamus-Hälften. Im Lauf der Zeit haben viele östliche und westliche mystische Traditionen der Zirbeldrüse große Bedeutung beigemessen und sie oft als unser »drittes Auge« bezeichnet. Um die Mitte des 16. Jahrhunderts nannte der französische Philosoph René Descartes die Zirbeldrüse sogar »Hauptsitz der Seele«, und auch heute noch werden immer wieder Behauptungen über diese Drüse aufgestellt, die sich hinterher oft als ebenso gewagt wie unbegründet erweisen. Was an all dem wirklich wahr ist: Die Zirbeldrüse erfüllt tatsächlich die Aufgabe, Melatonin – ein Hormon, das für unseren zirkadianen Rhythmus, die innere Uhr, zuständig ist – zu produzieren und auszuschütten. Dieses Hormon wird nur im Dunkeln gebildet; bei Lichteinfall wird seine Produktion gehemmt. Die Melatoninproduktion in unserer Zirbeldrüse funktionierte vor der Erfindung des künstlichen Lichts (und bevor wir uns angewöhnt haben, nachts ständig auf unserem Smartphone herumzuscrollen) sehr viel besser.

Hypothalamus

Der Hypothalamus sitzt unterhalb des Thalamus und steuert und reguliert viele wichtige Funktionen. Er ist fast so etwas wie ein Dirigent, der beim Orchester unseres autonomen Nervensystems den Taktstock schwingt und die Hormonausschüttung aus der Hypophyse reguliert. Für eine Hirnregion von der Größe einer Mandel hat er enorm viel Einfluss: Der Hypothalamus mischt so ziemlich bei allem mit, von der Homöostase bis hin zur Motivation. Er steuert auch unseren zirkadianen Rhythmus.

Im Lauf von Jahrmillionen hat unser Körper eine Entwicklung durchgemacht, die dazu führte, dass er seine Aktivitäten genau mit der Länge des natürlichen Tages synchronisiert. Unser zirkadianer Rhythmus – die innere Uhr – reguliert nicht nur unser Schlafverhalten, sondern auch unsere Verdauung, unser Immunsystem und die Ausschüttung von Hormonen. Wir können heute zwar ziemlich schnell mehrere Zeitzonen durchqueren, doch unser Körper und unser Gehirn brauchen schon ein bisschen mehr Zeit, um sich auf die neuen Tag-Nacht-Verhältnisse in einer neuen Zeitzone einzustellen. Wenn du schon mal einen Jetlag hattest, weißt du, dass deine Verdauung, deine Körpertemperatur, deine Koordination und dein Schlaf dadurch stark beeinträchtigt werden können.

Hypophyse

Die Hypophyse (Hirnanhangdrüse) ist eine erbsengroße endokrine Drüse, die es in sich hat. Sie wird auch als Meisterdrüse bezeichnet und reguliert diverse physiologische Prozesse im ganzen Körper, indem sie verschiedene Hormone ausschüttet. Sie hängt an einem winzigen Stiel, dem Hypophysenstiel, der von einer zarten Gehirnzwerchfellfalte bedeckt ist, und ruht sanft in einer Vertiefung des Keilbeins, der sogenannten *Sella turcica* – du erinnerst dich vielleicht noch an den »Türkensattel« (Seite 129). Ihr vorderer Teil ist an der Regulation verschiedener physiologischer Vorgänge wie beispielsweise Wachstum, Fortpflanzung, Stressreaktion und Laktation beteiligt. Der hintere Teil steht in ständiger Kommunikation mit dem darüber liegenden Hypothalamus. Er speichert und schüttet nicht nur Hormone aus, die zur Blutdruckregulation beitragen, sondern auch das berühmte Oxytocin, das manchmal als »Kuschelhormon« oder »Paarbindungshormon« bezeichnet wird. Dieses Hormon spielt bei den Gebärmutterkontraktionen während der Wehen und der Geburt, für die Bindung zwischen Baby und Eltern, die Bindung zwischen zwei Liebespartnern, den Vertrauensaufbau, den Angstabbau und den Orgasmus eine wichtige Rolle.

Ventrikel und Nervenwasser

Im Gehirn gibt es vier Hohlräume, die sogenannten Ventrikel, die eine Flüssigkeit des zentralen Nervensystems produzieren und zirkulieren lassen: das Nervenwasser, auch *Liquor cerebrospinalis* (kurz: Liquor oder CSF) genannt. Dieser Liquor umspült das Gehirn und das Rückenmark und dient ihnen als Puffer. Er zirkuliert zwischen der *Pia mater* und der *Arachnoidea mater* und fließt auch durch einen winzig kleinen Kanal im Rückenmark selbst hindurch. Diese Flüssigkeit pulsiert, während sie durch dein zentrales Nervensystem fließt, im Rhythmus deines Blutdrucks, deines Herzschlags und deiner Atmung. Vielleicht hast du in deiner Lieblingssendung im Fernsehen schon mal eine Lumbalpunktion gesehen, oder bei dir selbst wurde so eine Untersuchung durchgeführt. Ein Arzt kann eine Liquorprobe entnehmen, um den in deinem Gehirn herrschenden Druck und bestimmte

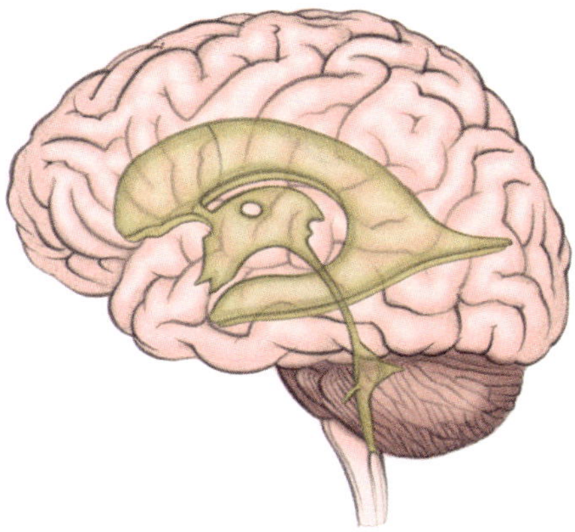

Ventrikel

Infektionen des Gehirns oder der Hirnhäute zu diagnostizieren.

So, das war eine kleine Einführung in die verschiedenen Bestandteile deines Oberstübchens. Ich hoffe, dass dir diese Besichtigungstour gefallen hat; und lass dich von der Kürze meine Ausführungen bitte nicht über den magischen Zauber dieses eng miteinander vernetzten Drei-Pfund-Laibs aus wabbeligem Tofu hinwegtäuschen!

Vielleicht haben manche von uns schon mal die Erfahrung gemacht, dass eine Meditationspraxis sie selbst oder ihr Leben in irgendeiner Weise veränderte – aber was machen wir eigentlich mit der grauen und weißen Substanz zwischen unseren Ohren, während wir meditieren? Die graue Substanz, also die Nervenzellkörper, Axone, Dendriten und Nervensynapsen, besitzt die Fähigkeit, Nachrichten zu senden und zu empfangen, die weiße Substanz dagegen, die mit einer fettigen Myelinschicht überzogenen Axone, können Nervensignale bewegen oder weiterleiten. Du kannst dir das ungefähr so vorstellen wie ein Stromkabel: Es gibt einen Stecker, der in eine Steckdose hineinpasst, und ein langes Kabel, das von einer gummiartigen Hülle ummantelt ist. Dank dieser Umhüllung kann sich das elektrische Signal schneller und effizienter vorwärtsbewegen. (Eine ausführlichere Erklärung dazu, wie Stromkabel und Elektrizität funktionieren, findest du in einem anderen Buch.)

In Untersuchungen zur Achtsamkeitsmeditation wurde festgestellt, dass Menschen, die meditieren, mehr graue Substanz in den Hirnregionen haben, die für Aufmerksamkeit und Emotionsregulation eine wichtige Rolle spielen. Außerdem haben Wissenschaftler festgestellt, dass die Veränderung des Gehirns von der Art der Meditation abhängt, die du praktizierst. Wenn du dich dabei auf deinen Atem oder auf ein bestimmtes Mantra konzentrierst, werden die Bereiche des Gehirns gestärkt, die für die Kontrolle der Aufmerksamkeit wichtig sind. Wenn du über Mitgefühl meditierst, scheint dein Gehirn sich neu zu verdrahten, und zwar so, dass du dich stärker mit anderen Menschen verbunden fühlst. Egal welche Aufgabe du deinem Gehirn immer wieder stellst – es lernt, diese Aufgabe effizienter zu erledigen, und vereinnahmt dafür unter Umständen sogar benachbarte Gehirnareale. In einer achtwöchigen Studie zur Achtsamkeitsmeditation, bei der nicht die Gehirnstruktur, sondern die

Gehirnaktivität untersucht wurde, stellten Wissenschaftler fest, dass Meditation sich tatsächlich darauf auswirken kann, wie wir auf unsere negativen Gedanken reagieren. Die Teilnehmer der Studie wurden in ein fMRT-Gerät (funktionelle Magnetresonanztomografie) gelegt und aufgefordert, auf positive und negative Aussagen über sich selbst zu reagieren. Nach dem achtwöchigen Meditationskurs schienen sie den negativen Gedanken zwar mehr Aufmerksamkeit zu schenken, doch ihre Amygdalae wurden dadurch seltener getriggert. Es fiel ihnen leichter, ihre Gedanken und Emotionen einfach nur zu beobachten, statt sich gewissermaßen darin festzufahren.

Wir können feststellen, wie stark das Gehirn erregt ist (nein, damit ist nicht das gemeint, was du jetzt denkst!), indem wir seine elektrische Aktivität in Form von Gehirnwellen messen, von denen es vier Hauptkategorien gibt. Dein Gehirn ist ein bisschen so wie ein Orchester: Darin spielen viele verschiedene Instrumente zu unterschiedlichen Zeiten und in unterschiedlicher Lautstärke. Normalerweise sind im Gehirn alle vier Gehirnwellen-Typen gleichzeitig zu beobachten, doch je nachdem, was du gerade tust, ist eine davon meistens stärker aktiv. Nun, da du dieses Buch liest (das dich natürlich sehr anregt und interessiert; du warst noch nie so begeistert von einem Buch wie von diesem!), überwiegen bei dir die Beta-Wellen. Wenn du dagegen nach einer guten *Shavasana*-Entspannung von deiner Yogamatte aufstehst und ein bisschen Mühe damit hast, deine Schuhe zu finden, herrschen die etwas langsameren Alpha-Wellen vor. Wenn du im Auto deinen Tagträumen nachhängst und hinterher nicht mehr weißt, wie du nach Hause gekommen bist, oder wenn du nachts im Bett liegst und träumst, überwiegen die Theta-Wellen. Und in der köstlichen Tiefschlafphase übernehmen Delta-Wellen die Regie.

Bildgebenden Untersuchungen zufolge können die Scheitellappen, die für unsere Orientierung in Zeit und Raum zuständig sind, in ihrer Aktivität gedämpft werden. Das könnte der Grund für den Verlust des räumlichen Bewusstseins sein, den wir während des Meditierens erleben. Andere Studien scheinen darauf hinzudeuten, dass die positiven Auswirkungen der Meditation sogar weit über die eigentliche Meditationssitzung hinaus anhalten. Bei Menschen mit viel Meditationserfahrung scheint der linke präfrontale Kortex dauerhaft aktiver zu sein. Diese Hirnregion wird sowohl mit Wohlbefinden als auch mit Konzentration und Planung in Verbindung gebracht. Mit anderen Worten: Meditation kann tatsächlich dazu beitragen, dich glücklicher zu machen! (Bei Menschen mit Depressionen ist der linke präfrontale Kortex stark unteraktiv, aber man weiß noch nicht, warum.)

Manchmal kommen meine Schüler*innen nach einer Meditationsübung ganz aufgeregt zu mir und erzählen von den Lichtern, Farben oder Formen, die sie mit geschlossenen Augen gesehen haben. Ich kann ihre Aufregung gut verstehen – das ist ja auch wirklich ungeheuer spannend! Meine Lehrer*innen haben mir immer gesagt, diese Lightshow sei zwar ein gutes Zeichen dafür, dass ich mich entspanne; ich solle mich aber nicht allzu sehr darauf versteifen, diese visuellen Phänomene zu sehen oder zu interpretieren, weil ich sonst Gefahr laufen würde, wieder in meinen denkenden Verstand zurückzufallen.

Vielleicht gibt es einen physiologischen Grund für die Lightshow. Wenn sich die Muskeln um unsere Augen herum entspannen, drehen sie sich auf natürliche Weise leicht nach oben und einwärts in Richtung des dritten Auges. Möglicherweise hast du diese Augenbewegung sogar schon einmal beobachtet, wenn du dir alte Videoclips von Yogi*nis anschautest, die mit offenen Augen meditierten. Theoretisch kannst du dieses Phänomen selbst testen, indem du dich leise an eine Person in deinem Haushalt heranschleichst, die gerade friedlich schläft. Wenn du ihre Augenlider vorsichtig nach oben ziehst, wirst du sehen, dass ihre Augäpfel nach innen und oben verdreht sind. Wie gesagt, theoretisch kann man das tatsächlich sehen. Ob du diesen Versuch umsetzen möchtest, liegt bei dir …

Selbst im Dunkeln senden die Ganglienzellen der Netzhaut kontinuierlich Aktionspotenziale an das Gehirn. Diese Aktion der sich entspannenden Augen sendet eine ganz bestimmte Nachricht an den Sehnerven entlang, die ein Anatom als »optische Strahlung« bezeichnen würde. Dein Gehirn interpretiert sie als blinkende Lichter oder Formen. Dieses Signal kann übrigens auch getriggert werden, wenn du mit den Händen einen leichten Druck auf deine Augen ausübst oder ein Augenkissen darauflegst. Vielleicht ist das jenes Phänomen, auf das viele yogische Texte, ja sogar religiöse Texte wie beispielsweise die Bergpredigt anspielen, wenn sie davon sprechen, dass jemand von Licht erfüllt wird, wenn seine beiden Augen eins werden.

Der Klang oder das Vorhandensein von Om, dem *Bija*-Mantra des *Sahasrara*-Chakras, hat etwas unbestreitbar Kraftvolles an sich. Für alle, die es ganz genau wissen wollen: Der O-Laut in Om wird im Mund zu gleichen Teilen aus A und O(U) gebildet. Wenn also von Om im Zusammenhang mit dem Klang dieses Mantras die Rede ist oder wenn man es chantet, wird es oft »Aum« geschrieben. Die *Mandukya Upanishad* beschreibt die Theorie, den Charakter und das Symbol von Om beziehungsweise Aum und stellt Bezüge zu den vier Bewusstseinszuständen her: *Jagrat* (Wachzustand), *Swapna* (Traumzustand), *Shushupti* (Tiefschlaf) und *Turiya* (reines Bewusstsein). Sie beginnt sogar ziemlich großspurig mit der Erklärung, dass Om oder Aum die ganze Welt ist.

In vielen Traditionen, Philosophien und Kosmologien heißt es, dass das ganze Universum aus einem heiligen Klang oder Wort entstanden ist. Vor allem die Laute

Jagrat (Wachzustand)
Beta-Wellen
Beckenzwerchfell
Mula Bandha
Brahma Granthi
Sthula Sarira

Turiya
Stille oder Schwingung
nach dem Aum

Shushupti (Tiefschlaf)
Delta-Wellen
Stimm-/Gehirnzwerchfell
Jalandhara Bandha
Rudra Granthi
Karana Sarira

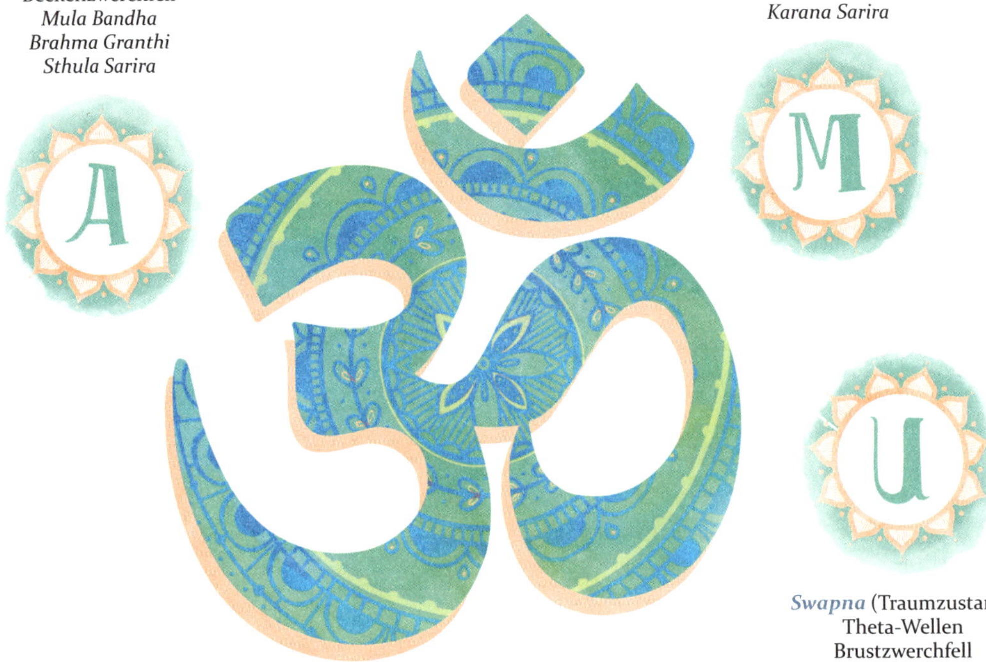

Swapna (Traumzustand)
Theta-Wellen
Brustzwerchfell
Uddiyana Bandha
Vishnu Granthi
Suksma Sarira

A, U und M tauchen in vielen Sprachen auf, und zwar in besonders bedeutungsschweren Worten wie Amen, Ameen und Schalom. Diese speziellen Laute wurden sogar erforscht: Sie scheinen die Ausschüttung von Endorphinen (volkstümlich als Glückshormone bezeichnet) aus der Hypophyse anzuregen und die glatte Muskulatur in den Arterienwänden zu entspannen. Man hat sie in einer ganzen Reihe von Studien zu verschiedenen Krankheitsbildern untersucht – von Depressionen bis hin zu männlicher Impotenz.

Im Lauf der Jahre haben viele meiner Lehrer*innen verschiedene Dinge mit dem Klang und dem *Devanagari* (Schriftzeichen) von Aum in Zusammenhang gebracht. Viele der Charts von Chakras, *Nadis* und so weiter, die wir in diesem Buch besprochen haben, lassen sich durch den Klang von Aum erforschen; und weil mir eine dieser Darstellungen besonders gut gefällt, habe ich sie oben für dich skizziert. Beim Chanten von »Aum« scheint die Schwingung dieses Klangs nicht nur über den Gaumen, sondern durch den ganzen Körper hindurchzufließen. Ebenso bewegt uns dieser Klang energetisch durch die Dichten unserer körperlichen Form und durch die Knoten hindurch, die uns binden – vom Endlichen zum Unendlichen.

Aum-Meditation

Bei dieser Meditation ist es wichtig, eine Sitzposition zu wählen, in der du mindestens 15 Minuten lang ruhig und bequem dasitzen kannst und dabei spürst, dass deine Wirbelsäule aufrecht ist. Du kannst dazu ruhig einen Stuhl oder eine Wand als Lehne benutzen oder einen Thron aus Decken und Yogastützen für dich errichten.

- Nimm dir ein bisschen Zeit, um es dir in deiner Sitzposition bequem zu machen. Schließe die Augen, scanne deinen Körper ab und nimm alle Empfindungen wahr. Achte darauf, ob du etwas von deiner Oberflächenspannung oder äußeren Schale lockern kannst. Lasse deine Zunge entspannt in den Mundboden herabsinken und deine Zahnreihen leicht auseinanderfallen, während du Kiefer und Lippen entspannst. Spüre, wie sich dein oberer Gaumen anhebt und ein bisschen nach hinten zurückfällt.

- Während du dich entspannst, spürst du, dass deine Aufmerksamkeit wie mit magnetischer Kraft zur Mittelachse deines Körpers hingezogen wird. Du kannst diese Achse wie eine Schnur spüren oder visualisieren, die von deinem Beckenboden durch Bauch und Brustkorb, vor den Krümmungen deiner Wirbelsäule durch deinen Hals und dein Mittelhirn bis zum Scheitelpunkt deines Kopfes aufsteigt. Stell dir vor, dass du von dieser Schnur gehalten wirst, während dein äußerer Körper allmählich immer weicher und entspannter wird.

- Atme ein paarmal langsam und tief durch die Nase ein und aus, um deinen Geist in diesen Augenblick des Jetzt und Hier zu holen.

- Sobald du bereit bist, entspanne deine Atmung und richte deine Aufmerksamkeit auf die Basis deines Körpers, den Beckenboden. Während dieser Konzentration auf deinen Beckenboden beginnst du den Laut »A« hörbar zu chanten; das fühlt sich so an, als könnte der Klang aus diesem Raum heraus geboren werden. Nimm dir Zeit und wiederhole den A-Laut ein paarmal aus deinem Beckenboden heraus. Dann bleibst du ein paar Sekunden lang sitzen und spürst den Vibrationen oder Empfindungen an der Basis deines Körpers oder in der Beckenschale nach, während du schweigend immer noch den A-Laut spürst. Du musst nichts erzwingen und auch nichts Bestimmtes spüren wollen. Beobachte einfach nur.

- Als Nächstes ziehst du deine Aufmerksamkeit nach oben in die Mitte deines Rumpfes, zum Solarplexus oder Brustzwerchfell hin. Lasse deine Aufmerksamkeit hier ruhen und beginne den Laut »U« (der sich wie ein »O« anhört) ein paarmal laut zu chanten, wobei du spürst, wie der Klang von dieser Körperregion aus nachhallt oder vibriert. Halte ein paar Minuten lang inne und spüre die Vibrationen oder Empfindungen in diesem Bereich, während du den Laut »U« jetzt stumm vor dich hin chantest. Löse dich von der Vorstellung, dass es einen richtigen Weg gibt, das zu tun oder zu fühlen, und bleibe einfach neugierig.

- Nun lässt du deine Aufmerksamkeit sanft nach oben durch dein Herz, deine Kehle und deinen weichen Gaumen bis ins Mittelhirn hineinschweben. Entspanne deine Kopfhaut, die Hinterseite beider Augen und deine Gesichts- und Kiefermuskulatur und beginne den Laut »M« nun noch ein bisschen leiser zu chanten, als könnte er aus dieser Region entstehen und wie ein kleiner Gong vibrieren, der vorsichtig in der Mitte deines Gehirns angeschlagen wird. Nimm dir ein bisschen Zeit, wiederhole den Laut »M« ein paarmal, bleibe dann ganz ruhig sitzen und beobachte den Nachhall, den du – selbst in der Stille – immer noch spürst, nachdem der hörbare Laut verklungen ist.

- Setze diese drei Laute nun zusammen und lasse die Schwingung und deine Aufmerksamkeit währenddessen von der Basis deines Körpers zu deinem Mittelhirn emporsteigen. Atme sanft, aber diesmal langsamer ein und chante den Laut »A« von der Basis deines Körpers aus, steige dann zum »U« in deinem Solarplexus auf und bewege dich schließlich zum »M« in deinem Mittelhirn. Entspanne deine Atmung ein paar

Sekunden lang und fühle einfach. Wiederhole diese Sequenz noch ein paarmal und lasse den Laut und deine Aufmerksamkeit dabei durch deine körperliche Form aufsteigen.

- Nun sitzt du ruhig da, entspannst deine Atmung und chantest stumm den Laut »Aum«. Spüre, wie der stumme Nachhall dieses Aum dabei von der Basis deines Körpers bis zu deinem Mittelhirn aufsteigt.

- Sobald du bereit bist, lasse diese Technik los und sitze einfach ein paar Minuten bei dem, was du hier findest. Wenn du bereits eine Meditationstechnik oder ein persönliches Mantra hast, kannst du nun zu dieser Meditationspraxis übergehen. Ansonsten bleibst du einfach sitzen und beobachtest alle Empfindungen, die jetzt vielleicht in dir aufsteigen.

- Wenn du bereit bist, diese Meditation zu beenden, senke dein Kinn in Richtung Brustkorb und reibe deine Handflächen sanft aneinander. Lege die warmen, gewölbten Handflächen auf deine geschlossenen Augen. Atme ein paarmal langsamer und tiefer ein und spüre, wie die Wärme in deinen Körper zurück und nach unten fließt und dich erdet. Lasse die Hände auf deine Oberschenkel sinken, schlage blinzelnd die Augen auf und betrachte mit unfokussiertem Blick einen Punkt auf dem Boden vor dir.

- Bevor du deine Aufmerksamkeit wieder auf die Welt um dich herum richtest, nimm dir ein paar Minuten Zeit, um über deine Erfahrungen bei dieser Aum-Meditation nachzudenken oder etwas darüber in dein Tagebuch zu schreiben.

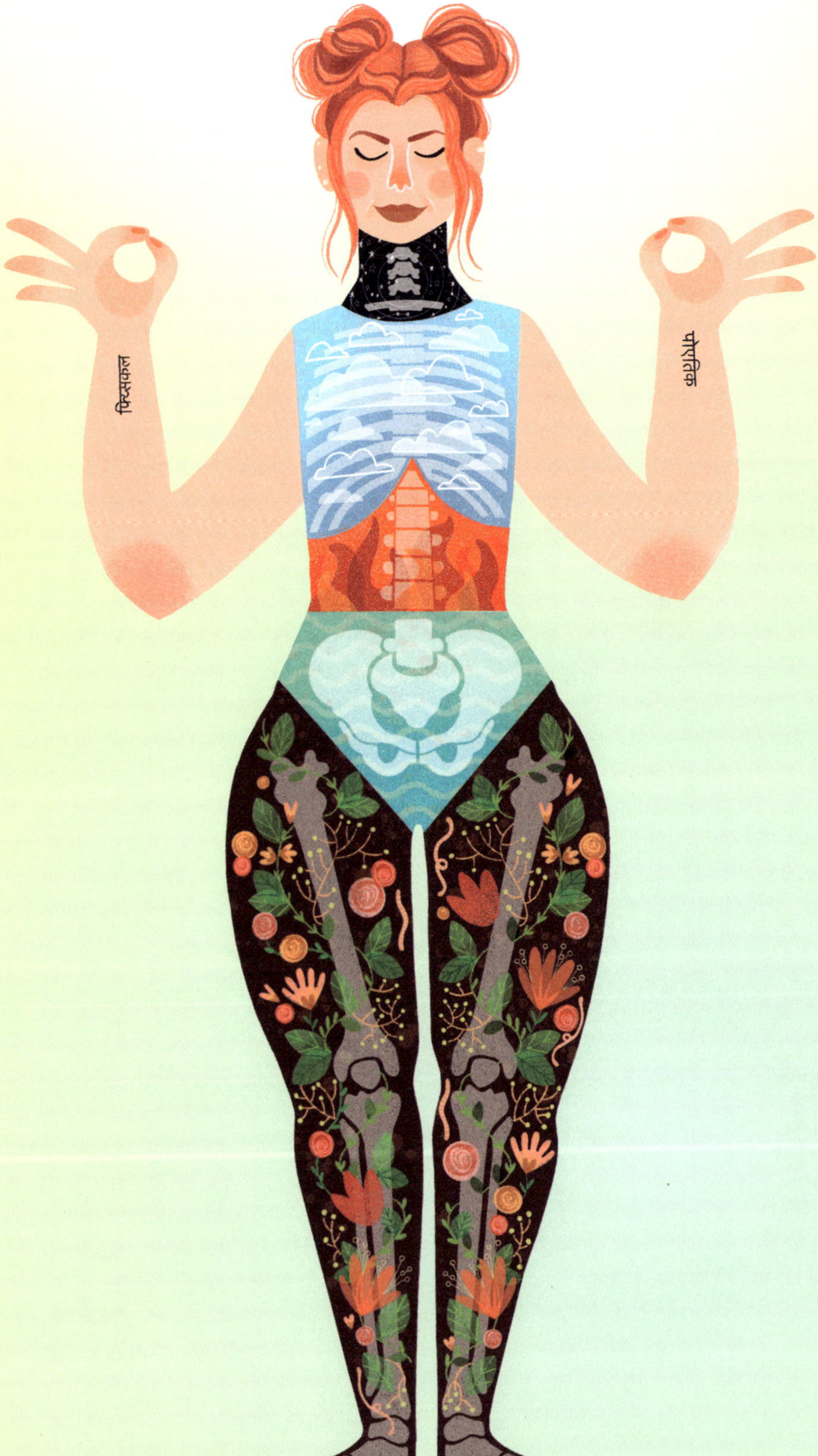

KAPITEL 3

Das Praktische

Verkörperung im Yoga

In diesem Teil des Buches werden wir uns ausführlich damit beschäftigen, anhand von Körpertests und Selbstreflexion unsere individuellen Unterschiede zu erkennen und zu würdigen. Ich bin fest davon überzeugt, dass uns durch die Beschäftigung mit diesen Unterschieden bewusst werden wird, wie eng wir alle miteinander verbunden sind.

Ich möchte mit einem Überblick über den Kontext beginnen, in dem sich unsere Yogapraktiken entwickelt haben. Als Nächstes werden wir dann ein paar Fragen miteinander durchgehen, die dich zum Nachdenken über deine derzeitige Yogapraxis anregen sollen. Gemeinsam wollen wir herausfinden, ob sie tatsächlich deinen höchsten Absichten dient. Außerdem werde ich bei dieser Gelegenheit auch auf ein paar problematische Trends in der Asana-Praxis zu sprechen kommen.

Doch zunächst einmal wollen wir einen genauen Blick auf die verschiedenen Körpersegmente werfen. Viele Yogaschulen unterteilen unsere physische oder energetische Form zu Studienzwecken in einzelne Segmente. Von diesen Segmenten werden wir auch hier ausgehen, um unsere enormen individuellen Unterschiede zu beleuchten und auf ein paar häufige Verletzungen und Fehlhaltungen innerhalb der einzelnen Körpersegmente einzugehen. Außerdem werde ich in diesem dritten und letzten Teil meines Buches auch einige energetische Korrelationen beschreiben und einen therapeutischen Yogakursplan mit speziellen Atem- und Meditationstechniken vorstellen, die dir helfen sollen, in diesen Körperregionen zu mehr Gleichgewicht und einer stärkeren Verbundenheit zu finden. Obwohl es empfehlenswert ist, unter Anleitung sachkundiger Lehrer*innen zu üben, die dir helfen können, deine Praxis mit anderen Augen zu sehen und anders zu interpretieren, kannst du diese Techniken anhand der nun folgenden Ausführungen auch zu Hause umsetzen; sie bieten dir eine Möglichkeit, die Harmonie, die Schönheit und das Potenzial deiner eigenen Form zu leben.

Wie ich hoffe, wirst du die nun folgenden Informationen dazu nutzen, bestimmte Muster, Gleichgewichte, Disbalancen, Kompensationen und die Freiheit in allen Schichten deines Körpers und Geistes zu erforschen. Hoffentlich wirst du dein Verständnis deiner körperlichen Form dabei dekonstruieren und wieder rekonstruieren, damit du sie als etwas erleben kannst, das bereits jetzt ganz und heilig ist.

Der Körper ist kein Baukasten

Im Lauf der Jahre hat sich meine Vorstellung davon, was Asanas sind und welche Bedeutung sie in der Yogapraxis haben, sehr verändert (genau wie mein Geschmack in Bezug auf Schokolade und Männer). Meine Einführung in die Asanas war recht sportlich und umfasste auch das ausgefallenere Repertoire (zum Beispiel, die Beine hinter den Kopf zu strecken oder auf einem Finger zu stehen und mich dabei im Kreis herumzudrehen). In der Rückschau – in der man ja alles aus einer etwas verklärteren Perspektive betrachtet – glaube ich, dass diese anstrengende Yogapraxis meinem Bedürfnis als Tänzerin entsprang, meinen Körper über seine wahrgenommenen Grenzen hinaus zu fordern und ein gewisses Maß an ästhetischer Perfektion zu erreichen.

Nachdem ich mir auf diese Weise eine ganze Reihe von Verletzungen zugezogen hatte, lernte ich einen lebensfrohen, dynamischen Lehrer namens Alan Finger kennen. Der enigmatische Ishta-Yoga-Begründer brachte mich zu der Erkenntnis, dass sanfte Asanas eine subtile energetische Entdeckungsreise sein können. Diese Asana-Praxis brachte meine Energiekanäle auf Hochglanz, so wie feine Marmorfußböden in einem hochherrschaftlichen Anwesen, und ermöglichte mir umwerfende Erfahrungen in meiner Meditationspraxis. Zwar flüsterte ich mir jeden Morgen, wenn ich mich mit schmerzenden Gliedern aus dem Bett herausquälte, zu: »Du bist nicht dein Körper. Deine fleischliche Hülle ist nur ein Gefäß für dein Bewusstsein«, aber allmählich kam ich doch zu der Erkenntnis, dass meine *Vinyasa*-Praxis mich nicht mehr weiterbrachte.

Eines Tages teilten sich die grauen Wolken über mir und Engel fingen zu singen an, als ich endlich wieder in eine Asana-Praxis eingeführt wurde, die meine fleischliche Hülle verwandelte und heilte und mich nicht nur in meinem Körper, sondern auch in meinem täglichen Leben stärkte. Ich verneige mich in tiefer Ehrfurcht vor Yoga-Rupa Rod Stryker (was ich jetzt endlich tun kann, weil mein Rücken mir nicht mehr wehtut), denn seine brillante Interpretation des Asana-Stils von Desikachar hat mich von Grund auf verändert. Schon nach meinem ersten Training bei diesem großartigen Lehrer wusste ich, dass ich von nun an nicht mehr guten Gewissens die Art von Yoga praktizieren und unterrichten konnte, die ich zwar liebte, von der ich aber doch gleichzeitig spürte, dass dabei etwas Wichtiges fehlte.

Inzwischen weiß ich genug, um zuzugeben, dass es die eine Yogapraxis, die jedem guttut, nicht gibt – und auch niemals geben kann. Dafür sind wir Menschen viel zu verschieden. Aber ich fühle mich trotzdem irgendwie dazu genötigt, in diesem Buch ein ganz bestimmtes System in den Vordergrund zu stellen, das mir am Herzen liegt und von den Lehrer*innen geprägt wurde, die meine Welt wirklich und wahrhaftig auf den Kopf gestellt haben – und das anatomisch gesehen auch jede Menge Sinn ergibt. Ich glaube, dieses System ist die Krönung all dessen, was ich in den letzten 20 Jahren über den menschlichen Körper und die Yogapraxis gelernt habe. Mein System wurde stark von den therapeutischen Praktiken des Desikachar-Systems inspiriert, das Yoga-Rupa mir geschenkt hat; und etwaige Fehlinterpretationen oder Abweichungen vom wahren Stil dieser intelligenten, sinnvollen Praxis sind einzig und allein meine Schuld.

Ich habe nie direkt bei Mr Desikachar gelernt, sondern einfach selbst eine Reihe von Asanas und Meditationen zusammengestellt, die mir und meinen Schüler*innen Heilung gebracht haben, wenn wir sie aus der Perspektive des anatomischen Yoga praktizierten.

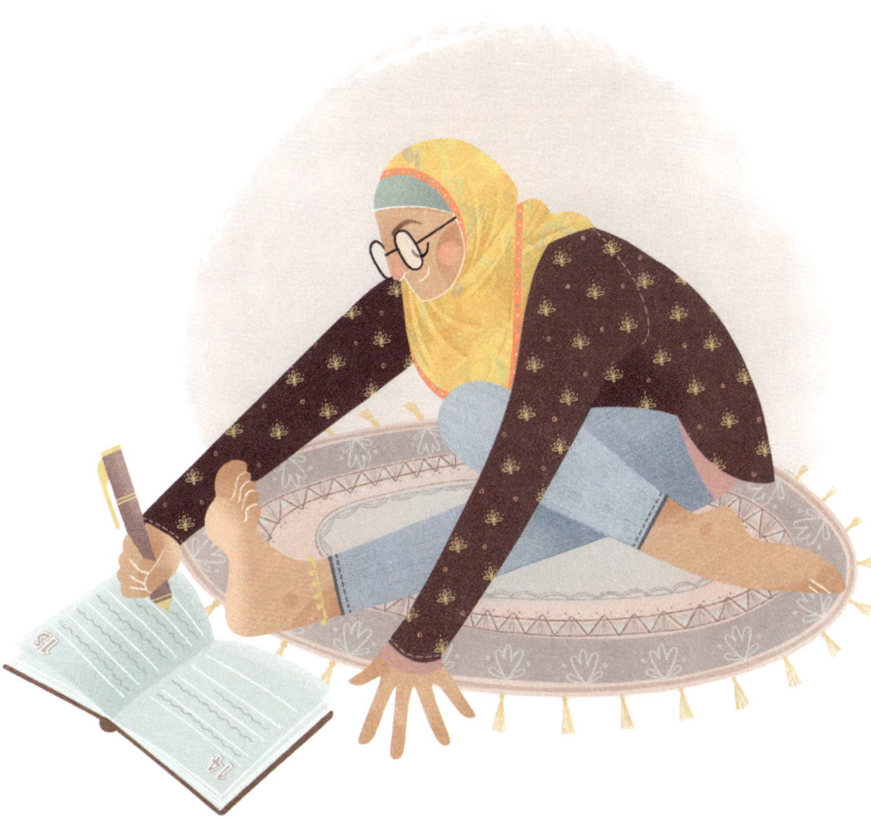

In allen Yogalehrer*innen-Ausbildungen und Yoga-Anatomiekursen, die ich leite, frage ich meine Schüler*innen, welche Rolle die Asanas in ihrer eigenen Yogapraxis und in ihrer Sichtweise als Yogalehrer*in spielen und bitte sie darum, dies aufzuzeichnen.

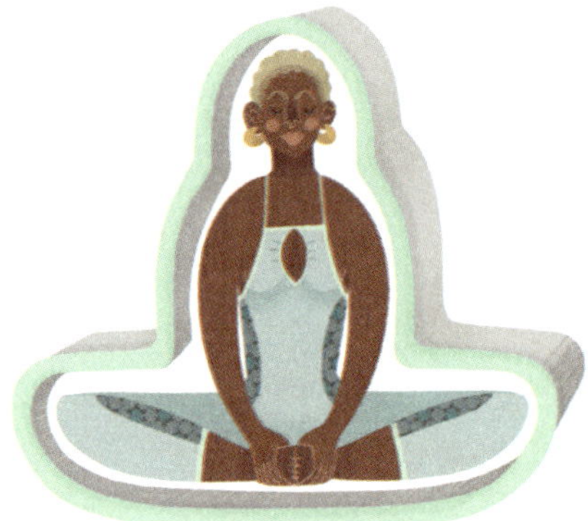

Diese Übung mag auf den ersten Blick sehr einfach erscheinen, aber ich bin der festen Überzeugung, dass es sinnvoll ist, ungefähr alle zwei Jahre über unsere sich ständig verändernde Beziehung zu unserer Yogapraxis nachzudenken. Denn das hilft uns dabei, unsere Erfahrungen neu zu definieren und macht uns zu authentischeren Yogalehrer*innen und Yogi*nis.

Yogaschüler*innen würden diese Frage vielleicht folgendermaßen beantworten: Die Aufgabe der physischen Yogapraxis besteht darin, unseren Körper über die Grenzen hinauszubringen, die wir an ihm wahrnehmen, so wie eine Olympiasportlerin oder ein Tänzer sich bemühen, ein ästhetisches oder psycho-spirituelles Ziel zu erreichen. (Bissige kleine Randbemerkung: Mir ist noch nie ein Tänzer oder Sportler begegnet, der nicht an irgendeiner Verletzung gelitten hätte. Aber eine Verletzung ist nicht das Schlimmste auf der Welt. Du wirst dieses Leben nicht ohne Verletzungen oder Herzschmerz überstehen. Das gehört alles zu den Erfahrungen dazu, die wir in diesen körperlichen Formen machen, und kann uns in unserem inneren Wachstum als Menschen sehr weiterbringen.) Andere Schüler*innen würden vielleicht sagen, dass die physische Yogapraxis eine Methode ist, durch die unser Körper stark, gelenkig und gesund genug wird, um die kontemplativeren Teile der Yogapraxis längere Zeit in sitzender Position ausführen zu können. Eine solche Praxis führt vielleicht nicht zu yogabedingten Verletzungen, kann aber bedeuten, dass du dich von einigen anatomisch fragwürdigen Yogahaltungen verabschieden musst.

Egal wie wir diese Frage beantworten: Wir müssen sie uns stellen, statt einfach blindlings alles zu befolgen, was unsere Lehrer*innen oder unsere Traditionen als den »richtigen Weg« der Yogapraxis bezeichnen. Wir müssen uns mit unserer eigenen Praxis auseinandersetzen, sie entdecken und weiterentwickeln. Als Lehrerin vertrete ich natürlich einen ganz bestimmten Standpunkt, der von meinen eigenen Erfahrungen geprägt ist; und mir ist klar, dass deine Auffassung vielleicht eine ganz andere ist als meine. Meine große Hoffnung ist, dass wir alle unterschiedliche Ideen zum Ausdruck bringen und dabei trotzdem offen für andere Standpunkte bleiben

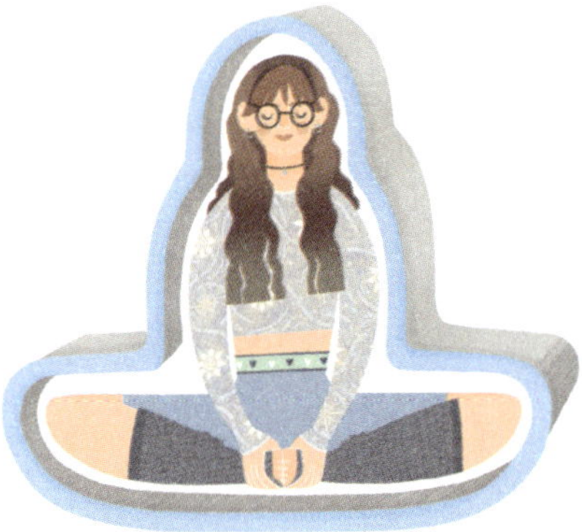

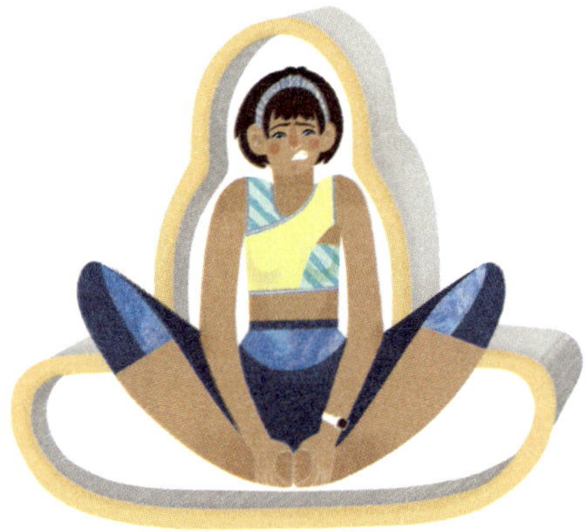

können. Denn dann wird der Dialog darüber, welchen Sinn diese physischen Yogahaltungen haben, immer weitergehen.

Manche Lehrer*innen versuchen die Yogaposen genau zu definieren und halten sich dabei an die Anweisungen ihrer eigenen Lehrer*innen oder an genaue geometrische Vorgaben. (Ich hoffe, du hast heute dein Lineal dabei!) Zum Beispiel erklären sie dir vielleicht, in welchem Winkel du deinen Fuß halten oder deine Hüfte zur Seite drehen sollst. Ich respektiere diese Bemühungen zwar, aber ehrlich gesagt funktionieren solche strengen Anleitungen für bestimmte Körperhaltungen nicht bei jedem Menschen. (Normalerweise funktionieren sie sogar bei niemandem.) Denn unser komplexer, auf perfekte Weise unvollkommener Körper wehrt sich gegen Positionen nach Schema F und gegen einfache, einheitliche Regeln, die uns vorschreiben, wie wir unsere widerspenstigen Gliedmaßen platzieren sollen, um wie unsere gelenkige zwanzigjährige Yogalehrerin auszusehen, die ihren Körper verrenken kann wie ein Schlangenmensch.

Schon allein das Wort »Ausrichtung« geht mir ein bisschen gegen den Strich. Denn es impliziert, dass man etwas »in einer geraden Linie anordnen« soll. Doch bereits ein kurzer Blick auf deinen Körper verrät dir, dass er nicht gerade ist. Wir sind gekrümmte, runde, spiralige und meistens auch asymmetrische Geschöpfe.

Das Wort Asana wird oft mit »Haltung« oder »Pose« übersetzt und bezieht sich auf die Positionen, die dein Körper im Rahmen der physischen Yogapraxis einnimmt. Eine vielleicht ein bisschen genauere, zumindest aber eloquentere und aussagekräftigere Übersetzung dieses Wortes ist »Sitz«. In meinen Augen ist diese Übersetzung ein Türöffner, der uns dazu anregt, darüber nachzudenken, wie wir in Beziehung zu unserem Körper, unserer Yogapraxis, der Erde und zueinander stehen oder »sitzen«.

Unsere Beziehungen zu diesen Dingen sind ein Balanceakt zwischen Anstrengung und Leichtigkeit, Grenzen und Freiraum, Stärke und Flexibilität. Oft machen wir in diesen Beziehungen vieles falsch, doch mit etwas Glück, Präsenz und Übung wird es uns allmählich immer leichter fallen, ein harmonisches Gleichgewicht in dem sich ständig verändernden Augenblick des Jetzt und Hier zu finden. Statt »Ausrichtung« könnten wir daher von mir aus auch gern den umfassenderen, aber zugegebenermaßen schwerer fassbaren Begriff »Beziehung« verwenden.

Dank der großartigen Lehrer*innen, bei denen ich lernen durfte, habe ich die Leuchtkraft der Asanas inzwischen erkannt. Für mich sind sie jetzt kein Weg mehr, auf dem ich den endlosen, frustrierenden Kreislauf meiner Versuche fortsetze, mit meinem Körper die nächste Stufe noch besserer, komplizierterer und imposanterer Formen zu erreichen. (Versuche, die lediglich eine Widerspiegelung meiner Bemühungen außerhalb des Yogaunterrichts waren, in meinem Berufsleben, meinen Finanzen und meinem Beziehungsstatus die nächste und übernächste Stufe zu erlangen.) Sie sind keine Methode mehr, um möglichst schnell über meine begrenzte fleischliche Hülle hinauszuwachsen und den inneren Samen des Geistes zu entdecken, sondern haben sich zu einer Praxis entwickelt, die mich innerlich stärkt, mit deren Hilfe ich mich an meiner Individualität freue und meiner Ganzheit gerecht werde.

Ich entdecke dadurch jetzt ein kraftvoll verkörpertes Leben und bin von dieser Praxis ebenso begeistert wie jemand, der sein Leben lang Fast Food gegessen hat und nun endlich entdeckt, wie richtiges Essen schmeckt. (Sorry, aber man hat mir gesagt, dass ich das McFood, an das ich gerade Mcdenke, nicht bei seinem McNamen nennen soll ...) Man könnte Fast Food als etwas bezeichnen, das – nun ja, vielleicht gerade noch so – als »Essen« durchgeht, aber wenn man einmal einen Bissen von den nahrhaften, pranareichen, lebenserhaltenden, wirklich guten Sachen gegessen hat, ist es schwierig, wieder zu diesen alten Essgewohnheiten zurückzukehren.

BESORGNISERREGENDE TRENDS

Obwohl ich viele fantastische Asana-Lehrer*innen hatte, sehe ich doch ein paar Trends in der Asana-Praxis, die ich aus anatomischer Sicht beunruhigend finde. Auf dieses Thema möchte ich jetzt zu sprechen kommen.

Verwechslung von Asana-Praxis und Yoga

Yoga ist viel mehr als nur die verschiedenen Formen, die unser Körper einnehmen kann. Schon allein durch die Etymologie des Wortes »Yoga« wird uns diese Wahrheit förmlich unter die Nase gerieben. Wie ich bereits im ersten Kapitel meines Buches erwähnt habe, stammt das Wort »Yoga« von der lateinischen Wurzel *jungere* ab, von der ich annehme, dass sie sich von dem Sanskrit-Wort *yuj* herleitet und somit denselben Ursprung hat wie unser anatomischer Fachbegriff *Jugulum*. So wie unsere Jugularvenen Gehirn und Herz miteinander verbinden, kann auch die allumfassende Praxis des Yoga mit ihren vielen verschiedenen Wegen unseren Geist und unsere Emotionen oder – auf spiritueller Ebene – unser *Jiva Atman* (unseren individuellen Geistessamen) und unser *Brahman Atman* (universelles Bewusstsein) wieder miteinander verbinden. Ich stelle mir die Asanas gern als Weg vor, ein Gespräch über unsere persönlichen Beziehungen zu eröffnen – einschließlich unserer Beziehung zu unserem Körper, der Beziehung unserer Körperteile zueinander und unserer Beziehung zu unseren eigenen Geschichten, Identitäten, Emotionen oder zueinander. Mithilfe der Asanas können wir diese Teile unserer selbst ineinander integrieren und ins Gleichgewicht bringen, um eine erfülltere Partnerschaft mit der Gesamtheit von allem zu entwickeln, wer oder was wir sind. Die Asana-Praxis kann vielleicht ein kleiner Schritt auf unserer Reise sein, diese so verschiedenen Teile wieder miteinander zu verbinden.

Viele brillante Gelehrte haben über den Ursprung der Asanas debattiert, die wir heute praktizieren. (Kleiner Hinweis: Viele Asanas scheinen eher dem Aerobic-Wahn der 1980er-Jahre als der Intuition der alten Yogi*nis entsprungen zu sein!)Und viele Yogatraditionen preisen immer noch die Vorzüge verschiedener – in anatomischer Hinsicht ziemlich abenteuerlicher – Haltungen an, denen scheinbar übernatürliche Kräfte oder Verheißungen zugeschrieben werden. Meiner Meinung nach liegt die Kraft und Magie der Yogapraxis aber nicht in den Haltungen, sondern darin, dass du lernst, dich in die Präsenz der jeweiligen Yogapose hineinzumanövrieren. Und diese Kraft und Magie ist für alle Menschen zugänglich, ganz egal, wie gut wir in Form sind oder was für eine Figur wir bei unseren Übungen machen. Sie wartet auf alle Menschen, die engagiert und mutig genug sind, die intime Geografie zu erforschen, die uns innewohnt.

Überbewertung von Beweglichkeit statt Kraft

Ich glaube, dieser Trend ist eine Fortsetzung der bereits erwähnten Fehlprogrammierung, der zufolge mehr unbedingt besser sein muss. Mehr Geld, mehr Materielles, mehr Leistung, macht uns doch ganz bestimmt zufriedener, oder nicht? Wenn du in der sitzenden Vorwärtsbeuge deine Zehen berühren kannst, solltest du also unbedingt als Nächstes versuchen, deine Füße mit den Händen zu umfassen. Wenn du mit den Händen deine Füße umfassen kannst, dann lege sie um einen Yogablock, der hinter deinen Füßen liegt. Wenn du das schaffst, nimm zwei Blöcke. Und wenn dir das gelungen ist, dann rufe einen Yogalehrer herbei, damit er sich auf dich draufstellt! Du meine Güte! (Je beweglicher du bist, umso mehr Probleme wirst du bekommen.)

Leider haben wir eine Dynamik entwickelt, die stillschweigend davon ausgeht, dass es immer noch etwas anderes oder immer noch ein bisschen mehr zu erreichen gibt und dass der Zweck der Yoga-Asanas darin besteht, unseren Körper unendlich weit zu öffnen und zu dehnen. Abgesehen davon, dass die meisten Menschen gar nicht über die nötigen muskuloskelettalen Voraussetzungen verfügen, um diese unendlichen Dehnungen durchzuführen, sind sie letztendlich doch nur ein Patentrezept für chronische Beschwerden und Verletzungen. Wie in allen Beziehungen – sei es die Beziehung zu unserer Yogapraxis, zu unserem Körper oder zu einem geliebten Menschen – ist das Streben nach Offenheit und Ausdehnung ohne ein entsprechendes Gegengewicht von Grenzen und Struktur absurd.

Wenn wir der Beweglichkeit einen höheren Stellenwert einräumen als der Kraft, passieren einige Dinge im Körper. Oft beeinträchtigen wir dann nämlich die Stabilität unserer Gelenke, indem wir ihnen extreme Positionen zumuten, unsere Knochen zusammendrücken und das besonders weiche umliegende Gewebe verletzen. Da ich selbst leider auch dazu neige, mich bei meinen Yogaübungen in einen Gummimenschen zu verwandeln, ist mir aufgefallen, dass meine superdehnbaren Körperteile mit der Zeit ein verzweifeltes Bedürfnis danach entwickeln, ständig gedehnt zu werden. Denn sobald deine Muskeln in der Yogapraxis über ein gesundes Maß hinaus gedehnt werden, halten sie im täglichen Leben ein gewisses Maß an Spannung beziehungsweise Kontraktion, um den Körperbereich zu stabilisieren, für den sie zuständig sind. Diese Anspannung vermittelt deinem Gehirn den Eindruck: »Ich bin so verspannt. Ich muss mich unbedingt dehnen.«

Wenn wir unseren Schwerpunkt auf Kräftigung statt auf Beweglichkeit legen (natürlich alles in einem gesunden, ausgewogenen Gleichgewicht), geben wir unseren Gelenken die nötige Stütze und bieten ihnen sowohl Bewegungsspielraum als auch Sicherheit, sodass wir in der Zeit, die wir nicht auf unserer Yogamatte verbringen, mehr Halt und Stabilität haben und seltener unter Beschwerden leiden.

Überbetonung von Bewegungen, die bereits vorhandene Ungleichgewichte verstärken

Wir neigen dazu, in unserem Alltagsleben bestimmte Bewegungen zu bevorzugen – und damit meine ich nicht nur meine legendären Robotertanzbewegungen. Zum Beispiel beugen wir unsere Hüftgelenke normalerweise häufiger, als wir sie strecken (man denke nur einmal daran, wie oft wir auf Stühlen sitzen); außerdem werden unsere Oberschenkel auch öfter nach außen gedreht und gespreizt als nach innen gedreht und an den Körper herangezogen (man denke nur einmal daran, wie Männer oft auf Stühlen sitzen – eine Sitzhaltung, die auch als »Manspreading« bekannt ist).

Aufgrund dieser Gewohnheiten neigen wir dazu, manche unserer Muskeln zu stark zu beanspruchen, während wir andere völlig ignorieren. Dieses Ungleichgewicht wirkt sich nicht nur auf die Hüften, sondern auch auf die Kniegelenke negativ aus. Es kann aber auch andere unbeabsichtigte Folgen für unsere gesamte Körperform haben, denn im Körper ist alles miteinander verbunden.

Vielleicht weil es sich bequemer oder natürlicher anfühlt, neigen wir dazu, dieselben Bewegungen auch in unserer Asana-Praxis übermäßig zu betonen. Aber man lernt oft mehr, wenn man gegen seine Gewohnheiten angeht. Das Vorwärtsbeugen und das Spreizen und Auswärtsdrehen unserer Beine sind zwar schöne Bewegungen, aber wir sollten auch ein bisschen mit entgegengesetzten Aktionen herumexperimentieren. Wenn wir zum Beispiel bewusst Haltungen, die unsere inneren Oberschenkelmuskeln und Hamstrings stärken, und Positionen einnehmen, die sich positiv auf die Länge oder Beweglichkeit unserer vorderen Oberschenkel- und äußeren Hüftmuskeln auswirken, können wir die umliegenden Gelenke in ein besseres Gleichgewicht bringen.

Überbewertung von »Fortschritten« gegenüber individuellen Besonderheiten

Alle Menschen sind verschieden. Wir haben unterschiedliche Skelette, Gelenke, Muskeln und Stimmungen. In Gruppenkursen werden oft verschiedene Optionen

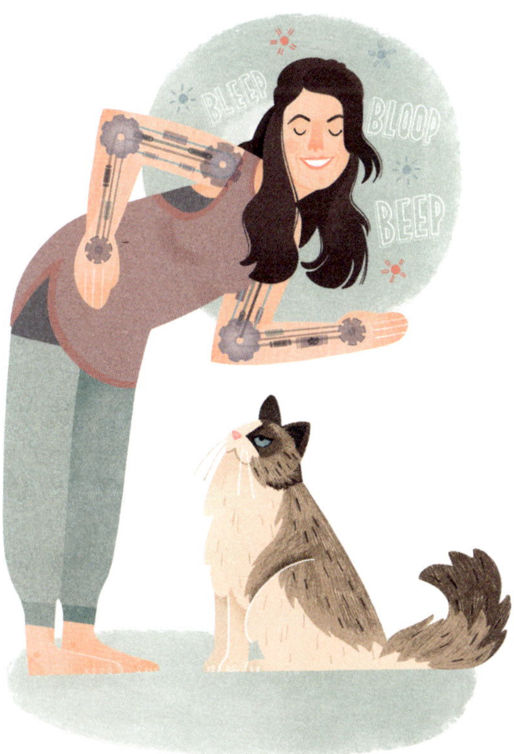

oder Modifikationen von Yogahaltungen angeboten, um diesen individuellen Eigenarten ihrer Schüler gerecht zu werden. Leider werden diese abgewandelten Yogaposen oft als »für weniger Fortgeschrittene« bezeichnet, oder die Lehrer*innen benutzen andere Begriffe, mit denen sie ihren Schüler*innen den Eindruck vermitteln, dass alles andere als die »richtige« Pose suboptimal ist. Manchmal höre ich von Yogalehrer*innen auch abschätzige Formulierungen wie beispielsweise: »Wenn du diese Pose nicht schaffst, kannst du sie ja ein bisschen abwandeln, indem du deine Hand hierhin legst oder einen Block benutzt.« Du brauchst dich nicht an eine Pose anzupassen, sondern die Pose sollte so abgewandelt werden, dass sie zu dir passt.

Die Fähigkeit, »fortgeschrittene Yogahaltungen« einzunehmen, und die Fähigkeit, Freude zu empfinden, haben nichts miteinander zu tun. Wenn du es im Schustersitz (auch als Schmetterlingshaltung bekannt) endlich geschafft hast, mit den Knien bis auf den Boden zu kommen, oder es dir in einer anderen Yogapose gelingt, deine Beine hinter dem Kopf zu verschränken, wird dich das meiner Erfahrung nach auch nicht dauerhaft glücklich machen. Nachdem wir uns eine Zeit lang (womöglich sogar jahrelang) abgemüht haben, irgendeine besonders glamouröse Haltung einzunehmen, schaffen wir das eines Tages vielleicht tatsächlich; aber dann denken wir sofort darüber nach, welchen Trick wir als Nächstes ausprobieren könnten. Und wenn wir auf diese Weise immer nur von Trick zu Trick leben, betrügen wir uns selbst um die wunderbare Chance, ganz im Jetzt und Hier präsent zu sein.

Unsere Welt braucht nicht mehr Menschen, die einen Handstand machen können, sondern mehr Menschen, die präsent und durchlässig sind und Mitgefühl mit sich und anderen haben. (So, damit ist meine Ansprache beendet.)

Ausgefallene Übergänge oder coole Sequenzen

Zugegeben: Ich bin selber schon oft in diese Falle getappt. Als ehemalige Tänzerin habe ich immer wieder versucht, Yogasequenzen zu kreieren, die bis dahin noch kein Mensch gesehen hatte. Ich versuchte mehrere hintereinandergeschaltete Armbalancen mit schwierigen Übergängen zu kombinieren, weil ich mich nach der Herausforderung (und vielleicht auch nach der Bewunderung meiner Schüler*innen) sehnte. Sicherlich hätte ich damals gesagt, dass ich edlere Beweggründe für dieses Verhalten hatte, aber wenn ich heute daran zurückdenke, kann ich mich beim besten Willen nicht mehr erinnern, welche edlen Motive das gewesen sein könnten.

Es gibt einen Grund, warum Yogaposen wie Krieger 2 und Dreieck so oft hintereinandergeschaltet werden: Die Kombination funktioniert! Und sie ist auch für deinen Körper sinnvoll! Es gibt keinen

Grund, das Rad neu zu erfinden. (*Urdhva Dhanurasana*, die Radhaltung, für alle Fans von Asana-Wortspielen ...) Wenn wir Yogalehrer*innen dich dazu motivieren wollen, deine Asanas »so richtig zu rocken«, überfordern wir deinen Körper in Wirklichkeit nur und lenken deinen Geist von der schönen Einfachheit des Jetzt und Hier ab.

Zu viele Yogaposen auf einer Seite

Weniger ist tatsächlich mehr! (Ich bin sicherlich der erste Mensch, der das sagt. Dafür komme ich ins Guinness-Buch der Rekorde!) Wenn wir zu viele Yogaposen – und ich wage zu behaupten, dass zwei oder drei schon zu viel sind – auf einer Seite machen, bevor wir sie auf der anderen Seite ausführen, entstehen dadurch oft Instabilitäten in den Gelenken und Disharmonien im Körper. Diese Ungleichgewichte zeigen sich am deutlichsten in den Iliosakralgelenken und am schnellsten im weiblichen Becken.

Der Körperhaltung nicht genügend Aufmerksamkeit schenken

Vinyasa ist oft die Kurzformel von Yogalehrer*innen für eine fließende Sequenz aus den Yogahaltungen Brett *(Chaturanga)*, Hinaufschauender Hund und Herabschauender Hund. Manche Lehrer*innen scheinen ihren Schüler*innen diese Anweisung so beiläufig zu geben, wie man Werbeflyer für den neuen Waschsalon an der nächsten Straßenecke verteilt. Diese drei Yogaposen werden völlig unüberlegt gelehrt und ausgeführt, ohne dass man dabei auf die integrierte, ausgefeilte Körperhaltung achtet, die notwendig ist, wenn man sich mit dieser Sequenz nicht die Schultern kaputtmachen will.

Keine Yogahaltung oder -sequenz ist von Natur aus schlecht oder gut, aber einige sind aus anatomischer Sicht besonders beängstigend. (Ich überlege, ob ich mich dieses Jahr an Halloween als Kopfstand verkleiden soll. Da kriegen die Leute bestimmt eine Heidenangst!) Überhaupt sollte alles, was man einfach nur aus reiner Gewohnheit tut, hinterfragt werden. Ein *Vinyasa* ist ein Werkzeug, und wie jedes Werkzeug wird es manchmal tatsächlich gebraucht – aber manchmal eben auch nicht. Wenn wir uns die kleinen Wörtchen anschauen, aus denen das Wort *Vinyasa* besteht, liefern sie uns eine noch aussagekräftigere Definition dieser Aktion:

Vi: »auf eine ganz besondere oder heilige Art und Weise«
Nyasa: »unsere Aufmerksamkeit auf etwas richten«

Diese Beschreibung ist weit von der üblichen Definition von *Vinyasa* – als »Flow« oder bestimmte Abfolge gymnastischer Haltungen – entfernt. Wenn wir bei uns selbst und bei unseren Schüler*innen daran arbeiten, Körper und Geist bewusst zu lenken und zu erkennen, wann diese Yogahaltungen wirklich notwendig sind, kann uns das vor Verletzungen bewahren. Und wer weiß – vielleicht verhilft uns diese Bewusstheit auch dazu, uns mit mehr Aufmerksamkeit und Anmut durch die Welt zu bewegen.

Nach Ablenkungen suchen

Wir alle lieben Unterhaltung und Ablenkungen. In unserem heutigen Leben ist es so einfach, jede Pause, die sich in unserem Alltag ergibt, sofort mit Facebook, Instagram, Pinterest, Twitter oder YouTube zu füllen. (Zu meiner Schande muss ich gestehen, dass ich in alle fünf Sites hineingeschaut habe, während ich versuchte, diesen Absatz zu schreiben.) Es wird einem so leicht zur Gewohnheit, nach Ablenkung zu suchen, statt sich damit zu beschäftigen, wo man gerade ist, oder vielleicht auch, was man gerade fühlt. Es ist also völlig verständlich, dass uns, wenn wir mit unserer Yoga-Asana-Praxis beginnen und unser Tempo ein bisschen entschleunigen, um dort anzukommen, wo wir gerade sind, plötzlich ein unwiderstehliches Verlangen nach dem neuesten Beyoncé-Song überkommt oder wir uns unbedingt einen Yogalehrer wünschen, der in seinen Kursen einen möglichst großen Hype veranstaltet. (So drücken sich die Kids heute doch aus, oder?) Wir interessieren uns für die Persönlichkeit oder die Playlist des Lehrers, um uns so schnell wie möglich abzulenken und in unserer Yogapraxis nicht voll und ganz präsent sein zu müssen. Ich hatte schon neue Yogaschüler*innen, die sehr ungehalten reagierten, wenn sie merkten, dass ich in meinen Kursen keine Musik spiele, sie aber dafür länger in der *Tadasana*-Pose verharren lasse, als ihnen lieb ist. Wie schön ist es dann aber zu beobachten, wie dieselben Schüler*innen später in die verkörperte Kraft ihrer eigenen Präsenz eintreten – furchtlos, ungebunden, präsent, durchlässig, stark, geschmeidig und äußerst sensibel dafür, wer und wo sie sind! Das ist das Versprechen und das Potenzial der Yogapraxis. Wir brauchen keinen großen Schnickschnack, um das zu erreichen.

ANMERKUNGEN ZUR ATMUNG

Zunächst einmal: Atmen ist wichtig. Hundertprozentig. Ich kann euch allen nur dringend ans Herz legen, es niemals zu vergessen.

Ich bin zwar fest davon überzeugt, dass es während der Asanas nicht nur eine richtige Art zu atmen gibt, aber es gibt eine Atemtechnik, die uns meiner Meinung nach Stabilität und Bewegungsfreiheit bietet und uns wieder mit dem verkörperten Konzept der Einheit verbindet. Deshalb möchte ich dir nun die *Sri-Yantra*-Atmung vorstellen.

Vielleicht hast du schon mal eine bildliche Darstellung des *Sri Yantra* gesehen. Wie die meisten Dinge in der Yogawelt ist auch diese heilige geometrische Form, die häufig in der Meditationskunst, in Tempeln und hin und wieder auch in Yoga-Schmuckstücken zu finden ist, mit vielen Korrelationen, Symbolen und Bedeutungen verbunden.

Das *Sri Yantra,* manchmal auch als *Sri Chakra* bezeichnet, besteht aus neun sich überschneidenden Dreiecken – einige mit der Spitze nach unten, andere mit der Spitze nach oben – und einem *Bindu* (»zentralen Punkt«) in der Mitte. Die sich überschneidenden Dreiecke bilden zusammen wiederum weitere Dreiecke, die eigene Korrelationen haben, aber ich werde mein Bestes tun, um diese Symbolik hier ein bisschen zu vereinfachen, ohne dass etwas von ihrem Reichtum verloren geht.

Die nach unten zeigenden Dreiecke stehen unter anderem für das Weibliche, für Verkörperung, Empfänglichkeit und *Shakti*, die nach oben zeigenden für das Männliche, für Transzendenz, Stärke und *Shiva*. Die Überschneidung der Dreiecke symbolisiert die Beziehung zwischen diese beiden Konzepten, für *Lila* (das kosmische Spiel) und vielleicht auch die Verschmelzung oder Vereinigung all dieser Konzepte.

Wir können die heilige Geometrie und die Konzepte dieses *Yantras* in unserem eigenen Körper und unserer eigenen Atmung wiederfinden. Wenn wir einatmen, können wir spüren oder visualisieren, wie sich der Atem durch unseren Körper nach unten bewegt wie ein Pfeil oder ein nach unten zeigendes Dreieck. Die Wirbelsäule wird länger, der Brustkorb weiter, und unsere Schlüsselbeine gehen weiter auseinander – fast so, als würden sie sich zu einem kleinen Lächeln nach oben drehen. Das erinnert uns daran, dass unser Körper das Potenzial besitzt, zu einem einladenden Gefäß für den Atem zu werden. Diese energetische Abwärtsbewegung kann uns aber auch helfen, wieder mit dem Prozess in Verbindung zu treten, bei dem sich der ätherische Atem – oder vielleicht auch der Geist beziehungsweise das Bewusstsein – in unseren Formen und unserem Leben manifestiert oder verkörpert.

Beim Ausatmen können wir spüren oder visualisieren, wie sich der Atem durch unseren Körper nach oben bewegt wie ein nach oben zeigendes Dreieck. Wir heben oder spannen unseren Beckenboden an, und unser Bauch bewegt sich nach innen und oben, fast wie ein Pfeil, der uns den Weg zurück zu unserem Herzen zeigt. Die Kraft und Stabilität, die diese Anspannung unserem Körper verleiht, wird durch die Erkenntnis, dass es in der Ausatemphase

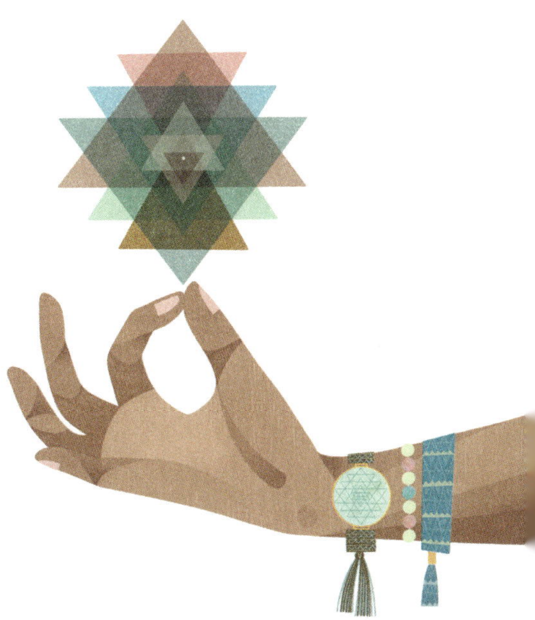

darum geht, loszulassen und nachzugeben, nur noch vertieft – ein verstohlener Hinweis auf unsere Transzendenz.

In unserer Asana- und Pranayama-Praxis können wir mit der Beziehung zwischen Ein- und Ausatemphase spielen. Ein ausgewogenes Gleichgewicht in der Dauer dieser beiden Atemphasen zu erreichen, könnte ein interessanter Weg sein, um zu einem Gleichgewicht zwischen deiner weiblichen und männlichen Energie zu finden.

Es könnte aber auch interessant sein, ein bisschen mit ungleich langen Ein- und Ausatemphasen herumzuspielen, um in deiner Praxis eine bestimmte Qualität zu betonen oder hervorzuheben. Ich habe bereits darüber gesprochen, dass die Atmung der schnellste Zugang zu unserem autonomen Nervensystem ist und dass wir damit unsere Sympathikus- und Parasympathikus-Aktivierung beeinflussen können (siehe Seite 100). Bei den Übungen dieses Kapitels wird es um verschiedene Möglichkeiten gehen, wie wir diese unterschiedlich langen Ein- und Ausatemphasen nutzen können, um uns ein paar damit einhergehende Qualitäten und Korrelationen näherzubringen.

ANMERKUNGEN ZUM THEMA BEWEGUNG

Sicherlich kennst du diesen Augenblick, wenn du zum ersten Mal den »Herabschauenden Hund« machst und deine

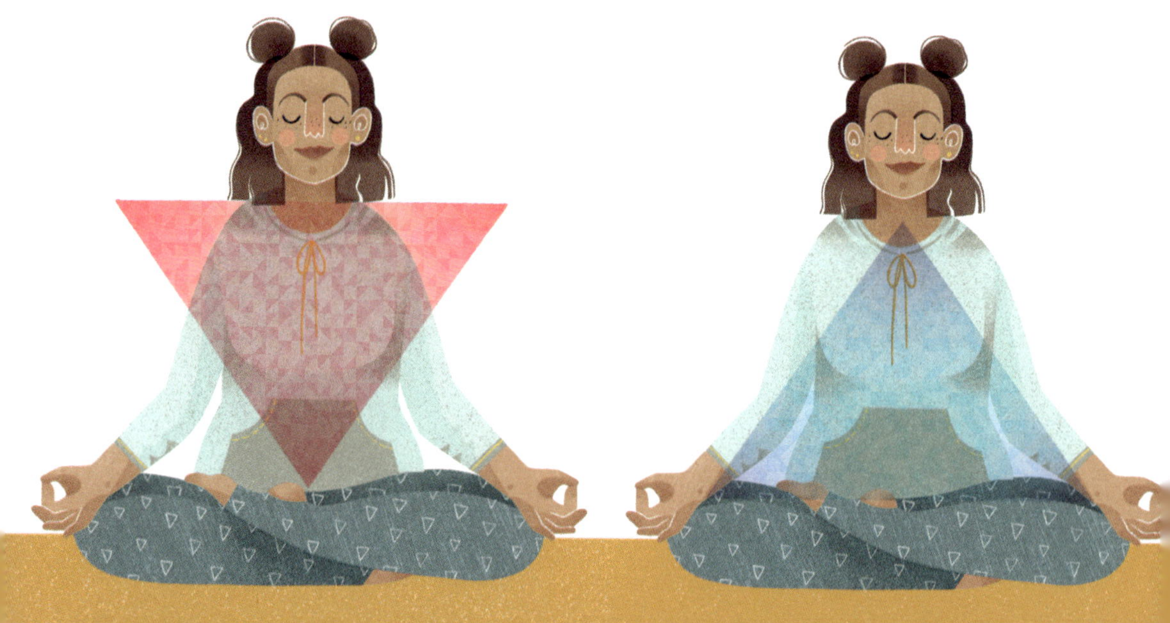

Lehrerin dich dazu auffordert, dabei mit den Füßen zu strampeln oder mit dem Schwanz zu wedeln, sodass du deinen Körper in diese Yogapose hineindehnst, -wackelst und -gähnst? Fühlt sich klasse an, oder nicht? Manchmal müssen wir dabei ganz schön herumwackeln, aber manchmal vermeiden wir es, ehrlich gesagt, auch einfach, da zu sein, wo wir sind – bei dem leichten Unbehagen oder der Langeweile, die wir in diesem Augenblick vielleicht empfinden.

Mein Lehrer Rod Stryker erinnert uns oft daran, dass »Yoga die Schärfung des Schwerts unseres Urteilsvermögens ist«; und nun ist eine gute Gelegenheit gekommen, um dieses Urteilsvermögen zu verbessern. Sind wir bei den Bewegungen in unseren Yogaposen einfach nur auf der Suche nach einem besseren, bequemeren, angenehmeren Gefühl? Was wäre, wenn wir stattdessen einfach stillhalten und das vorübergehende Unbehagen oder sonstige Gefühl wahrnehmen? Damit will ich nicht sagen, dass du deine Position nicht verändern solltest, wenn du Schmerzen hast oder eine Verletzung oder Schädigung deines Bewegungsapparats droht. Aber durch eine engagierte, kontinuierliche Yogapraxis können wir lernen, uns über unsere Motive für das, was wir tun, klarer zu werden.

In diesem Kapitel findest du Vorschläge für Bewegungen, mit denen du deine Aufmerksamkeit auf verschiedene Segmente deines Körpers lenken oder sie ins Gleichgewicht bringen kannst. Oft bewegen wir uns mit unserer Atmung dynamisch in eine bestimmte Haltung hinein und wieder heraus. Die Verbindung von Bewegung und Atem hilft uns, Störungen in unserer Atmung zu beheben, unseren Geist zu fokussieren und wieder mit der oft wunderbar komplexen Art und Weise in Verbindung zu treten, wie unsere verschiedenen Körperteile harmonisch miteinander tanzen. Manchmal werden wir auch einfach statisch in einer Haltung verharren, um die subtilen Bewegungen unserer Atmung, unserer Energie, unseres Geistes und unserer Emotionen in der reglosen Stille unseres Körpers wahrzunehmen.

Wenn du schon mal länger als für ein paar Atemzüge in der Kriegerpose geblieben bist, ist dir sicherlich aufgefallen, dass sie keine gute oder starke Kampfposition und außerdem verdammt anstrengend ist! (Schließlich heißt sie nicht ohne Grund »Kriegerpose«.) Oft ist es sowohl körperlich als auch geistig anstrengend, einfach bei dem zu sein, was in Körper und Geist gerade vor sich geht, aber es kann auch sehr wirkungsvoll sein, sobald wir merken, wie vergänglich alles ist.

Segment 1: das Fundament

Manche Leute finden es vielleicht nicht so poetisch wie das Herz oder so faszinierend wie die Wirbelsäule, doch dieses erste Körpersegment, zu dem Füße, Knie und Beine gehören, bildet im wahrsten Sinn des Wortes die Grundlage dafür, dass wir aufrecht stehen und durch die Welt gehen können. Außerdem ist es das Fundament vieler Yogahaltungen und unsere Verbindung zur erdhaften, geerdeten Natur, die ein wichtiger Ausgangspunkt jeder Yogapraxis ist.

FÜSSE

Unsere Füße enthalten 25 Prozent aller Knochen unseres Körpers und über 200 Sehnen, Muskeln und Bänder. Es handelt sich also, gelinde gesagt, um sehr komplexe Strukturen. Sie sind nicht nur in physischer, sondern auch in energetischer Hinsicht ein wichtiger Bestandteil unseres Konzepts der Erdung, unserer Verbindung zur Erde und unserer Empfänglichkeit für die unvermeidlichen Veränderungen und Gleichgewichte des Lebens. In unseren Knöcheln und Füßen sitzen ungeheuer viele Propriozeptoren – Sinnesrezeptoren, die Positions- und Bewegungsänderungen wahrnehmen – und liefern uns auf bewusster und unbewusster Ebene ständig Informationen über unseren Platz in dieser Welt. Das Wort Propriozeptor kommt aus dem Lateinischen und bedeutet »die eigene Wahrnehmung« – was ich sehr poetisch finde, denn unsere eigene Wahrnehmung bildet die Basis für unsere eigenen Erfahrungen hier auf der Erde. (Ganz schön tiefsinnig, oder nicht?)

Aufgrund dieser Wahrnehmung können wir über die Richtung und die Kraft unserer Bewegungen entscheiden und uns dabei auf unsere drei Fußgewölbe (lateral, medial und transversal) verlassen, die unsere Kraft im Gleichgewicht halten und auf den ganzen Fuß übertragen. Da unsere Füße normalerweise in Schuhe gesteckt werden – und zwar oft in sehr fragwürdige –, verlieren wir einen Teil der muskulären Unterstützung, welche die Füße uns bieten, und auch den Kontakt zum Boden unter uns. Deshalb wollen wir nun ein bisschen Fitnesstraining für die Füße machen. (Hebst du sie beim Gehen überhaupt richtig vom Boden ab?)

Übung für stabile Füße

1. Setze dich auf den Boden. Ziehe Schuhe und Socken aus und lasse deine nackten Füße mit einem lauten »Klatsch« auf den Boden sinken. Tu so, als wären sie zwei kleine Saugnäpfe und als wolltest du den Boden durch die Fußgewölbe nach oben ziehen, aber versuche deine Zehen dabei ganz locker und entspannt zu halten. Halte diese Saugbewegung ein paar Sekunden lang und entspanne dich dann wieder. Es kann passieren, dass sich deine muskulösen Fußgewölbe dabei verkrampfen. Dann mache eine kurze Pause und beuge deine Knöchel: Ziehe die Zehen in Richtung Schienbein, bis der Krampf nachlässt. Dann kannst du deine Saugnapfbewegung wieder aufnehmen. Wenn du diese Fußübung ein paarmal am Tag machst, zum Beispiel beim Fernsehen oder während der Arbeit am Computer, werden deine Kraft und deine Verbindung zu den Muskelbögen deiner Füße mit der Zeit spürbar zunehmen.

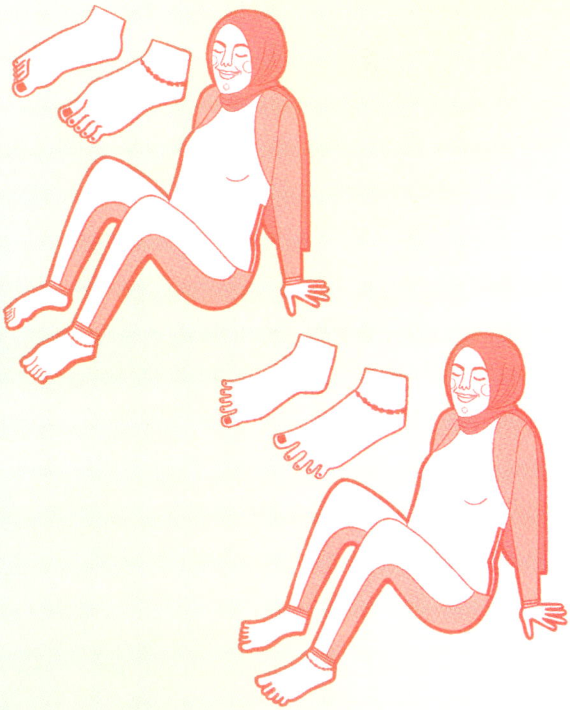

2. Bleib mit deinen nackten Füßen auf dem Boden und beginne deine Zehen so weit wie möglich zu spreizen. Wechsle ein paar Sekunden lang zwischen Spreizen und Entspannen deiner Zehen ab.

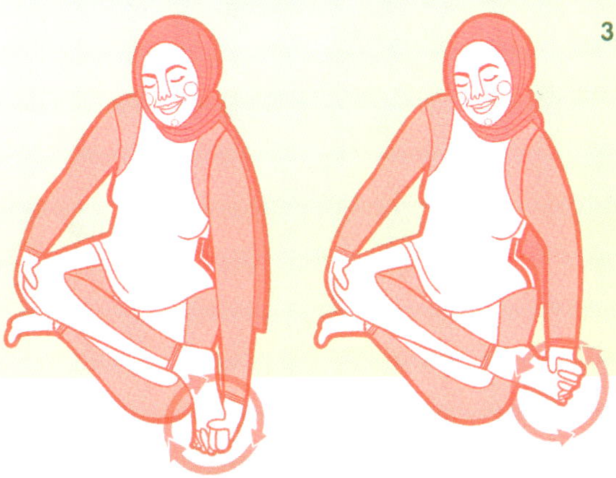

3. Dann nimmst du einen deiner Füße in die gegenüberliegende Hand und schiebst die Finger zwischen die Zehen. Drehe deinen Fußknöchel sanft in die eine und dann wieder in die andere Richtung. Wiederhole diesen Vorgang mit dem zweiten Fuß.

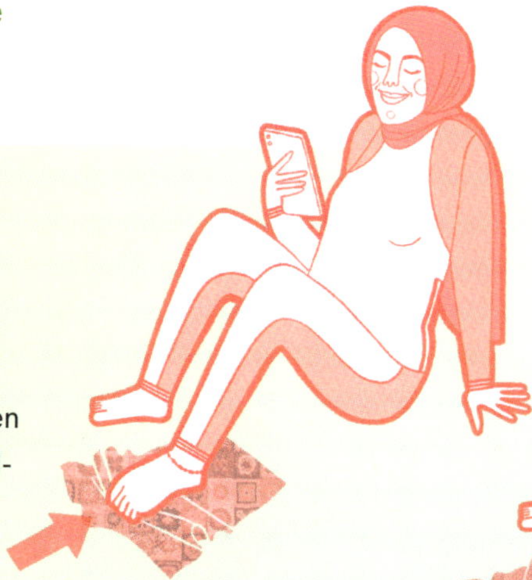

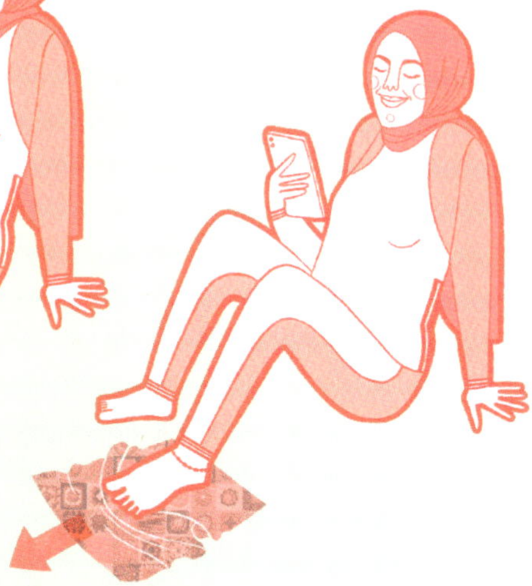

4. Während du immer noch auf dem Boden sitzt, lege ein Handtuch oder eine ähnliche Unterlage unter deine Füße, und zwar auf einen Boden ohne Teppich. Beginne das Handtuch mit den Zehen in Richtung deiner Ferse zusammenzuknüllen. Wenn du das Handtuch ausreichend zerknittert hast, beginnst du den Stoff mit den Füßen systematisch wieder zu entknittern, bis er flach auf dem Boden liegt. Fahre so lange mit dem Zusammenknüllen und Glätten des Tuches fort, bis dir langweilig wird. Das ist eine weitere tolle Übung, die du machen kannst, während du im Internet herumsurfst oder fernsiehst.

5. Nachdem du deine Füße trainiert hast, ist es nun Zeit für eine kräftige Fußdehnung. Lasse dich auf Hände und Knie nieder und stelle deine Zehen auf. Dann verlagerst du dein Gewicht nach hinten auf die Fersen. Diese Position kann sehr anstrengend sein, aber wenn du den Schwierigkeitsgrad noch ein bisschen steigern möchtest, kannst du dabei auch aufrecht auf deinen Knien sitzen und die Hände in den Schoß legen.

6. Wirf einen Blick zurück auf deine Füße. Es kann sein, dass du deinen kleinen Zeh manuell in die richtige Position bringen musst. (Der kleine Schlingel gerät nämlich gern auf Abwege!)

7. Während du diese Position hältst, atme fünf- bis zehnmal tief durch und träume dabei von einem schönen Ort. Sobald du bereit bist, befreie deine Zehen wieder aus ihrer anstrengenden Position. Komm zurück auf Hände und Knie oder setze dich auf deine auf Zehenspitzen stehenden Füße, falls du dazu in der Lage bist.

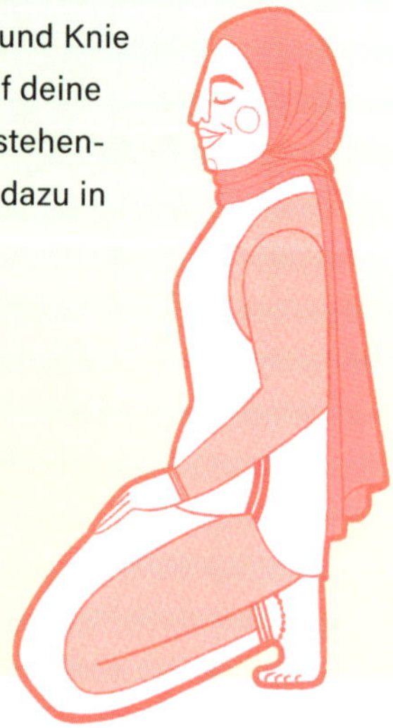

KNIE

Wenn du dich gut um deine Füße kümmerst, bieten sie die beste Grundlage für gesunde Knie. Das Knie ist vor allem für die schaukelpferdartigen Bewegungen seines Scharniergelenks bekannt, aber es gehört auch zum Stoßdämpfersystem deines Körpers. Meine Freundin Sarah Finger sagt gern, dass unsere Knie so etwas Ähnliches sind wie Omas Porzellangeschirr: Sie sind kostbar, gehen leicht kaputt, und es gibt nur eine einzige Garnitur davon. Also sollten wir unsere kostbaren Knie mit dem Respekt behandeln, den sie verdienen.

Das heißt, wir sollten uns mit ihrer Funktion als auf und ab schwingende Scharniergelenke zufriedengeben und ihnen bei unseren Yogaposen keine Drehbewegungen abverlangen. Das klingt vernünftig, aber leider fordern manche sehr beliebte Asanas uns entweder explizit oder unabsichtlich zu Drehungen im Kniegelenk auf, was zu akuten oder unter Umständen sogar langfristigen Schädigungen dieses Gelenks führen kann. Die meisten dieser Yogaposen beinhalten eine Außen- oder manchmal auch Innenrotation der Hüfte und Beugungen der Knie. An und für sich ist gegen diese Bewegungen nichts einzuwenden. Sie sind für unseren Körper nichts Ungewöhnliches; nur leider hat jeder Mensch einen anderen Bewegungsspielraum bei der Hüftrotation. Wenn wir die Grenze dieses Spielraums erreichen, aber trotzdem noch tiefer in eine Yogapose hineingehen möchten, um sie noch intensiver zu erleben, werden unsere weniger kongruenten und stets hilfsbereiten Knie versuchen, den Teil der Rotationsbewegung, den die Hüfte vielleicht nicht ganz schafft, zu kompensieren. Egal ob wir die Tiefe dieser Position durch unseren eigenen Willen, unser Körpergewicht oder die Unterstützung eines Yogalehrers erreichen – unsere Knie werden versuchen, uns zu helfen, indem sie einen Teil der Drehbewegung übernehmen.

Nehmen wir zum Beispiel die Taube. Für mich als New Yorkerin ist sie ein lästiger Vogel, und als Anatomielehrerin empfinde ich auch die Yogahaltung Taube als sehr unerfreulich. Aber wirf dieses Buch jetzt bitte nicht gleich in die nächste Ecke, nur weil ich mich negativ über deine Lieblingspose geäußert habe! (Oder vielleicht geht deine Taubenliebe ja sogar so weit, dass du dich über und über mit Brot bestreust, um diesen Vögeln eine kleine Freude zu machen, so wie dieser komische Typ im Tompkins Square Park ...) Zu deiner Beruhigung kann ich dir versichern, dass es durchaus Möglichkeiten gibt, diese Yogahaltung so anzupassen, dass einem die Sache mit der gemeinen Kniedrehung dabei nicht mehr passieren kann.

Was viele Leute an der sitzenden Taubenhaltung lieben (warum irgendjemand die gleichnamigen Vögel anziehend finden sollte, kann ich leider nicht nachvollziehen ...), ist die angenehme Dehnung der vorderen Gesäßhälfte und vielleicht auch die Öffnung der Vorderseite der Hüfte und des Oberschenkels im hinteren Bein.

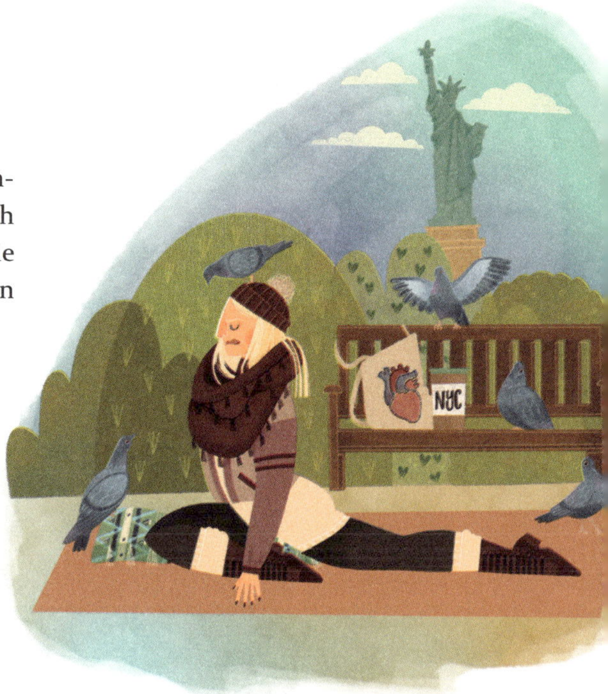

Zugegeben, das sind herrliche Dehnungen. Zum Glück kann man sie aber auch in vielen anderen Yogaposen erleben, die etwas leichter zu adaptieren sind und in die wir einen geringeren Teil unseres Körpergewichts hineinsinken lassen, was die Knie vor ungewollten Katastrophen bewahrt.

Mein Lieblingsersatz für die Taube ist die Figur-4-Dehnung in Rückenlage. In dieser Haltung kannst du dein vorderes Knie ein bisschen besser sehen, und es lastet weniger Körpergewicht darauf als bei der sitzenden Taube. Für die Dehnung des Psoas, des Bauches und der Vorderseite der Hüfte, in deren Genuss das hintere Bein bei der sitzenden Taube kommt, eignet sich ein tiefer Ausfallschritt als Ersatz sehr gut. (Auf diese Haltungen werde ich später noch näher eingehen.)

Aber wenn du partout nicht auf die sitzende Variante der Taubenpose verzichten willst, möchte ich dir dazu Folgendes vorschlagen:

- Gehe in den Vierfüßlerstand. Bringe ein Knie nach vorn, lass das Bein nach außen kippen und lege es am Boden ab. Strecke das andere Bein nach hinten aus. Der Oberkörper bleibt dabei aufgerichtet.

- Wenn deine vordere Hüfte dabei nicht bequem auf dem Boden aufliegt, kannst du ein Polster – zum Beispiel eine lange, gefaltete Decke – unter Hüfte, Oberschenkel und Knie legen. (Die häufig gegebene Empfehlung, das Polster *nur* unter die Hüfte zu schieben, kann manchmal den Druck nach unten auf das vordere Knie verstärken.)

- Egal wie tief du bei dieser Übung zum Boden hinunterkommst, wirke dieser Aktion entgegen, indem du beide Beine durch Muskelanspannung in Richtung Hüften schiebst. Ich bin kein großer Fan von passiven Dehnungen und finde, dass ein stärkerer Muskeleinsatz bei einer Dehnung hilft, die Dehnbewegung präziser auszuführen und gleichzeitig deine Gelenke zu schützen.

- Ich bin mir nicht sicher, von wem die Aufforderung stammt: »Bring dein vorderes Schienbein parallel zur Vor-

> derkante der Matte und beuge deinen Fuß«; aber mit diesem Yogalehrer würde ich gern mal ein paar Wörtchen reden. Ich höre diese Anweisung immer wieder und habe noch nie erlebt, dass das den Knien guttut. Tatsächlich habe ich fast jedes Mal beobachtet, dass sich die Rotation des Knies dadurch noch verstärkt. Warum ziehen wir stattdessen nicht die vordere Ferse in Richtung Becken zurück, strecken den Fuß und schieben das Schienbein ein Stückchen nach unten zum Boden hin, um eine stärkere Kongruenz zwischen Schienbein und Oberschenkel zu erreichen?

Eine andere Yogahaltung, die wir neugierig und respektvoll hinterfragen können, ist *Padmasana*, der Lotussitz, bei dem die Beine im Sitzen gekreuzt und die Füße auf die Oberschenkel gelegt werden. Selbst wenn du in deinen Hüften den Rotationsspielraum eines Schlangenmenschen besäßest, gibt es leider keine Möglichkeit, das zweite (obere) Bein in den Lotus zu bringen, ohne den Lotusgöttern dein Kniegelenk zu opfern. Die seltenen Rotations-Superstars schaffen den Lotussitz vielleicht mit dem ersten Bein ohne Knierotation. Aber das Kniegelenk des oberen Beins muss sich auch bei ihnen stets drehen; und bei uns Normalsterblichen sind oft sogar beide Knie in Gefahr. Diese besondere Asana wird in einigen der ältesten Hatha-Yoga-Texte als äußerst wirksame und wichtige Haltung hervorgehoben, weil sie so positive energetische Auswirkungen hat. Selbst in unserer heutigen Zeit ist sie als »Bilderbuch«-Yogasitz nahezu allgegenwärtig. Aber ich denke, es sollte allen Yogi*nis selbst überlassen bleiben, die eigenen anatomischen Gegebenheiten, Wünsche, Motive und Bedürfnisse genau kennenzulernen und aufgrund der daraus gewonnenen Informationen dann die Entscheidungen zu treffen, die für ihn am sinnvollsten sind. Denke daran, dass es unzählige hilfreiche Meditationshaltungen gibt. Ob du nun im Schneidersitz meditierst oder dich dazu auf einen Stuhl setzt – deine Meditationsposition muss nicht wie das Cover eines Yogamagazins aussehen, um stark und tiefgründig zu sein. Viel wichtiger ist es, dass du sie ohne Probleme über längere Zeit durchhalten kannst.

Wir sollten unser Knie aber nicht nur das Scharniergelenk sein lassen, das es gern sein möchte. Zusätzlich können wir es mit unseren Muskeln von allen Seiten stützen, um den wunderbaren Raum in diesem Gelenk zu erhalten – ein sehr klares und poetisches Beispiel für *Sthira* und *Sukham*. Wie bereits erwähnt, haben wir im täglichen Leben und auch in unserer Asana-Praxis oft eine Vorliebe für bestimmte Bewegungen, und es wäre gut, ein Gegengewicht dazu zu schaffen, indem wir gezielt Bewegungen in unsere Übungen einbauen, die diesen eingefahrenen Gleisen entgegenwirken. Als Gegengewicht zu den Kniebewegungen, die wir im Alltagsleben besonders häufig ausführen, können wir Bewegungen nutzen, die unsere Hamstrings und inneren Oberschen-

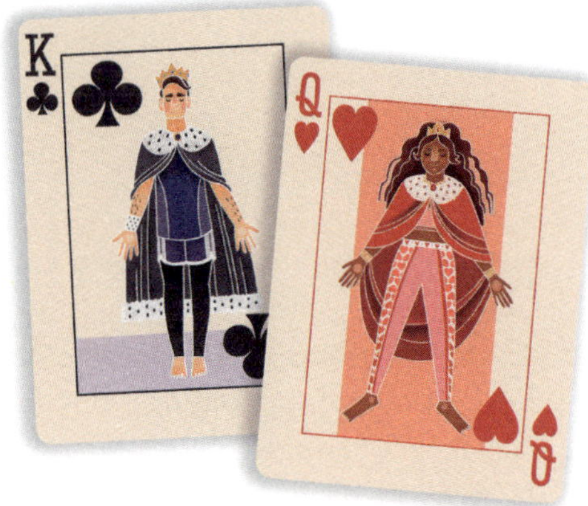

kelmuskeln stärken. Oft konzentrieren wir uns so sehr auf die Dehnung unserer Hamstrings oder unserer inneren Oberschenkelmuskeln, dass uns die Yogaposen, über die ich auf den nächsten Seiten sprechen werde, auf den ersten Blick zwar einfach erscheinen, aber sie können es ganz schön in sich haben. Doch zunächst einmal wollen wir uns den zwei grundlegenden Asanas zuwenden, die meiner Meinung nach für jede*n Yogapraktizierende*n unverzichtbar sind.

TADASANA UND SHAVASANA

Es wurde schon viel über die hochherrschaftliche Stellung von Kopf- und Schulterstand als König und Königin der Yogahaltungen geschrieben, aber ich kann dazu nur sagen (wie die Herzkönigin aus *Alice im Wunderland*): »Schlagt ihnen die Köpfe ab!« (Wenn wir zur Halswirbelsäule kommen, wird dieser Witz noch lustiger, warte ab!) Das wahre Königspaar sind *Tadasana* und *Shavasana*. Mögen sie herrschen bis in alle Ewigkeit!

Zugegeben: *Tadasana* (die Berghaltung) ist nicht unbedingt die exotischste oder erotischste aller Yogaposen, doch diese oft übersehene Asana bildet die Grundlage für viele andere Yogahaltungen. Ihre Einfachheit ist trügerisch. In Wirklichkeit passiert bei *Tadasana* nämlich eine ganze Menge.

Mithilfe dieser Yogahaltung können wir zum Beispiel herausfinden, wie wir mit der Welt um uns herum in Interaktion treten. Hoffentlich nicht hart, kraftvoll oder starr, sondern eher gut ausgerichtet, durchlässig und präsent. *Tadasana* ist die anatomische Ausgangsposition für die meisten unserer Bewegungen; wenn wir die Struktur dieser Yogapose verstehen, stärken wir unsere Fähigkeit, sowohl körperlich als auch energetisch immer wieder in diese Ausgangsposition zurückzukehren.

Shavasana (die »Totenstellung«) bietet uns eine gute Möglichkeit, die Kunst der Hingabe und des Nachgebens zu üben. Wir üben, alles loszulassen, was nicht zu uns gehört – zum Beispiel unsere typischen Muster und unsere Vergangenheit – und uns wieder an den Teil von uns zu erinnern, der unvergänglich ist. *Shavasana* ist die Praxis der Tiefenentspannung – nicht der Unbewusstheit oder des Schlafs – und meiner Erfahrung nach für Yogaschüler*innen eine der schwierigsten Haltungen, die es gibt. Es ist eine ungeheuer wichtige Yogapose, die man täglich praktizieren sollte. Ich schlage dir in aller Bescheidenheit vor, *Shavasana* an sämtliche Bewegungsphasen anzuschließen, die ich in diesem Teil meines Buches beschreibe.

Wir wollen uns diese beiden Haltungen – und auch ein paar andere Asanas, die uns dabei helfen können, dieses wichtige Segment unseres Körpers zu erforschen, zu verbinden und ins Gleichgewicht zu bringen – nun mal etwas genauer anschauen.

Übung mit *Tadasana* und *Shavasana*

1. Stelle dich aufrecht hin, wobei deine Füße parallel zueinander etwa hüftbreit auseinanderstehen. Wippe ein bisschen auf den Füßen vor und zurück und dann von einer Seite zur anderen und spüre, wie deine Aufmerksamkeit in deine Füße hinabsinkt.

2. Verlagere dein Gewicht ganz leicht nach hinten und unten durch dein Fersenbein hindurch und hebe deine inneren Fußgewölbe sanft an, während du deine Zehen entspannst. Ziehe dein Bewusstsein und deine Energie durch die Beine nach oben, als ob deine langen Beinknochen Strohhalme wären und du den Boden durch sie in dich hineinschlürfen wolltest. Deine Knie sollten weder durchgedrückt noch gebeugt sein, sondern sich genau in der richtigen, entspannten Position befinden. Spanne deinen Quadrizeps an und ziehe deine Kniescheiben leicht nach oben. Mache einen kleinen Hula-Tanz mit deinem Becken und finde die Position, in der Schambein und Steißbein ungefähr den gleichen Abstand zum Boden haben.

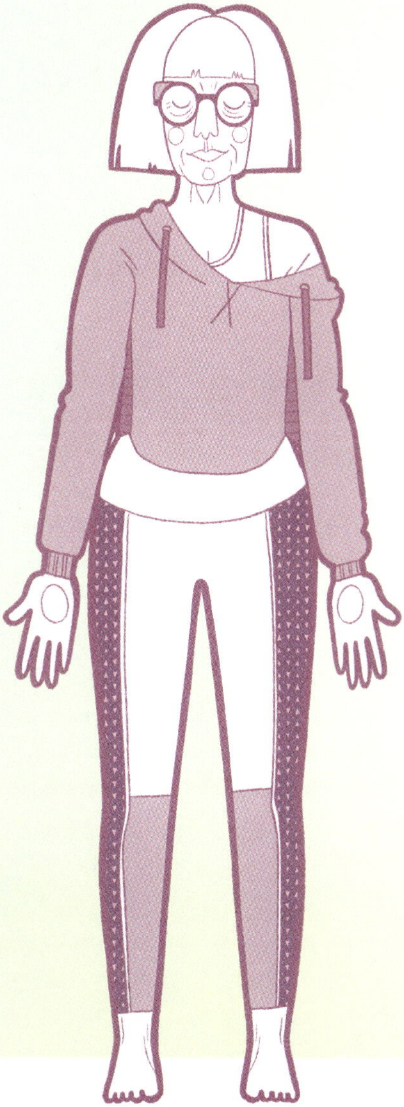

3. Lockere und vertiefe deine Leistenfalte, indem du das Fleisch an der Innenseite deiner Oberschenkel nach hinten schiebst. Spanne den Bauch vom Schambein bis zum unteren Ende deines Brustbeins an; die neutrale Kurve deiner Lendenwirbelsäule bleibt dabei erhalten. Ziehe dein Brustbein leicht nach innen, während du deine Schlüsselbeine zu einem leicht nach oben gerichteten Lächeln verbreiterst. Richte deine Schultern so aus, dass sie ein bisschen nach vorn geneigt sind, und entspanne deine Arme, Hände und Finger.

4. Stelle dir vor, dass dein Kopf so locker am Körper befestigt ist wie bei einer Wackelkopfpuppe, und finde das majestätische Gleichgewicht deines Schädels oberhalb der Basis deiner Wirbelsäule. Entspanne deine Gesichts- und Kiefermuskeln und schau dann mit unfokussiertem Blick auf einen Punkt oder schließe die Augen, falls dir das lieber ist. Bleibe für zehn *Sri-Yantra*-Atemzüge in dieser Position.

5. Wenn du dich gerade von einer Sprunggelenkverletzung erholst oder es dir momentan schwerfällt, das Gleichgewicht zu halten, kannst du dich bei der nächsten Übung an einer Stuhllehne oder Wand festhalten.

6. Von *Tadasana* aus beginne nun, dich mit einem langsamen Einatmen auf deine Fußballen zu erheben. Dabei strecke die Arme erst nach vorn und dann nach oben zur Decke. Beim langen Ausatmen senke deine Fersen langsam wieder auf den Boden herab und lasse die Arme seitlich nach unten sinken. Halte den Blick permanent auf einen Punkt vor dir gerichtet, um dein Gleichgewicht besser halten zu können.

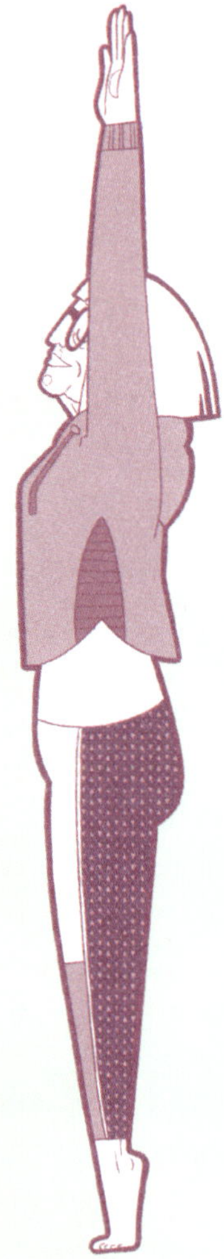

einatmen

7. Setze diese Bewegung im Rhythmus deiner Atemzüge fort und las-

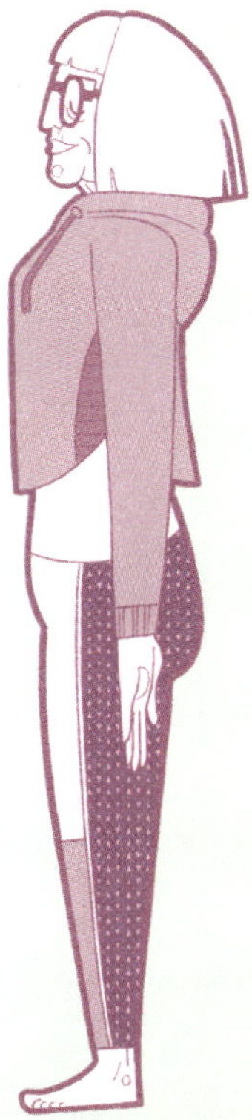

ausatmen

se den Atem deine Bewegung umschließen. Damit meine ich, dass du kurz vor der Bewegung mit dem Einatmen beginnst, als würde die Einatmung das Heben deiner Füße und Arme »inspirieren«, und über die gesamte Länge der Einatemphase langsam den Höhepunkt der Bewegung erreichst. Dann senke deine Füße und Arme über die gesamte Länge der Ausatemphase wieder ab. Zu dem Zeitpunkt, an dem du diese Absenkbewegung beendest, sollte deine Ausatemphase noch nicht ganz abgeschlossen sein.

8. Wenn du dich dabei wohlfühlst, kannst du deine Ausatemphase ausdehnen, sodass sie länger dauert als die Einatmung. Das kannst du schrittweise tun, indem du beim Absenken deiner Füße und Arme zählst und die Ausatemphase jedes Mal um eine Zahl verlängerst. Dabei wirst du vielleicht eine stärker verinnerlichte, erdende oder beruhigende Energie spüren – mit dem zusätzlichen physischen Vorteil, dass deine Bauchmuskeln zur Stabilisation deines Körpers beitragen. Wenn das Verlängern der Ausatemphase für dich zu anstrengend wird oder du merkst, dass du dabei nach dem nächsten Atemzug ringst oder nach Luft schnappen musst, kehre bitte wieder zu einem vernünftigeren, gleichmäßigeren Atemrhythmus zurück.

9. Setze diese Bewegungen im Rhythmus deiner Atemzüge fünf bis zehn Runden lang fort und lege dann, nachdem du mit den Fersen wieder auf dem Boden angelangt bist, eine Pause ein. Normalisiere deine Atmung wieder und nimm alle Empfindungen, die jetzt vielleicht in dir aufsteigen, bewusst wahr.

10. Lege dich nun auf den Bauch. Forme deine Arme zu einem Kissen und lege deine Stirn darauf. Strecke deine Beine so nach hinten aus, dass alle zehn Zehennägel den Boden berühren.

11. Bei der nächsten Einatemphase hebe das rechte Bein vom Boden ab und achte darauf, dass es in einer neutralen Rotation bleibt, sodass die Kniescheibe nach wie vor zum Boden zeigt. Beim Ausatmen lasse das Knie nach Möglichkeit angehoben und beuge es langsam, sodass die Ferse in Richtung deines Gesäßes zeigt. Beim nächsten Einatmen strecke das rechte Bein wieder, hebe es erneut vom Boden ab und spüre vielleicht, wie es sich diesmal ein kleines bisschen höher hebt. Beim letzten Ausatmen senke du das rechte Bein wieder auf den Boden ab. Wiederhole das Ganze anschließend auf der linken Seite.

einatmen

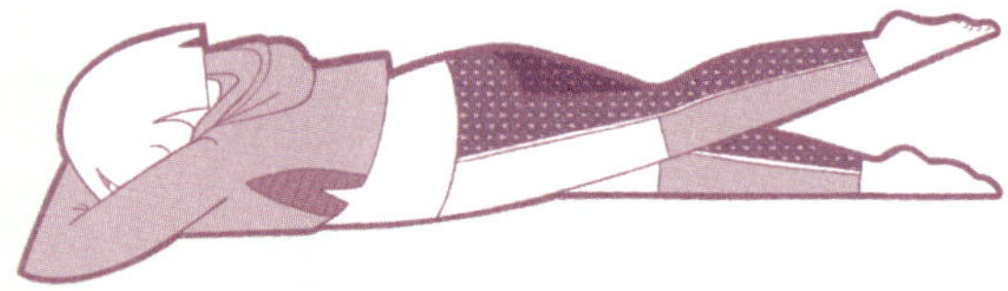

ausatmen

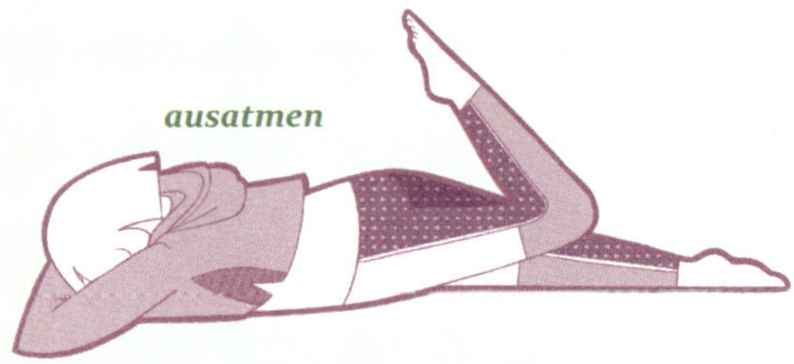

einatmen

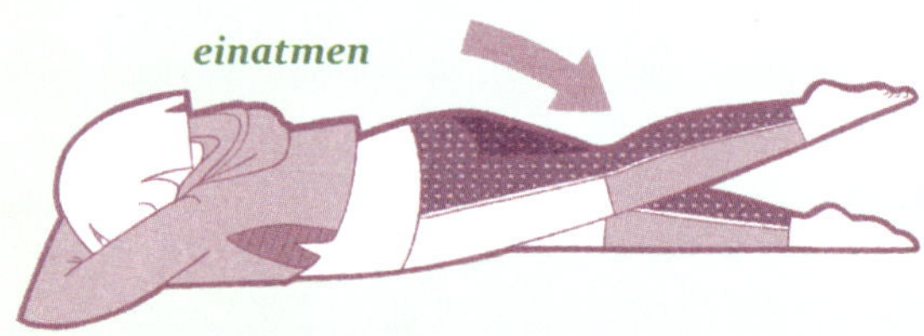

ausatmen

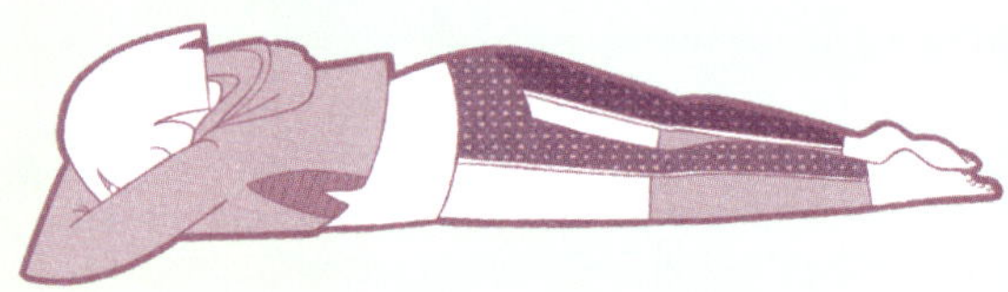

12. Wiederhole diese Sequenz, indem du deine Beine im Rhythmus deiner Atemzüge vier- bis achtmal abwechselnd hebst, beugst und senkst. Falls es sich für dich gut anfühlt, kannst du die Ausatemphase dabei jedes Mal um eine Zahl verlängern. Doch wenn das Verlängern der Ausatmung dich anstrengt, kehre bitte wieder zu einem gleichmäßigeren Atemrhythmus zurück.

13. Wenn du fertig bist, bleibe unbedingt noch ein paar wohltuende, angenehme Atemzüge lang auf dem Bauch liegen und nimm alle Empfindungen, die jetzt vielleicht in dir aufsteigen, bewusst wahr.

14. Bleibe in der Bauchlage und spreize deine Beine zu einem breiten V. Lasse deinen Oberkörper auf dem Boden liegen und hebe beim Einatmen beide Beine vom Boden ab. Beim Ausatmen

drücke die Innenseiten deiner Beine fest zusammen. Halte die Beine in ihrer neutralen Rotation, sodass die Kniescheiben nach wie vor zum Boden zeigen. Spreize die angehobenen Beine wieder zu einer V-Form und drücke sie dann erneut zusammen.

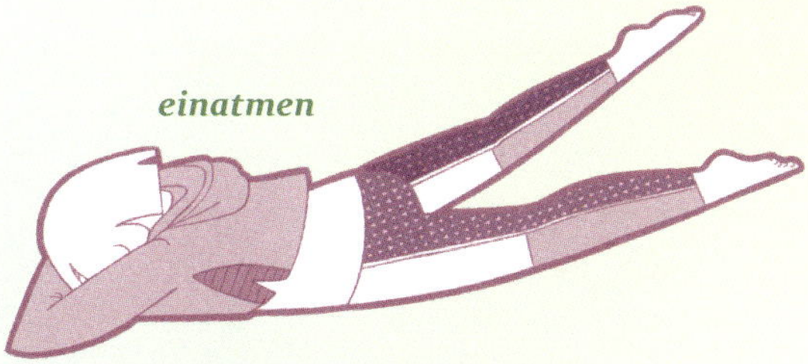

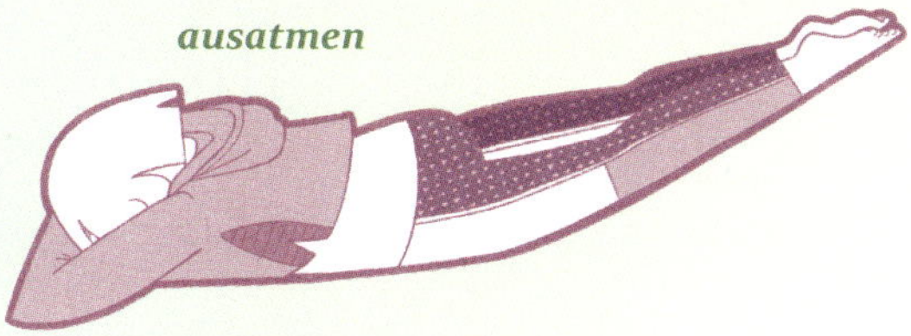

15. Setze diese Bewegungen im Rhythmus deiner langsamen Atemzüge fünf bis zehn Runden lang fort. Wenn du möchtest, kannst du deine Ausatemphase länger ausdehnen als die Einatemphase, solange das nicht zu anstrengend für dich ist.

16. Wenn du fertig bist, lasse die Beine wieder auf den Boden sinken, bleibe auf dem Bauch liegen und genieße zum Schluss noch ein paar angenehme, entspannte Atemzüge.

17. Um auf anmutige Weise wieder aus dieser Haltung herauszukommen, lege die Hände neben deinem Brustkorb flach auf den Boden und spanne deine Bauchmuskeln an. Stütze dich nach oben ab, komme auf Hände und Knie und lasse dein Gesäß auf die Fersen zurücksinken. Lege die Stirn auf den Boden und bleibe in der Kindpose.

18. Nun lege dich auf den Rücken. Du kannst dazu gern Hilfen verwenden, damit du es warm hast und dich gut abgestützt fühlst: Wenn du möchtest, schiebe ein großes Yogabolster unter deine Knie, decke dich gut zu und lege ein Halstuch oder Augenkissen auf deine Augen.

19. Richte deine Füße so aus, dass sie etwas weiter auseinanderliegen als die Hüften, und drehe deine Beine ein paarmal nach innen und wieder nach außen, bis du eine offene, entspannte Position für deine Hüften gefunden hast. Richte das Fleisch deines Gesäßes so aus, dass es weitgehend symmetrisch unter deinem Becken verteilt ist und du dich dadurch gut abgestützt fühlst.

20. Schiebe die Arme ein Stückchen von deinem Körper weg und drehe die Handflächen nach oben. Die Daumen sollen dabei etwas höher liegen als

die kleinen Finger; das ist wichtig, damit deine Arme nicht zu stark gedreht sind. Lasse die Schulterblätter locker auf dem Boden ruhen und die Schultern nach unten sinken.

21. Richte deinen Kopf so aus, dass du einen leichten Luftzug unter deinem Nacken spürst. Falls die Spitze deines Kinns höher liegen sollte als deine Stirn, schiebe eine flache, gefaltete Decke unter deinen Kopf.

22. Schließe die Augen und entspanne deine Gesichts- und Kiefermuskulatur. Nimm noch ein paar letzte Korrekturen vor, damit du es so bequem hast, dass du ein paar Minuten lang ganz ruhig daliegen kannst.

23. Manchmal ist es gar nicht so einfach, sich in diese reglose Stille hinein zu entspannen. Wenn dein Geist oder Körper anfängt, sich darüber zu beschweren, richte deine Aufmerksamkeit auf die kleinen, subtilen, natürlichen Atembewegungen, die du in deinem Bauch spürst. Lasse deine Aufmerksamkeit so lange bei diesem Heben und Senken deiner Bauchdecke verweilen, bis dein Körper und dein Geist zur Ruhe kommen. Kehre so oft zu diesem Bewusstsein zurück, wie du es brauchst.

24. Bleibe zehn Minuten lang in dieser Position.

25. Um wieder aus dieser Haltung herauszukommen, beginne langsam deine Atmung zu vertiefen. Wecke deinen Körper sanft auf, indem du zunächst mit den Fingern und Zehen wackelst. Sobald du bereit bist, rolle dich auf die rechte Seite, nimm die Embryohaltung ein und komme langsam in eine sitzende Position. Sobald du bereit dazu bist, schlage blinzelnd die Augen auf.

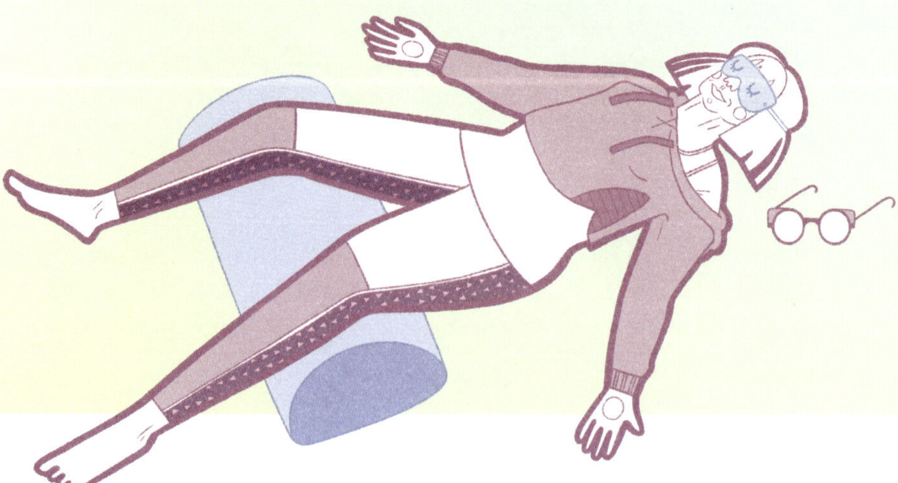

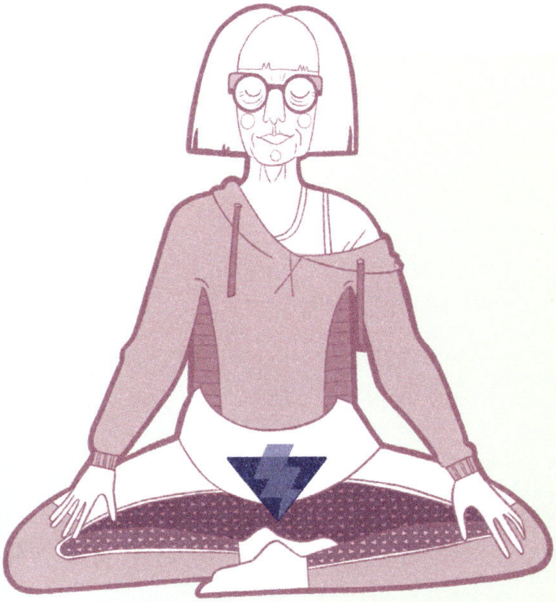

26. Nimm nun zum Meditieren eine bequeme Sitzposition ein. Wenn du möchtest, kannst du dafür Stützen verwenden oder dich sogar auf einen Stuhl setzen. Nimm dir genügend Zeit, eine bequeme Position zu finden.

27. Schließe die Augen, lockere deine Kieferpartie und lasse deine Schultern entspannt von den Ohren wegsinken. Beginne deine Atmung zu vertiefen und atme durch die Nase ein und aus.

28. Das hört sich jetzt vielleicht ein bisschen komisch an, aber stell dir vor, du hättest ein Paar Nasenlöcher oben auf dem Kopf. Wenn du einatmest, kann der Atem durch deinen ganzen Körper hindurch bis zur Wurzel deiner Wirbelsäule hinabfließen. Beim Ausatmen visualisiere, wie dein Atem und alle körperlichen oder seelischen Spannungen in die Erde unter dir hineinfließen. Verlangsame und vertiefe deine Atmung weiterhin und visualisiere diese Bewegungen deiner Atemluft noch ein paar Minuten lang.

29. Lasse deinen Atem nun wieder in seinen normalen Rhythmus zurückkehren und visualisiere direkt vor deinem Steißbein, im untersten Teil deines Bauches, ein dunkelblaues, nach unten zeigendes Dreieck. Verweile mit deiner Aufmerksamkeit bei diesem nach unten zeigenden blauen Dreieck und spüre oder visualisiere beim Ausatmen, wie ein Blitz durch das Dreieck in die Erde unter dir einschlägt. Meditiere ungefähr zehn Minuten lang mit diesem Bewusstsein und dieser Visualisation.

30. Sobald du bereit bist, diese Meditation zu beenden, beginne dich langsam zu bewegen, senke dein Kinn zur Brust und schlage blinzelnd die Augen auf.

Segment 2: Quelle der Energie

Zum zweiten Segment unseres Körpers gehört nicht nur die anatomische Beckenschale, sondern auch die wässrige Behausung unseres Ichs, das dort ebenfalls zu Hause ist. Das Becken, um das sich viele poetische Korrelationen ranken, ist der Wagen, in dem unser Potenzial liegt, neue Ideen, Projekte und vielleicht sogar Kinder zu gebären. Es ist die Heimat der energetischen Gezeiten unserer Vorlieben und Abneigungen, unserer Kreativität und Sexualität. Wenn wir in dieser Körperregion zu einem harmonischeren Gleichgewicht gelangen, könnte die Flutwelle der Kraft, die darin steckt, entfesselt werden.

HÜFTEN

In den vergangenen 20 Jahren hat die Anzahl der Hüftverletzungen, ja sogar der Hüftgelenkersatz-Operationen in unserer Yoga-Community ziemlich stark zugenommen. Teilweise könnte dieser Trend auf die rasante Verbesserung und die leichtere Zugänglichkeit solcher Eingriffe zurückzuführen sein – oder einfach nur auf den natürlichen Alterungsprozess der Yogi*nis und ihrer Lehrer*innen. Aber ich denke, wir müssen auch ein paar Fehler, die wir in der Asana-Praxis häufig begehen, und die das komplexe, lebenswichtige System unserer Fortbewegung aus dem Gleichgewicht bringen könnten, kritisch unter die Lupe nehmen.

Wie bereits besprochen, bevorzugen wir in unserem täglichen Leben und in den Asanas bestimmte Bewegungen, und das führt zu asymmetrischen Mustern in unserem Weichgewebe. Im Alltagsleben neigen wir dazu, unsere Hüften oft zu beugen, nach außen zu drehen und zu abduzieren; und dann gehen wir in den Asana-Kurs und wollen noch mehr davon. Ich sage den angehenden Yogalehrer*innen, die ich ausbilde, immer im Scherz: »Wenn ihr eine Gruppe von Schüler*innen fragtet, woran sie heute im Yogaunterricht arbeiten wollen, würden sie mit Sicherheit rufen: »Hüftöffner!« Obwohl sie ihre Hüften im täglichen Leben ohnehin schon auf unzählige Arten »öffnen«, wünschen sich viele Yogaschüler*innen trotzdem immer noch Außenrotationen und Beugungen wie beispielsweise in der Tauben- oder Schusterpose. Das sind sehr schöne Posen, die du sicherlich zu einem Teil deiner Yogapraxis machen kannst, doch man braucht für alles ein Gegengewicht. Nur selten höre ich meine Schüler*innen sagen: »Ich würde gern die Außenseiten meiner Hüften, die Innenseiten meiner Oberschenkel und meine Hamstrings stärken, damit meine

Hüftpfanne besser gestützt ist!« oder »Ich würde gern gegen meine eingefahrenen Gewohnheitsmuster angehen, auch wenn das vielleicht ein bisschen unbequem ist!« (Ich habe übrigens auch noch nie erlebt, dass jemand nach mehr Strategien zum Belohnungsaufschub gefragt hätte. Doch überraschenderweise wollte tatsächlich mal ein Schüler Guacamole haben.)

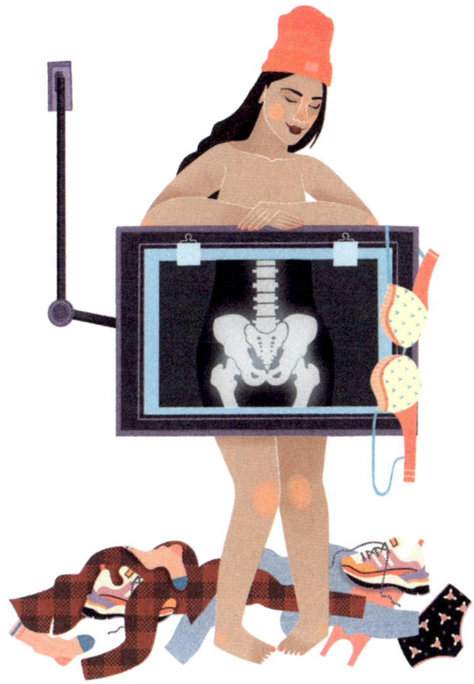

Durch endloses Dehnen – das oft passiv und immer nur in eine Richtung erfolgt – wird unser System sehr unausgewogen; und davon kann auf lange Sicht nicht unbedingt jeder Körper begeistert sein. Jetzt ist vielleicht der richtige Zeitpunkt gekommen, um uns zu fragen: Ist etwas zwangsläufig gut für mich, nur weil es sich gut anfühlt? Sollte man etwas einfach nur deshalb tun, weil man es kann? Es mag sich fantastisch anfühlen, einen großen Becher Eis zu essen, uns auf die Couch zu setzen und eine ganze Staffel unserer Lieblingsserie anzuschauen oder einen ganz bestimmten Ex-Freund anzurufen, aber ich behaupte, dass diese Aktivitäten langfristig gesehen nicht gut für uns sind. Und mein hypermobiler Körper kann viele seltsame Positionen einnehmen, die sich großartig anfühlen und die ich früher wahrscheinlich als »gute Dehnung« bezeichnet hätte, von denen ich aber inzwischen weiß, dass sie meinen Gelenken geschadet haben.

Wenn wir unsere Vorlieben oder Abneigungen gegenüber solchen Körperhaltungen oder Empfindungen genau beobachten, können wir eine gesunde Yogapraxis entwickeln und unsere wahren Bedürfnisse erkennen.

Und diese Bedürfnisse sind – ebenso wie die Anatomie unseres Knochengerüsts – individuell sehr verschieden. Form und Tiefe unserer Hüftpfannen, aber auch der Winkel und die Länge unseres Oberschenkelkopfes, -halses und -schafts unterscheiden sich stark voneinander. Wir wollen nun versuchen, so etwas wie einen Röntgenblick für die individuellen Besonderheiten unseres Oberschenkelknochens zu entwickeln.

Als Erstes kannst du einen Test machen, um herauszufinden, ob dein Körper seine Hüften lieber nach innen oder nach außen dreht. Die meisten Menschen bevorzugen eine dieser beiden Bewegungen.

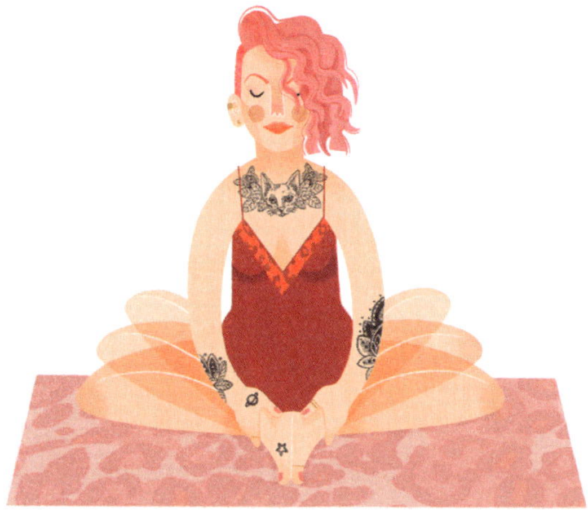

Setze dich auf den Boden und probiere eine Haltung aus, die in der Yin-Yoga-Community oft als Rehpose bezeichnet wird. (Der Erste, der mir erklären kann, warum diese Pose Ähnlichkeit mit einem Reh hat, bekommt von mir 50 Dollar! Aber ich schweife vom Thema ab.) Schwinge dein linkes Bein hinter dich und beuge das linke Knie in einem Winkel von ungefähr 90 Grad. Dein rechtes Bein zeigt nach vorn. Beuge das rechte Knie und lasse es dann in die Außenrotation fallen. Es kann sein, dass sich dein Becken dabei verschiebt und dein linker Sitzknochen nicht unten bleiben will. Keine Sorge, das ist kein großes Problem.

Achte auf deinen Bewegungsspielraum in beiden Beinen und werde dir darüber klar, in welche Rotationskategorie du wohl in diesem Moment fällst: Bist du ein Innen- oder Außenrotationsfan? Dann probierst du diese Haltung noch mal auf der anderen Seite aus, um die Unterschiede zwischen beiden Seiten zu erkennen.

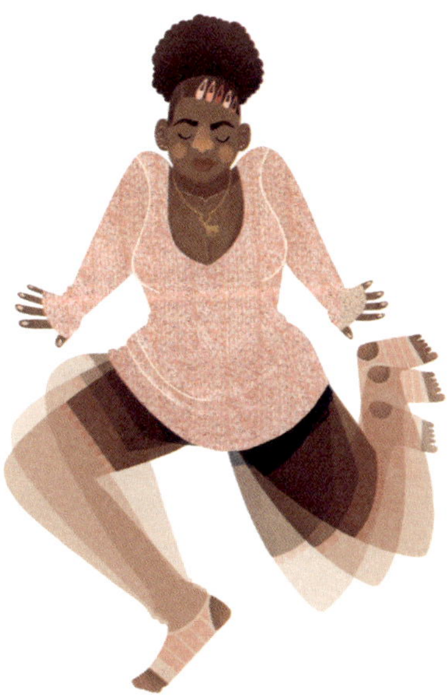

Nun schwenkst du beide Beine nach vorn, beugst die Knie und legst deine Fußsohlen so zusammen, dass die Knie in der Schusterpose auseinanderfallen. Dabei kannst du beobachten, welchen Winkel dein Oberschenkel in diesem Moment mit der Hüfte in der Außenrotation bildet.

Ich sage ganz bewusst »in diesem Moment«, weil einiges von dem, was du jetzt vielleicht siehst, mit Gewebeeinschränkungen in den Muskeln und Faszien zu tun haben könnte, die möglicherweise veränderbar sind. Es gibt gewohnheitsmäßige Bewegungen und Muster, die bestimmte Gewebe verkürzen, schwächen, verspannen oder verkleben können; durch intelligente Bewegungen und Bewusstheit können sich solche Einschränkungen verändern und tun es oft auch. Die Winkel, die du siehst, können aber auch von der

Zusammensetzung der Puzzleteile deines Knochengerüsts herrühren; und daran ändert sich nichts. Wenn wir darauf bestehen, unseren Knochenbau verändern zu wollen, rebellieren die Weichteile unseres Körpers dagegen oder werden dadurch gereizt, was oft zu Verletzungen oder Schädigungen führt.

Die meisten meiner Schüler*innen fragen mich: »Woher wissen wir, ob es sich um eine Einschränkung des Weichteilgewebes oder des Knochengerüsts handelt?« Die kurze, erfreuliche Antwort darauf lautet, dass es bestimmte Körpertests gibt, anhand deren man begründete Vermutungen darüber anstellen kann, welche Ursache deine Bewegungseinschränkung wohl haben könnte. Die längere, weniger befriedigende, aber richtigere Antwort lautet: Egal ob wir unseren eigenen Körper oder den unserer Schüler*innen betrachten – wir sehen immer nur eine Momentaufnahme: diesen Körper in diesem Augenblick in all seiner perfekten Unvollkommenheit. Das ist der einzige Ausgangspunkt, den wir haben.

Und nun wollen wir uns anschauen, wie weit du deine Hüfte abduzieren kannst. Komm auf Hände und Knie. Vielleicht ist es für deine Knie angenehmer, wenn du eine große, flache Decke unter ihnen ausbreitest.

Beginne deine Knie nun langsam auseinanderzuschieben. Achte darauf, deine Hüften dabei nicht nach vorn oder nach hinten zu bewegen; sie sollten zusammen mit den Knien eine Linie bilden. Es wird einen Punkt geben, an dem du mit dieser Bewegung nicht mehr weiterkommst.

Vielleicht kommst du ganz nah an den Boden heran. Vielleicht gewinnst du sogar eine Goldmedaille für die Hüftabduktion und berührst mit der Vorderseite deines Beckens tatsächlich den Boden. Doch wenn es dir so geht wie den meisten Menschen, liegt vielleicht noch ein ziemlich großer Abstand zwischen dir und dem Boden. Wie auch immer – ich liebe dich.

Wirf nun einen prüfenden Blick auf deine Winkel. Sobald du bereit bist, drückst du

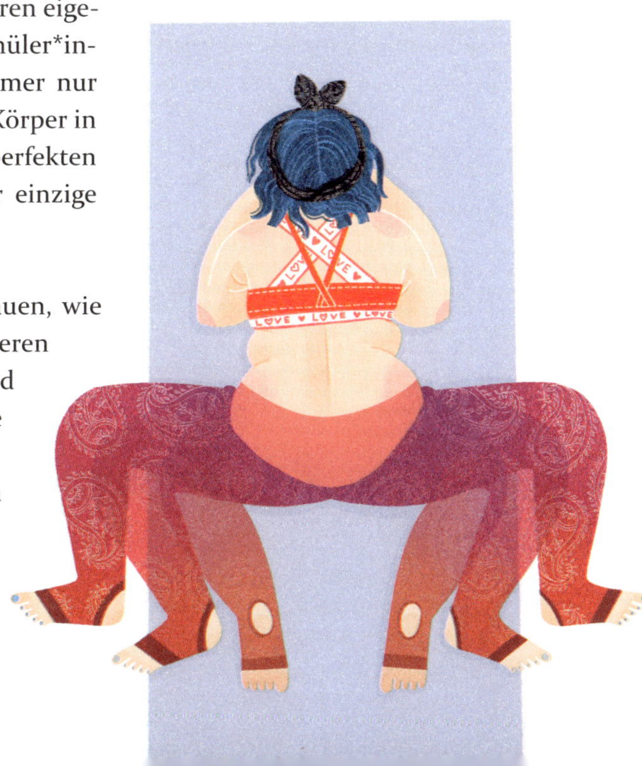

deine Beine langsam wieder nach oben, um sanft aus dieser Haltung herauszukommen.

Diese Bewegung der Hüfte ist so ähnlich wie bei der Haltung der Göttin oder der Stellung des vorderen Beins in der Pose Krieger 2. Wenn du nicht gerade ein Goldmedaillengewinner bist, wirst du deine Hüften in diesen Haltungen nicht ganz zur Seite hin abflachen können, ohne die Gesundheit deiner Knie zu gefährden. Wenn du deine Winkel genau kennst, kannst du deine Yogaposen so anpassen, dass du dabei deinem höchsten Ich treu bleibst.

Noch ein letztes Röntgenbild: Schauen wir uns die Länge unseres Oberschenkels im Verhältnis zur Länge unseres Rumpfes an. Ich habe schon viele Leute darüber klagen hören, dass sie ihre Arme oder Beine oder ihren Rumpf als zu kurz empfinden. Dabei geht es in Wirklichkeit nur um die Proportionen, also darum, womit du einen bestimmten Körperteil vergleichst.

Setze dich auf den Boden. Strecke dein rechtes Bein gerade aus und beuge das linke Knie in Richtung Brustkorb, wobei der linke Fuß jedoch auf dem Boden bleibt. Dann schlingst du die Hände um dein linkes Schienbein und setzt dich so gerade wie möglich hin. Strecke den linken Arm nun auf gleicher Höhe mit deiner Schulter nach vorn. Mit diesem kleinen Test kannst du dir bewusst machen, wie lang dein Rumpf ist.

Schau dir den Abstand zwischen deinem linken Arm und deinem linken Knie an. Bei manchen Menschen ragt das Knie ein bisschen über den ausgestreckten Arm hinaus. Bei anderen befindet sich der ausgestreckte Arm ein paar Zentimeter oberhalb des Knies. Beide Arten von Menschen sind gleichermaßen liebenswert, aber diejeni-

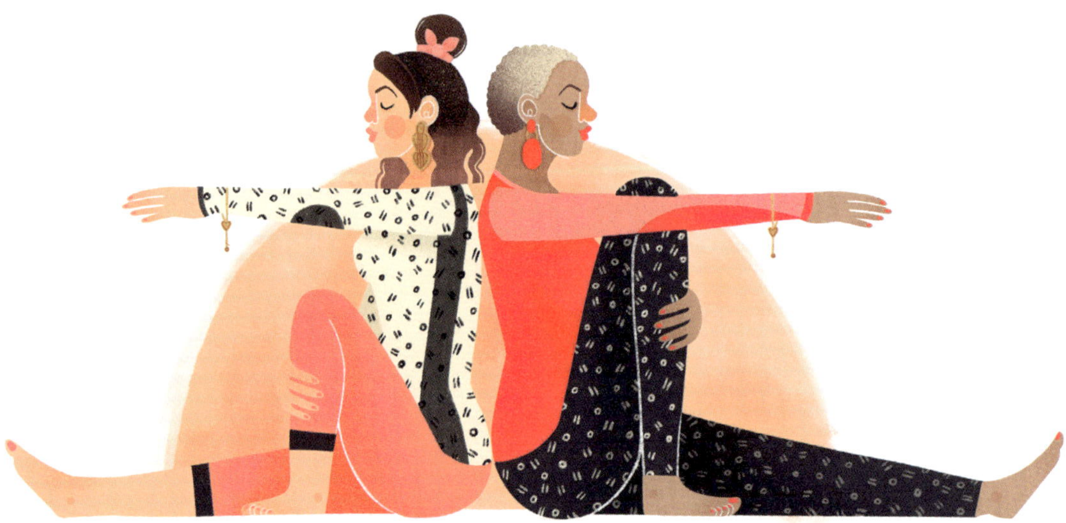

gen, bei denen die Knie ein bisschen höher emporragen, haben oft weniger Mühe mit dem Bücken, weil sie ihre Wirbelsäule dann nicht so stark krümmen oder ihre Schultern nicht so sehr belasten müssen.

Wenn du dir auf deiner nächsten Party ein paar Freunde schnappst und mit ihnen die oben beschriebenen Bewegungen ausprobierst, ist es für dich bestimmt sehr aufschlussreich, zu sehen, wie unterschiedliche Hüften wir haben. (Glaub mir: Ich sorge auf Partys immer für jede Menge Spaß ...)

Nachdem wir uns nun ausgiebig mit den Hüftgelenken beschäftigt haben, lasse uns zu deinem heiligen Knochen hochwandern: dem Kreuzbein.

KREUZBEIN

Der medizinische Fachbegriff für unser Kreuzbein *(Sakrum)* wurde erstmals im 18. Jahrhundert erwähnt und leitet sich vom lateinischen *os sacrum* her, was so viel wie »der heilige Knochen« bedeutet. Vorher hatten auch die Angelsachsen und Griechen das Kreuzbein bereits so genannt. Es gibt viele Geschichten über den möglichen Ursprung dieses heiligen Namens. Ein Grund dafür, dass das Kreuzbein so genannt wird, könnte darin liegen, dass es – vielleicht im Rahmen von Fruchtbarkeitszeremonien – oft auf heidnischen Altären geopfert wurde. Als Sitz der Gebärmutter, als Thron von *Shakti* und Ursprung unserer kreativen und sexuellen Energie wohnt diesem Beckenpalast ein enormes göttliches Potenzial inne.

Wie an früherer Stelle bereits erwähnt, gibt es in der Welt des Yoga und der Anatomie eine kleine Kontroverse darüber, ob unser Kreuzbein sich unabhängig vom Becken (Iliosakralgelenk oder ISG) bewegen kann, zu dem es eine ganz besondere Beziehung hat. Alle Fachleute sind sich darüber einig, dass das Kreuzbein mit der Vorwärts- und Rückwärtsbewegung des Beckens (anteriores und posteriores Kippen) »mitnickt« (was man als Nutation beziehungsweise Kontranutation bezeichnet), doch manche glauben, dass es selbstständig hin und her gleitet oder rutscht. Wie auch immer – meiner Meinung nach ist das Kreuzbein als Dreh- und Angelpunkt zwischen der Wirbelsäule und den unteren Extremitäten für die Stabilität und den Halt in diesem Bereich von entscheidender Wichtigkeit. Schon ein leichtes Wackeln des Kreuzbeins kann zu lebenslangen Funktionsstörungen und Schmerzen in den Iliosakralgelenken führen. Man darf auch nicht vergessen, dass unsere gynäkoiden Iliosakralgelenke weniger kongruent und beweglicher sind als ihre androiden Pendants und dass die Yoga-Asana-Praxis häufig Bewegungen favorisiert, bei denen ein nahezu unendlicher Bewegungsspielraum angestrebt wird (was zu einer wahren Epidemie von Instabilitäten in der Yoga-Community beigetragen hat).

Eine Möglichkeit, für mehr Stabilität zu sorgen, besteht darin, unserem Kreuzbein keine Bewegungen mehr abzuverlangen, die nicht zu seiner »Arbeitsplatzbeschreibung« gehören. (Erkennst du allmählich einen roten Faden in diesem Buch?) Dazu müssen wir die bei vielen Yogalehrer*innen so beliebte Aufforderung »Zieh dein Steißbein nach innen« mal ein bisschen genauer unter die Lupe nehmen. Noch einmal: Es gibt keine perfekten verbalen Anweisungen für die Ausführung von Yogahaltungen (ebenso wie es keine gibt, die man komplett über Bord werfen kann), und ich halte sehr viel davon, stets das zu nutzen, was am besten funktioniert, um meinen Schüler*innen bestimmte Ideen zu vermitteln. Trotzdem bin ich der Meinung, dass sich diese Anleitung durchaus noch ein bisschen besser und präziser formulieren lässt.

Zunächst ein paar Worte zur Anatomie. Das Steißbein ist mit dem Kreuzbein und dieses wiederum mit der Beckenschale verbunden. Wenn wir unsere Schüler*innen also dazu auffordern, »ihr Steißbein nach innen zu ziehen«, kippt ihr Körper oft nach posterior. Manchmal ist das ja auch ganz cool: Denn wenn sie zu stark nach vorn geneigt sind, kommt es dadurch automatisch zu einer Korrektur zurück in die neutrale Position. Aber ich beobachte dabei leider auch oft eine Überkorrektur. Eine andere Möglichkeit, wie wir einer zu starken Vorwärtskippung des Beckens entgegenwirken können, wenn diese unerwünscht ist, besteht darin, dass man die Schüler*innen dazu auffordert, ihre Bauchmuskeln anzuspannen oder den Bauch so weit hochzuziehen, dass er fast die Einwärtskrümmung der Lendenwirbelsäule berührt.

Ich höre die Anweisung, das Steißbein »nach innen zu ziehen«, auch oft bei Rückbeugen und hoffe, dass die Schüler*innen dabei gleichzeitig auch zu der ausgleichenden und stützenden Aktion der Bauchmuskelanspannung aufgefordert werden. Aber wenn wir sagen: »nach innen ziehen«, versuchen unsere Schüler*innen normalerweise verzweifelt, das Kreuzbein zu kontranutieren, das wiederum gerade verzweifelt zu nutieren versucht. Das verursacht Verwirrung und eine Scherbewegung, die leider zu Instabilität führen kann. Ein anderer, sehr subtiler Hinweis (der vielleicht nicht für alle das Richtige ist) besteht darin, das Steißbein innen zu umschließe oder Steißbein und Schambein zueinander hinzuziehen, ohne die Beckenschale zu bewegen. Probiere das doch einmal aus. (Das ist wirklich wahnsinnig subtil, oder nicht?) Vielleicht hast du dabei ja irgendwo in deinem Beckenboden eine Anspannung gespürt, die dir dabei helfen könnte, eine außer Rand und Band geratene Rückbeuge zu bändigen.

Woran aber erkennst du, ob du womöglich eine ISG-Fehlfunktion oder ein wackeliges Kreuzbein hast? Vielleicht hast du Schmerzen an einer Seite deines Iliosakralgelenks oder beim Übergang vom Sitzen zum Stehen oder wenn du dich im Bett von einer Seite

Übung für ein geschmeidiges Becken

1. Lege dich nun auf den Rücken, beuge die Knie und stelle deine Füße auf den Boden. Lasse deine Knie geschlossen und gebeugt und bewege sie dann ungefähr 15 bis 20 Zentimeter von einer Seite zur anderen. Von dieser Position aus wirst du vielleicht die knubbeligen Stellen an der Hinterseite deines Beckens, die PSIS (hinteren oberen Darmbeinstachel), ertasten können. Beachte, dass es sehr feine Unterschiede im Druck, in der Empfindlichkeit oder Ausrichtung dieser Vorsprünge geben kann.

2. Strecke nun das Bein auf der Seite des PSIS, der bei dieser Bewegung deutlicher hervorgetreten ist, und ziehe das gegenüberliegende Knie zum Brustkorb heran, wobei du das betreffende Bein sanft an der Hinterseite des Oberschenkels (nicht am Knie) festhältst. Halte deinen Oberschenkel in einem Winkel von ungefähr 45 Grad zur Hüfte und die Lendenwirbelsäule in ihrer neutralen, entspannten Einwärtskrümmung.

3. Hebe das gestreckte Bein zwischen fünf und zehn Zentimeter vom Boden ab, halte es dabei gestreckt und wippe damit sanft ein paar Zentimeter auf und ab.

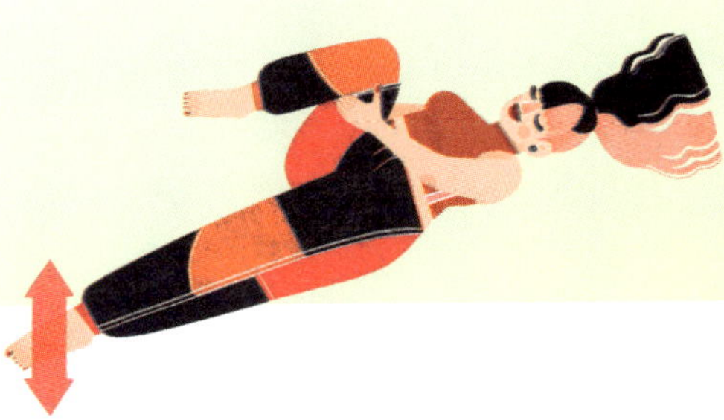

4. Als Nächstes ziehst du dasselbe Knie näher zum Brustkorb hin und schwingst das gestreckte Bein 30 bis 60 Zentimeter zur Seite hin, wobei du Bein und Fuß auswärts drehst. Wiederhole diese Bewegung ein paarmal.

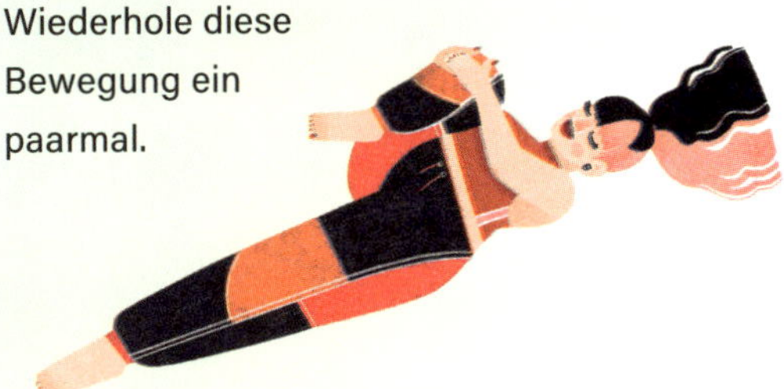

5. Beuge nun beide Knie und stelle deine Füße wieder auf den Boden. Um zu überprüfen, ob sich die Position deiner PSIS verändert hat, bewegst du beide Knie wieder langsam ungefähr 15 bis 20 Zentimeter von einer Seite zur anderen. Wenn sich deine PSIS jetzt eher gleich anfühlen, brauchst du diese Übung nicht auf der anderen Seite zu wiederholen.

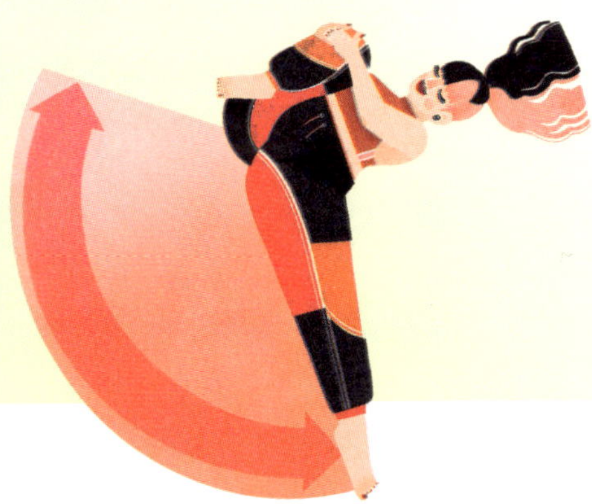

auf die andere drehst. Eine andere Möglichkeit, ein etwas schiefes Iliosakralgelenk zu erkennen und zu korrigieren, besteht darin, einmal ganz genau auf deine knubbeligen Stellen zu achten. (Keine Sorge, ich erkläre dir gleich, was ich damit meine.)

Stemme zunächst einmal deine Hände in die Seiten wie eine wütende Sitcomfigur. Dabei landen deine Zeigefinger wahrscheinlich in der Nähe der knubbeligen Stellen an der Vorderseite deines Beckens, die man als vordere obere Darmbeinstachel (SIAS) bezeichnet. Ertaste diese Punkte und achte darauf, ob einer davon höher oder tiefer zu sitzen scheint als der andere. Oder vielleicht scheint der eine nicht so sehr herauszustehen wie der andere. Liegt eine Asymmetrie vor? Daran wäre nichts Außergewöhnliches – wir sind nun mal asymmetrische Geschöpfe. Es könnte aber auch darauf hindeuten, dass die beiden Hälften deiner Beckenschale nicht die gleiche Beziehung zum Kreuzbein haben.

Nun, da wir wissen, was in diesem Körperbereich los ist, wollen wir uns ein paar Bewegungen anschauen, mit denen man dieses wässrige Zentrum stärken und zum Leben erwecken und das heilige Potenzial entfesseln kann, das in ihm steckt.

Übung für die Hüfte

1. Lasse dich auf Hände und Knie nieder. Falls das Knien auf dem Boden für dich unangenehm ist, lege bitte eine flache, gefaltete Decke darunter. Halte bei dieser Übung den unteren Bereich deines Bauches angespannt, um dein Kreuzbein abzustützen.

2. Stelle den rechten Fuß zwischen deinen Händen nach vorn. Du kannst dabei ruhig ein bisschen nachhelfen, falls er bei dieser Bewegung ins Stocken kommen sollte. Führe deine Hände zum rechten Knie und dehne und strecke deine Wirbelsäule nach oben.

3. Beim Einatmen lasse deine Hüften nach vorn sinken, während du den linken Arm in Richtung Decke streckst. Achte dabei darauf, dass dein vorderes Knie nicht zu weit über deinen Fußknöchel hinaus nach vorn ragt. Wenn es sein muss, schiebe deinen Fuß mit wackelnden Bewegungen nach vorn, um das zu verhin-

dern. Obwohl deine Hüften jetzt tiefer in Richtung Boden sinken, reckst du dich mit dem linken Arm und der linken Seite deiner Wirbelsäule in die Höhe. Spüre dabei das Gefühl, immer größer zu werden.

4. Beim Ausatmen bringe die Hüften wieder in eine senkrechte Position und lasse den linken Arm nach unten sinken.

5. Wiederhole die Übung auf dieser Seite fünf- bis zehnmal im Rhythmus deiner langsamen Atemzüge. Dann lasse deine Hände zu Boden sinken und komme wieder auf Hände und Knie.

6. Wiederhole diese Übung nun auf der anderen Seite, indem du den linken Fuß nach vorn stellst. Wenn du fertig bist, ruhe dich in der Kindpose aus.

einatmen

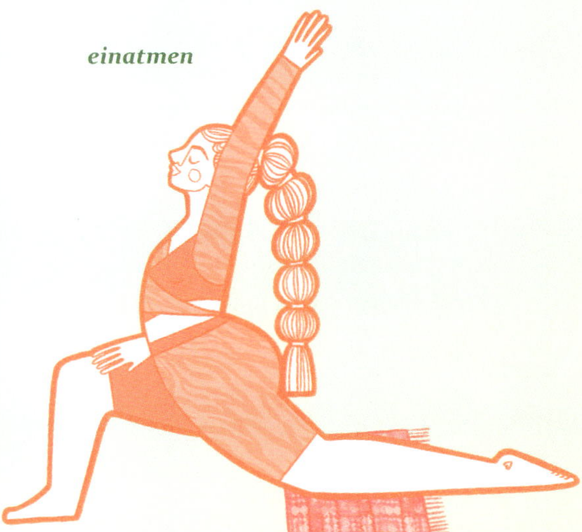

ausatmen

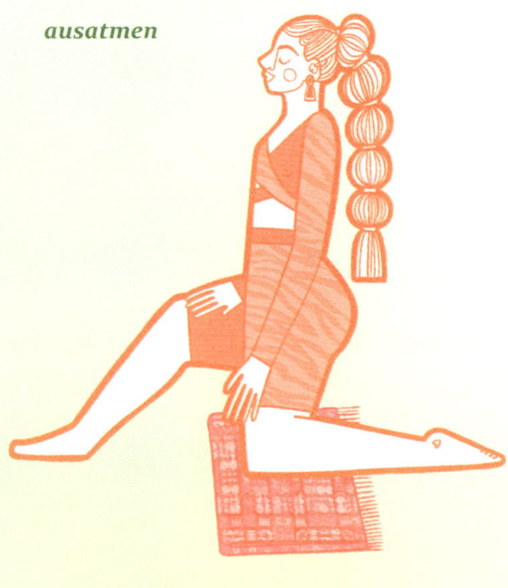

7. Lege dich auf den Rücken, beuge die Knie und stelle die Füße so auf den Boden, dass die Innenseiten deiner Füße und Beine sich berühren.

8. Beim Einatmen drücke die Füße in den Boden oder in die Unterlage hinein und hebe Gesäß und Wirbelsäule vom Boden ab. Strecke die Arme nach oben und lege sie hinter deinem Kopf auf dem Boden ab, sodass die Oberarme rechts und links neben deinen Ohren liegen. Halte die Innenseiten deiner Oberschenkel weiterhin zusammengedrückt, sodass sie sich berühren. Nutze die ganze langsame Einatemphase, um in dieser Position anzukommen.

9. Beim Ausatmen lasse Arme, Wirbelsäule und Gesäß langsam wieder zu Boden sinken. Am Ende dieser Bewegung soll die Ausatemphase noch nicht ganz abgeschlossen sein.

10. Wiederhole diese Bewegung sechsmal. Dann schiebe deine Füße und Knie hüftbreit auseinander und mache noch sechs Wiederholungen.

11. Schiebe Füße und Knie ungefähr so weit auseinander, wie deine Yogamatte breit ist, und wiederhole die Bewegung noch sechsmal. Wenn du fertig bist, ruhe dich ein paar Atemzüge lang mit zusammengelegten Knien aus, bevor du zur nächsten Übung übergehst.

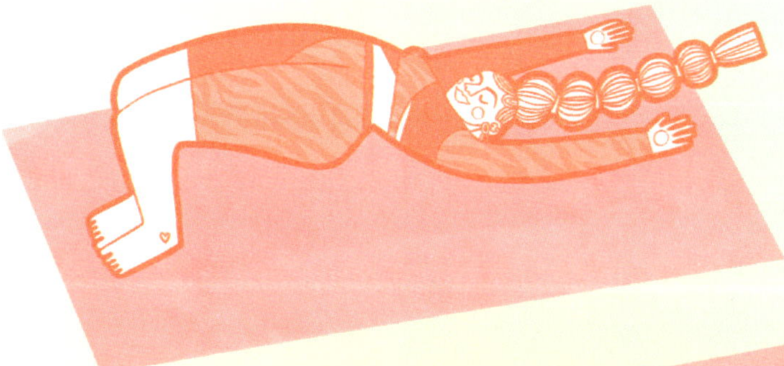

einatmen

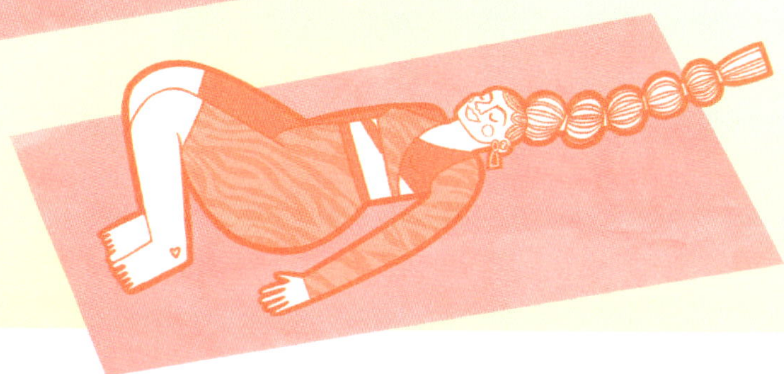

ausatmen

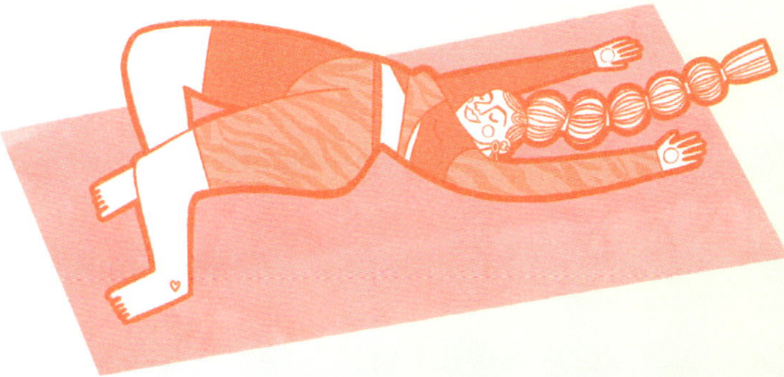

einatmen

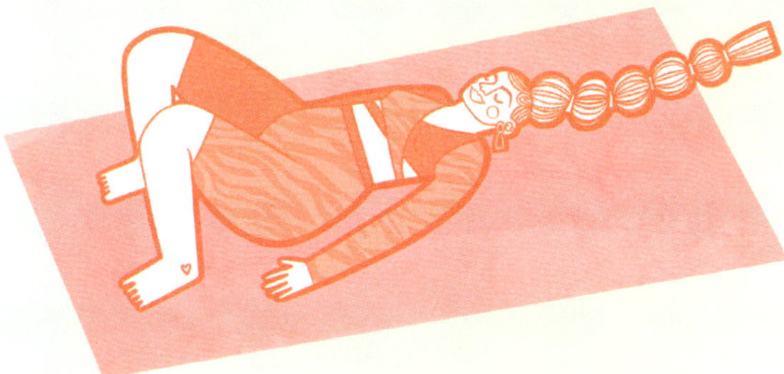

ausatmen

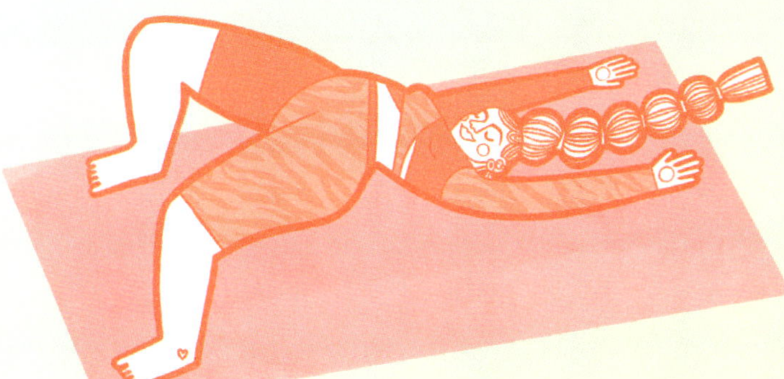

einatmen

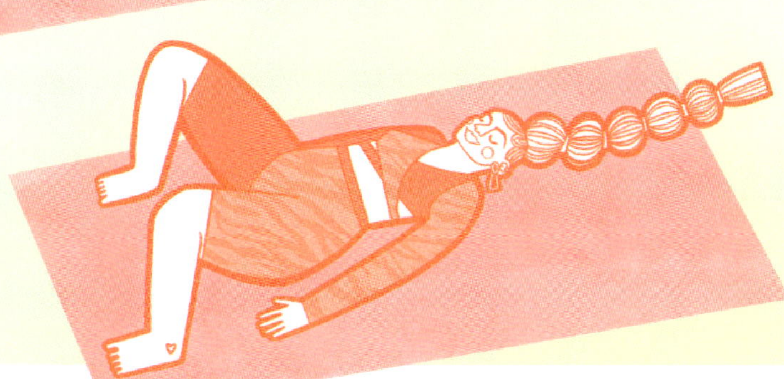

ausatmen

12. Bleibe auf dem Rücken liegen und führe deine Füße wieder zusammen, bis sie sich berühren. Dann lege die Fußsohlen aneinander und lasse deine Knie sanft nach links und rechts herabfallen. Vertiefe und verlangsame deine Atmung.

13. Beim nächsten langen Ausatmen spanne die Innenseite deiner Oberschenkel an, um deine Knie wieder so weit zusammenzuführen, dass sie sich berühren. Beim Einatmen lasse die Knie langsam seitlich in Richtung Boden herabsinken. Atme dabei so langsam und gleichmäßig wie möglich weiter. Diese Bewegung sieht leichter aus und hört sich leichter an, als sie ist. Vielleicht spürst du dabei sogar etwas, was mein Lehrer gemeinerweise als »Freudentaumel« (alias Muskelzittern) bezeichnet, wenn du sie wirklich ganz langsam ausführst.

14. Nachdem du diese Bewegung zehnmal gemacht hast, atme zehnmal langsam ein und aus. Lasse deine Knie dann wieder nach außen fallen. Nimm dir eine ganze Minute Zeit, um deine Oberschenkel anzuspannen und die Knie im Zeitlupentempo wieder zusammenzuführen, bis sie sich berühren. Da kommt Freude auf!

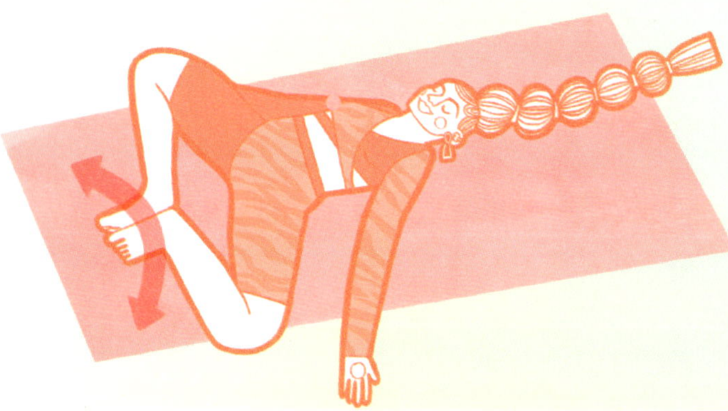

einatmen

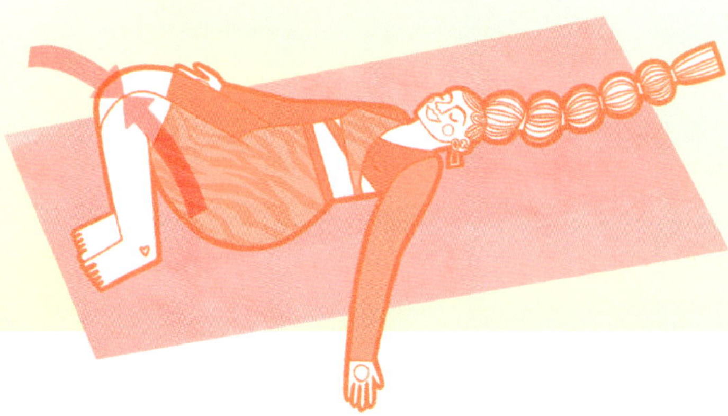

ausatmen

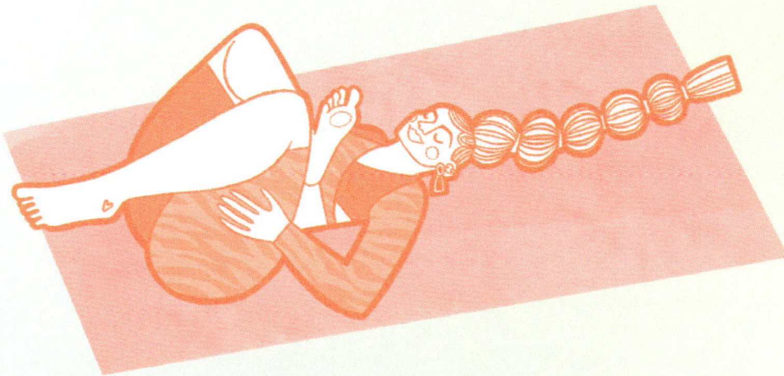

15. Bleibe auf dem Rücken liegen, lege den rechten Fußknöchel auf dein linkes Knie und lasse das rechte Knie dann nach außen fallen. Halte dein rechtes Fußgelenk aktiv gebeugt und ziehe den rechten großen und kleinen Zeh in Richtung Schienbein zurück. Diese Position könnte bereits ein ausreichendes Dehnungsgefühl in deiner rechten Gesäßhälfte erzeugen. Falls ja, bleibe in dieser Haltung; wenn nicht, lege die rechte Hand liebevoll auf deinen Oberschenkel und drücke dein rechtes Bein sanft weg.

16. Wenn du ein noch stärkeres Dehnungsgefühl spüren möchtest, schiebe den linken Arm zwischen deine beiden Beine, lege den rechten Arm an die Außenseite des rechten Beins und umfasse die Hinterseite deines rechten Oberschenkels. Nimm dein rechtes Knie in die Hand und ziehe es zum Brustkorb hin. Achte dabei darauf, dass dein rechter Fußknöchel leicht über dem linken Knie herabhängt; beuge ihn aktiv, damit die Dehnung in deiner Gesäßhälfte bleibt und das rechte Knie keine unbeabsichtigten Drehbewegungen macht, die das Gelenk übermäßig belasten würden. Bleibe fünf bis zehn tiefe Atemzüge lang in dieser Position und senke dann beide Füße wieder auf den Boden herab.

17. Wiederhole diese Übung auf der anderen Seite.

18. Immer noch auf dem Rücken liegend, nimm nun eine Position ein, in der du es ungefähr zehn Minuten lang warm und bequem hast. Du kannst dir zum Beispiel ein großes Yogabolster oder ein Kissen als Stütze unter die Knie schieben.

19. Lasse dir Zeit, um in dieser Position anzukommen, schließe die Augen und spüre, wie dein Körper allmählich immer schwerer wird, während du systematisch alle Anspannungen oder Verspannungen loslässt.

20. Sobald du bereit bist, beginne deinen Atem zu verlangsamen und zu vertiefen, während er durch deine Nase hinein- und hinausfließt. Setze diese tiefe Atmung ein paar Minuten lang fort und lasse sie dann wieder in ihren normalen, entspannten Rhythmus zurückkehren. Spüre, wie sich hinter, über oder unter deinem Atem eine Welle von Prana (Energie oder Sinnesempfindung) durch deinen Körper bewegt. Es ist fast so, als würdest du am Ufer stehen und die Wellen kommen und gehen sehen. Beobachte beim Einatmen, wie eine Pranawelle von deinen Füßen bis zum Scheitelpunkt deines Kopfes aufsteigt. Beim Ausatmen beobachte, wie die Welle von diesem Scheitelpunkt kaskadenartig wieder zu deinen Füßen zurückfließt. Beobachte dieses Auf und Ab der Pranawellen in deiner körperlichen Form noch ein paar Minuten lang in aller Ruhe.

21. Sobald du bereit dazu bist, wecke deinen Körper sanft auf, indem du mit den Fingern und Zehen wackelst. Rolle dich auf eine Seite und richte dich langsam und gemächlich wieder in eine sitzende Position auf.

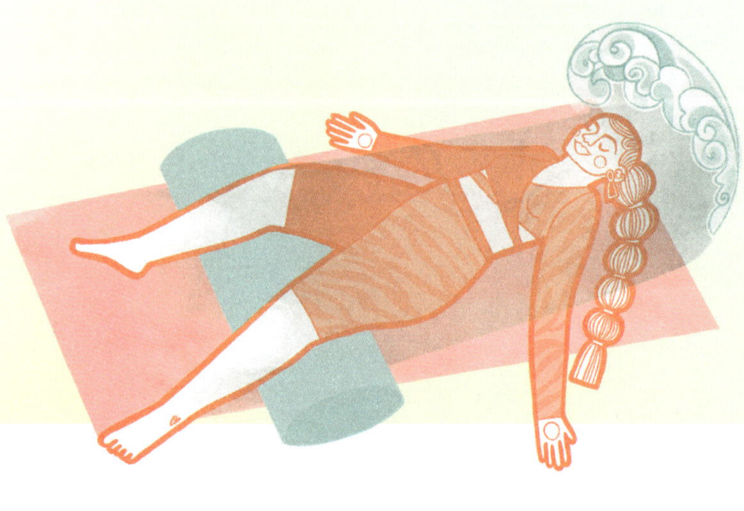

Segment 3: das Kraftzentrum

Es gibt viele Gründe, die uns dazu motivieren können, mit einer Yoga-Asana-Praxis zu beginnen. Vielleicht sind wir auf der Suche nach Gott oder sehnen uns nach strafferen Bauchmuskeln. Vielleicht wollen wir uns auf körperlicher oder seelischer Ebene effizienter durch die Welt bewegen. Vielleicht möchten wir es eines Tages schaffen, mit dem Kopf bis an unseren Hintern zu kommen (oder die noch nützlichere Fähigkeit erlernen, den Kopf wieder von unserem Hintern wegzubekommen). Nach allen Umfragen, die ich gelesen habe, besteht jedoch der weitaus häufigste Grund, warum Menschen eine Yoga-Asana-Praxis aufnehmen, darin, dass sie ihre Schmerzen oder Beschwerden im unteren Rückenbereich loswerden wollen. Nach Angaben der Mayo-Klinik sind Schmerzen im Lendenwirbelsäulenbereich einer der häufigsten Gründe für Arztbesuche. In unserer Gesellschaft scheint es eine wahre Epidemie von Stress, unausgewogener persönlicher Kraft, Ego-Kämpfen, Funktionsstörungen im unteren Rückenbereich und Verdauungsproblemen zu geben.

Im dritten Segment unseres Körpers ist die Fähigkeit angesiedelt, dieses Epizentrum unseres Feuers und unserer Stabilität ein bisschen genauer unter die Lupe zu nehmen.

PSOAS

Ob es nun um die Gesundheit unseres unteren Rückenbereichs oder um Stressabbau geht – der berühmte Psoas hat bei beidem seine Hand im Spiel. Je nachdem, mit wem du dich darüber unterhältst, ist der Psoas entweder der Muskel der Seele oder einfach nur ein ganz normaler Hauptmotor für die Hüftbeugung. Und egal, in welchem Bereich dieser Skala du dich selbst verortest – du musst zugeben, dass der Psoas ein ungeheuer gut vernetzter Muskel ist! Von der chinesischen Medizin bis hin zum Ayurveda, von der Biomechanik bis hin zur Yogatherapie – unzählige Gesundheitssysteme betrachten dieses Kraftpaket von einem Muskel als Sitz vieler Verheißungen und großer Poesie. Bei Metzgern als Lendenstück bekannt (gewissermaßen das Filet Mignon unter unseren Muskeln), bildet der Psoas im wahrsten Sinn des Wortes die Verbindung zwischen unserer Vorder- und Rückseite und dem oberen und unteren Bereich unseres Körpers; und wie wir an früherer Stelle in diesem Buch bereits erfahren haben, gibt es unbestreitbar auch eine sehr enge Verbindung zwischen unserem Psoas und unserer Brustkorb-Qualle – dem Zwerchfell.

In Yogakursen habe ich schon oft gehört, dass in unserem Psoas-Muskel das Gefühl der Angst gespeichert ist. Wie bitte? Es ist zwar eine verlockende Vorstellung, dass bestimmte Emotionen einem bestimmten Muskel zugeordnet sein könnten, doch wie ich hoffe, hast du inzwischen begriffen, dass wir für so etwas viel zu komplex sind. Außerdem ist der Psoas – bei allem Respekt – einfach nur ein Fleischklumpen. Zwar ein sehr hübscher Fleischklumpen, aber ohne die vielen Nerven, die sich durch ihn hindurchziehen, wäre mit ihm absolut nichts anzufangen. Und, ich kann dir sagen, in dieser Hinsicht ist er tatsächlich hervorragend vernetzt! Nicht nur einige Lendenwirbelsäulennerven, sondern auch Blutgefäße laufen durch diesen tiefen Muskel hindurch und um ihn herum, was ihn noch komplexer und interessanter macht.

Wenn du weißt, dass der Psoas eng mit den Sympathikusnerven dieser Körperregion in Verbindung steht, wird klar, warum dieser so stark vernetzte Muskel eine unbestreitbare Resonanz mit dem Gefühl der Angst hat. Stell dir vor, ein Tiger ist hinter dir her. In so einer Situation würdest du entweder so schnell wie möglich deinen Hintern in die Hand nehmen und dich aus dem Staub machen – das heißt, du würdest deine Psoasmuskeln anspannen –, oder du würdest dich zu einer Kugel zusammenrollen und deine Knie zum Brustkorb hinziehen: Die Hüftbeugung ist eine der wichtigsten Aktionen des Psoas. Es könnte zwar sein, dass die zweite Option dir nicht allzu viel bringt, doch egal was du tust – wahrscheinlich würdest du auf gar keinen Fall die Arme hochwerfen, die Beine strecken und ein Hohlkreuz machen, um deinen weichen, verletzlichen Bauch zu entblößen (obwohl der Tiger dann wahrscheinlich ein besonders breites Grinsen aufsetzen würde, bevor er dich frisst).

Oder wie der Immobilienmakler deines Körpers jetzt wahrscheinlich sagen würde: Es kommt immer auf die Lage an. Der Psoas liegt tief hinter der Bauchmuskulatur und den Bauchorganen und wirkt wie eine Hydraulikpumpe, die dazu beiträgt, Blut und Lymphe in die Zellen zu befördern. Aufgrund seiner Nachbarschaft zum auf- und absteigenden Dickdarm kann dieser Muskel auch die Gesundheit und Funktion unserer Ausscheidungsorgane beeinflussen. Und unsere Nieren sind fast wie zwei kleine Kinder, die Zylinder – die Nebennieren – auf dem Kopf tragen und auf unserem Psoas hoch- und runterfahren wie auf einer Rutschbahn.

Man kann durchaus der Meinung sein (und das bin ich auch), dass wir einen viel zu großen Teil unseres Tages in der Hüftbeugung verbringen. Die viele Zeit, die wir sitzen – ob am Computer, im Auto oder im Fernsehsessel –, führt zu einer chronischen Verkürzung und Verspannung des Psoas (und anderer Muskeln in dieser Region). Und wenn dann auch noch die »Alarmstufe Orange« oder eine überaktive Sympathikusreaktion hinzukommt, in der sich viele Menschen heutzutage fast ständig befinden, so ist oft eine zunehmende Verspannung in dieser Kör-

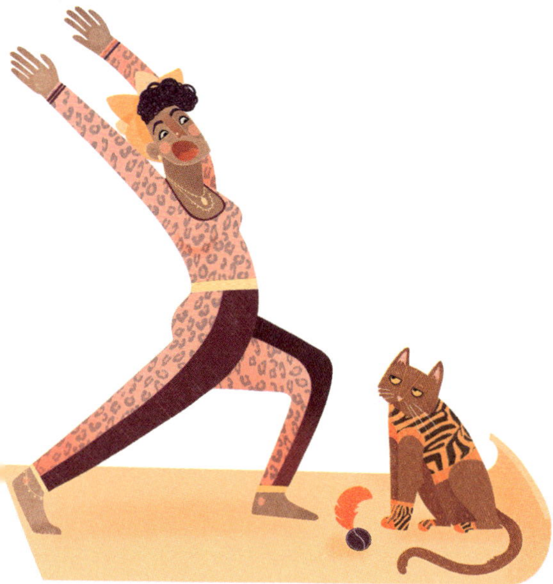

perregion zu beobachten. Aufgrund ihrer Nervenverbindungen kann sie breit gefächerte und vielfältige Reaktionen in unseren Muskeln, Organen und Bewegungen, unserer Atmung und Funktionsfähigkeit hervorrufen.

Die großartigen Yogalehrer*innen, mit denen ich befreundet bin, klagen häufig darüber, dass sie unbedingt ihren Psoas dehnen müssen. Oft erzählen sie mir das, während sie sich in einer tiefen Rückbeuge befinden und mit dem Kopf ihren Hintern berühren. Doch die meisten erfahrenen Yogi*nis, denen ich begegne, haben nicht unbedingt einen verspannten Psoas, sondern eher einen, der zu dehnbar geworden ist. Denn dank der irrsinnigen Dehnungen und Verrenkungen, die wir unserem Psoas in manchen Asana-Kursen abverlangen, fühlt sich dieser Muskel in unserem täglichen Leben unsicher und instabil. Das führt dazu, dass er sich im Lauf der Zeit verspannt und verkürzt, um unsere außer Rand und Band geratene Lendenwirbelsäule zu schützen. Tatsächlich erweist sich unser Psoas oft als zu schwach und als »schlechter Teamplayer«, der nicht gut oder harmonisch mit seinen Kumpels aus der Nachbarschaft zusammenarbeitet.

Zum Glück gibt es aber eine Möglichkeit, deinen Psoas in all seiner Pracht zu testen. Vielleicht brauchst du dazu einen Freund oder einen Spiegel.

Setze dich auf die äußerste Kante eines Massagetischs oder auf eine ähnlich stabile, flache und leicht erhöhte Oberfläche. Lege dich vorsichtig auf den Rücken und ziehe beide Oberschenkel zum Brustkorb, wobei deine Lendenwirbelsäulenkurve neutral bleiben und dein Kreuzbein flach auf dem Tisch liegen sollte. Dann streckst du eines deiner Beine langsam wieder aus. Halte das Bein ganz entspannt und senke die Zehen in Richtung Boden ab. Versuche deinen unteren Rücken dabei in neutraler Position zu halten und dein Gewicht gleichmäßig auf beide Pobacken zu verteilen.

Bei Menschen mit durchschnittlich langem Psoas verläuft der Oberschenkelknochen in dieser Position ungefähr parallel zum Boden. Bei Personen mit überdurchschnittlich langem Psoas liegt das Knie tiefer; und bei Menschen mit verkürztem Psoas liegt das Knie etwas höher, und der Oberschenkelknochen ist leicht nach oben abgewinkelt.

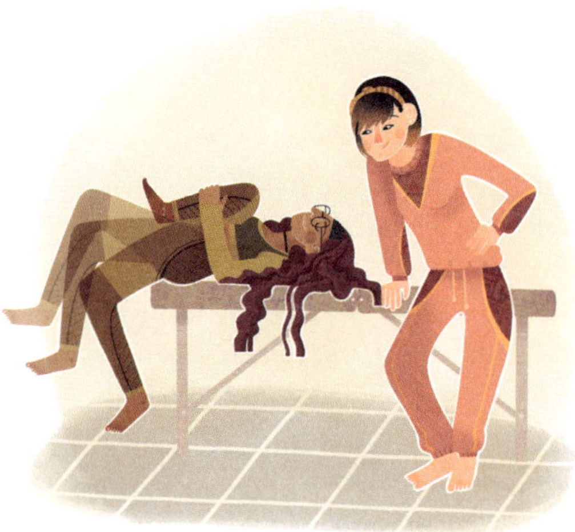

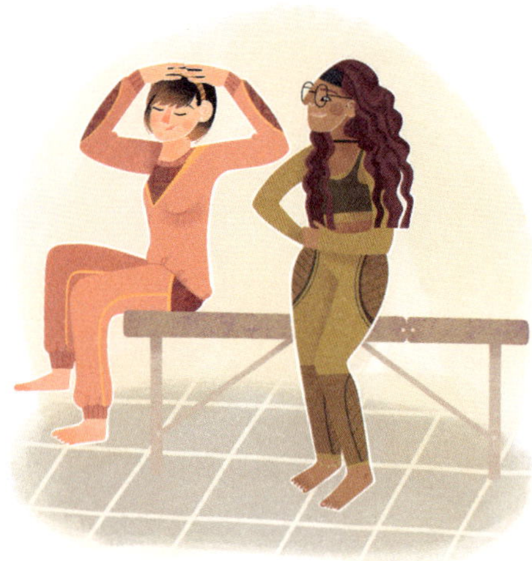

Achte darauf, diesen Test mit beiden Beinen durchzuführen, um dir ein vollständiges Bild von allen beiden Psoasmuskeln machen zu können.

Und nun wollen wir mal sehen, wie gut dein Psoas sich mit seinen Kumpels aus der Nachbarschaft verträgt. Für diesen Test brauchst du eine andere Person, die dir bei der Beurteilung deiner Psoasmuskeln hilft.

Setze dich ganz nah an die Kante des Massagetischs, sodass deine Beine locker herunterhängen. Lege die Hände auf deinen Kopf. Beim Ausatmen hebst du eines deiner beiden Knie langsam zweieinhalb bis fünf Zentimeter an; beim Einatmen legst du das Bein wieder ab. Beim nächsten Atemzug wiederholst du diese Bewegung auf der anderen Seite.

Dabei soll die zweite Person neben dir stehen und beobachten, welche anderen Körperteile diese kleine Bewegung kompensieren. Wenn dein Psoas zu schwach ist oder nicht gut mit den benachbarten Muskeln zusammenarbeitet, werden andere Teile deines Körpers versuchen, einzuspringen und diese Bewegung zu stabilisieren. Dann wird die andere Person bei diesem Test vielleicht beobachten, wie eine Hälfte deiner Beckenschale nach hinten schaukelt, deine Wirbelsäule sich dreht oder deine Schulter einen Shimmy tanzt. Bitte um ein freundliches Feedback.

Wenn du auf einer Körperseite eine Kompensation feststellst, legst du die entsprechende Hand auf den Tisch und wiederholst die Übung nur auf dieser Seite noch ein paarmal, um genau festzustellen, um was für eine Kompensationsaktion es sich handelt. Zum Schluss überprüfst du den Erfolg deiner Arbeit, indem du die Hand wieder auf deinen Kopf legst. Stellst du jetzt einen Unterschied fest? Manchmal braucht man nur ein paar Minuten, um diesen Rhythmus neu zu organisieren und auszurichten.

Wie gesagt: Ein gesunder Psoas ist relativ dehnbar und kräftig zugleich. Nun will ich dir ein paar Haltungen und Bewegungen beschreiben, die meiner Meinung nach helfen, die Aktionen des Psoasmuskels in ein harmonisches Gleichgewicht zu bringen.

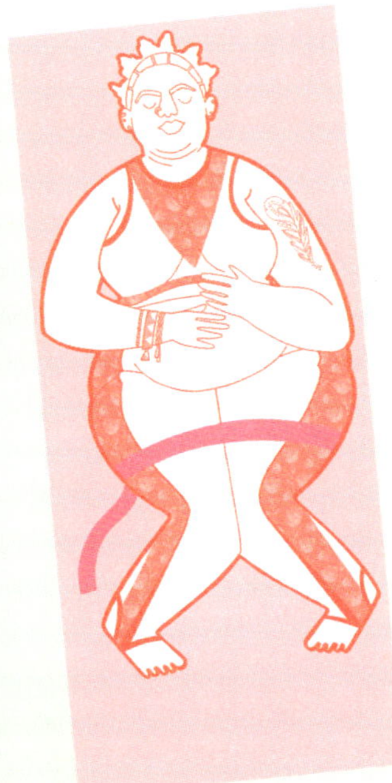

Übung für den Psoas

1. Lege dich auf den Rücken. Deine Knie sind gebeugt; die Füße stehen weiter als hüftbreit auseinander. Führe deine Knie zusammen. Wenn du einen Yogagurt oder so etwas Ähnliches zur Hand hast, kannst du deine Oberschenkel damit zusammenbinden, damit du deine Muskeln nicht anspannen musst, um sie in der richtigen Position zu halten. Halte dein Kreuzbein flach und die Krümmung deiner Lendenwirbelsäule in neutraler Position; dein Gewicht ist gleichmäßig auf beide Pobacken verteilt. Lege nun die Hände auf deinen Bauch, schließe die Augen und bleibe ungefähr fünf Minuten lang so liegen (oder so lange, wie es dir vernünftig erscheint).

2. Bleibe in Rückenlage. Falls du einen Yogagurt benutzt hast, entferne ihn nun wieder von deinen Oberschenkeln. Schiebe deine Füße ein bisschen näher zusammen, sodass sie hüftbreit auseinander und direkt unter deinen Knien stehen. Visualisiere, wie jemand langsam eine kleine Murmel in deinen Nabel legt. (Ich wüsste zwar keinen

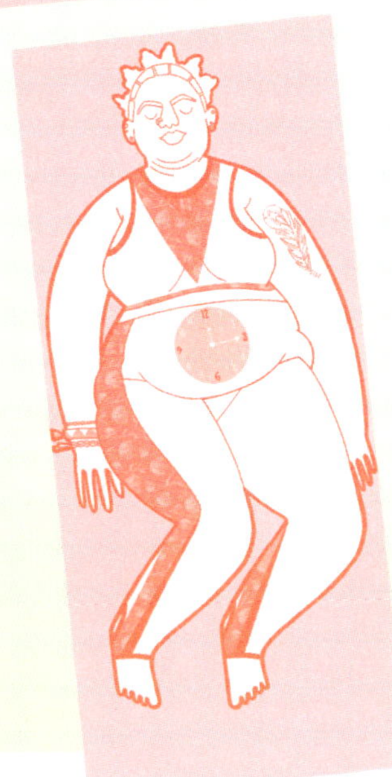

guten Grund, warum irgendjemand das tun sollte, aber stell es dir trotzdem vor.) Lasse diese magische Murmel nun in die Richtung der Spitze deiner rechten Hüfte rollen. Dann rolle sie zum unteren Ende des Brustbeins, dann zur linken Hüftspitze und schließlich zu deinem Schambein. Lasse die Murmel auf diese Weise langsam in einem großen Kreis weiterrollen und achte darauf, wann sie dir entgleitet oder deine Kreisbewegung plump und schwerfällig wird.

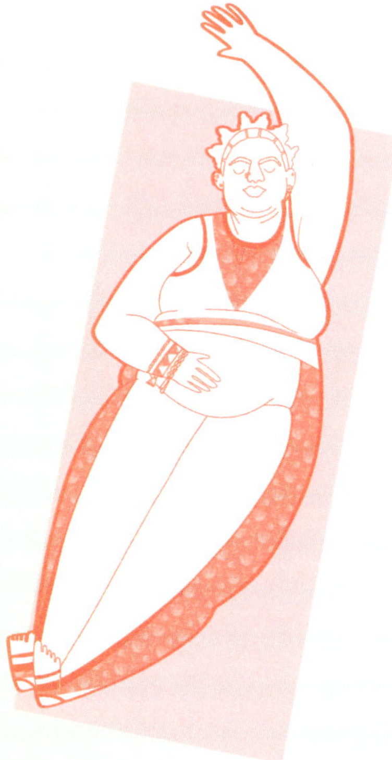

3. Lasse die Murmel nun wieder den Weg zu deinem Nabel zurückfinden und bringe Wirbelsäule und Becken in die Neutralstellung. Dann führe die gleiche Übung in der entgegengesetzten Richtung durch.

4. Immer noch in Rückenlage, strecke deine Beine nun gerade auf der Matte aus. Schiebe beide gestreckt so weit wie möglich nach rechts, wobei du die Beine zusammengedrückt hältst. Beuge aktiv beide Füße und vollführe auch einen Schulter-Shimmy zur rechten Seite der Matte, sodass du wie eine Banane oder ein Halbmond aussiehst. Strecke den linken Arm über deinen Kopf und lege ihn hinter dir auf dem Boden ab. Lege die rechte Hand liebevoll auf deinen Bauch. Versuche dein Gewicht gleichmäßig auf beide Schulterblätter und beide Pobacken zu verteilen. Bleibe mindestens zehn tiefe Atemzüge lang in dieser Position.

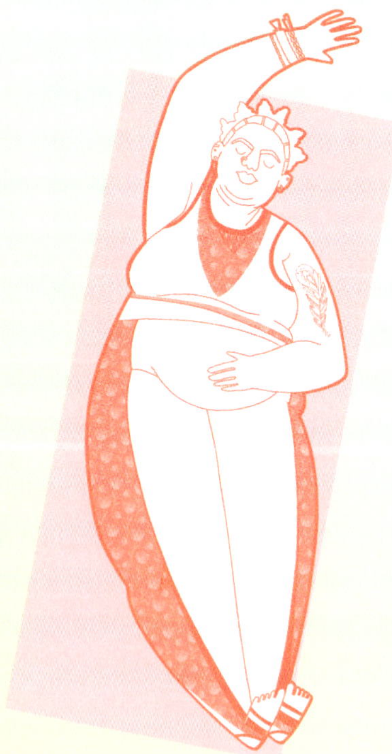

5. Nun senke die Arme wieder und bewege deinen Körper langsam in die Mitte zurück. Bevor du diese Übung zur anderen Seite hin wiederholst, achte darauf, ob du einen Unterschied zwischen beiden Seiten bemerkst.

6. Für die nächste Sequenz wäre es gut, ein Yogabolster und zwei Blöcke zur Hand zu haben. Setze dich sanft auf deiner Matte auf. Wenn du das Bolster und die Blöcke benutzen möchtest, stelle die Blöcke in mittlerer Höhe ans Ende deiner Matte und lege das Bolster obenauf. Drücke ein bisschen darauf, um zu sehen, ob deine Konstruktion stabil ist; falls nicht, ordne die Stützen neu an, bis sie sich stabil anfühlt. Statt der Yogastützen kannst du auch einen Stuhl verwenden.

7. Lege dich nun wieder auf den Rücken und schwinge deine Beine vorsichtig auf die Stützen oder auf die Sitzfläche des Stuhls. Schiebe deinen Körper mit leichten Wackelbewegungen so nah an die Stützen oder den Stuhl heran, bis du das Gefühl hast, dass das Gewicht deiner Beine vollständig davon getragen wird und dein Kreuzbein flach auf dem Boden aufliegt, sodass deine Lendenwirbelsäule in einer neutralen Krümmung bleibt. Lege die Hände auf deinen weichen, entspannten Bauch, schließe die Augen und atme ein paar Minuten lang langsam, tief und voll in den Bauch hinein. Dann atme wieder ganz normal weiter. Bleibe fünf bis zehn Minuten lang in dieser Position.

8. Wenn du bereit bist, kannst du deine Knie nacheinander zum Brustkorb hinziehen und dich dann auf die Seite rollen. Richte dich langsam wieder auf.

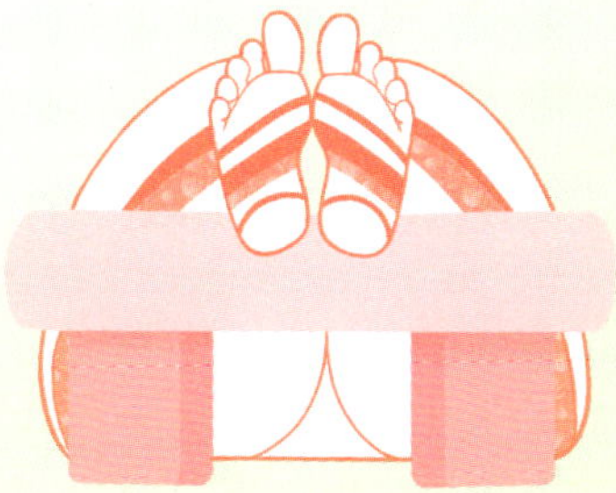

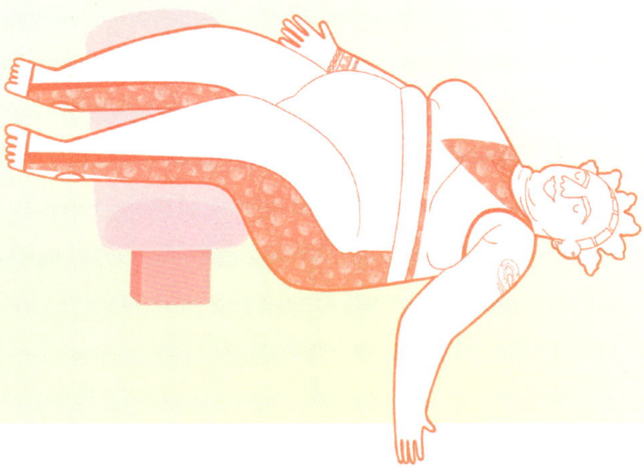

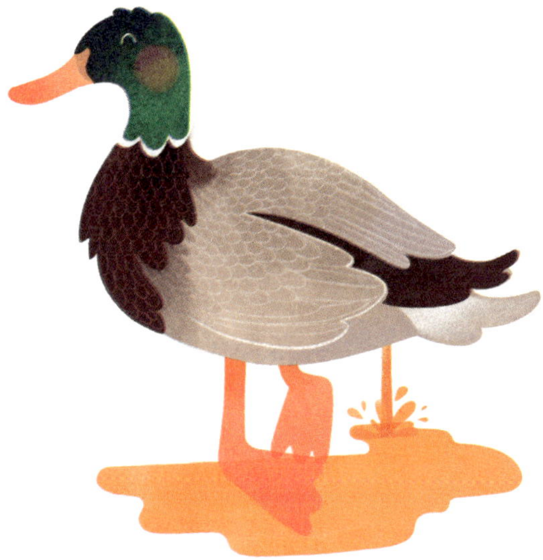

DIE LENDENWIRBELSÄULE

Der Psoas ist nur einer der wichtigen Muskeln, die unsere Lendenwirbelsäule in ihrer Integrität unterstützen. Auch der *Quadratus lumborum*, der *Erector spinae* und die Bauchmuskeln bilden einen Gürtel und Stützbalken für die anmutige Lordosekurve unserer Lendenwirbelsäule. Die Aufrechterhaltung dieser Kurve ist wichtig für unsere Körpermechanik, die Gesundheit unserer Wirbel und Bandscheiben und, was dich vielleicht ein bisschen überraschen wird, auch für die Gesundheit und Funktionstüchtigkeit unserer weichen inneren Organe.

Wenn wir uns in einer anatomischen Position befinden, in der all unsere schönen Kurven vorhanden sind, liegen auch die Bauchorgane da, wo sie hingehören – sanft aneinandergeschmiegt. Doch mit unserer typischen schlechten Sitzhaltung, bei der wir das Steißbein nach innen ziehen, das Becken nach hinten kippen und die Lordose unserer Lendenwirbelsäule umkehren, indem wir sie dazu zwingen, sich an die Rückenlehne unseres Stuhls oder Sessels anzupassen, üben wir einen unverhältnismäßig hohen Druck auf unsere Bauchorgane aus. Und unsere arme Harnblase bekommt nach dem Motto »Den Letzten beißen die Hunde« die Hauptlast dieser Fehlhaltung zu spüren. Mit einer so ungünstig positionierten Blase können dir alle möglichen unabsichtlichen Katastrophen passieren. (Ich sage nur: Urin-Ente …)

Aber verstehe mich bitte nicht falsch: Für eine gesunde Lendenwirbelsäule ist es nicht nur wichtig, die perfekte neutrale Position zu finden und dann in dieser Haltung zu bleiben. Wir sind dafür geschaffen, uns zu bewegen! Und gerade der L5-Wirbel ist ein Beweger! Eine seiner häufigsten Aktionen ist die Beugung. Wenn du alle Bewegungen deiner Wirbelsäule zusammenzählen würdest, kämen 50 Prozent der Beugung von der Lendenwirbelsäule, und 75 Prozent dieser Beugungen würden wiederum allein von der Verbindung zwischen L5 und S1 herrühren. Dieser tatkräftige Knotenpunkt ist auch für ungefähr 30 Prozent unserer Streckungen verantwortlich. Da, wo es mehr Bewegung gibt, opfert man oft ein bisschen Stabilität, und daher kommt es an solchen Stellen auch besonders häufig zu Verletzungen. Diese sehr mobile Region übernimmt übrigens auch einen großen Teil unserer seitlichen Beugungen, Streckungen und Drehungen. Neben ihren weniger beweglichen

Nachbarn, der Brustwirbelsäule und dem Kreuzbein, kann die Lendenwirbelsäule als eine Art Überflieger fungieren, der versucht, in unserer Asana-Praxis sämtliche Vorwärts- und Rückwärtsbewegungen, Seitwärtsbeugungen und Drehungen auszuführen. Und vergiss nicht: Aufgrund ihrer gleichgerichteten Bewegungsmuster zieht die Halswirbelsäule bei allem, was die Lendenwirbelsäule macht, automatisch mit. Letztendlich können wir – in vernünftigem Ausmaß – den ganzen magischen Bewegungsspielraum unserer Lendenwirbelsäule nutzen in der Hoffnung, das umliegende Gürtel- und Stützteam zu stärken, um ihre schöne und funktionale neutrale Kurve zu erhalten.

Seltsam lockere Grenzen, Unsicherheit, Ungleichgewicht, Schwäche, Blockaden – kommt dir das bekannt vor? Doch diese Region ist gleichzeitig auch unser Zentrum der Kraft, des Strahlens, der Verdauung und des Feuers. Auch wenn wir uns in erster Linie auf die Architektur dieses Segments konzentrieren, geht diese zweifellos Hand in Hand mit der Energetik. Wenn man etwas an einem dieser beiden Aspekte korrigiert oder verändert, wirkt sich das auch auf den anderen Aspekt aus.

Und nun wollen wir uns ein paar Bewegungen anschauen, die genau das bewirken können.

Übung für die Lendenwirbelsäule

In unserer Yoga-Community gibt es einen Witz, in dem es heißt, dass dir laut unseres Lehrplans im Rahmen deiner Genesung stets *Apanasana* verordnet würde, egal mit welcher Verletzung oder Herausforderung oder welchem Lebensproblem du es gerade zu tun hast. Die Einfachheit von *Apanasana* täuscht über die Kraft dieser Haltung hinweg.

1. Lege dich auf den Rücken und ziehe deine Oberschenkel zum Brustkorb. Lege die Hände auf deine Knie, wobei deine Finger nach unten zu den Schienbeinen zeigen, fast so, als würden zwei kleine Vögel dort sitzen. Stelle dir vor, dass deine Sitzknochen zwei Augäpfel sind: Sie würden bei dieser Übung eher nach unten als nach oben schauen. Halte deine Knie eng zusammen.

2. Vertiefe nun deine Atmung und lasse deine Ein- und Ausatemphase gleich lang dauern. Beim nächsten Einatmen strecke die Ellbogen durch

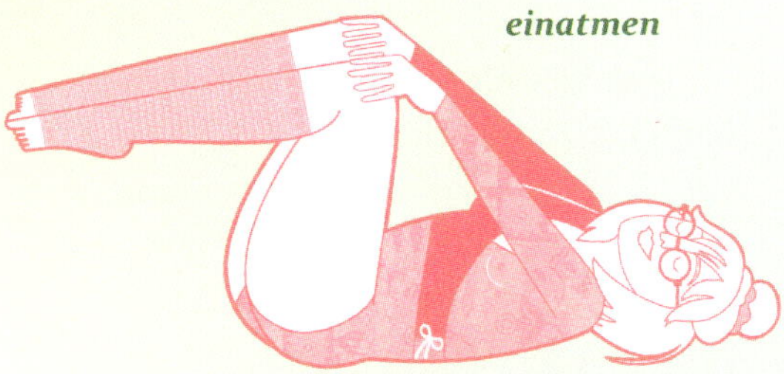

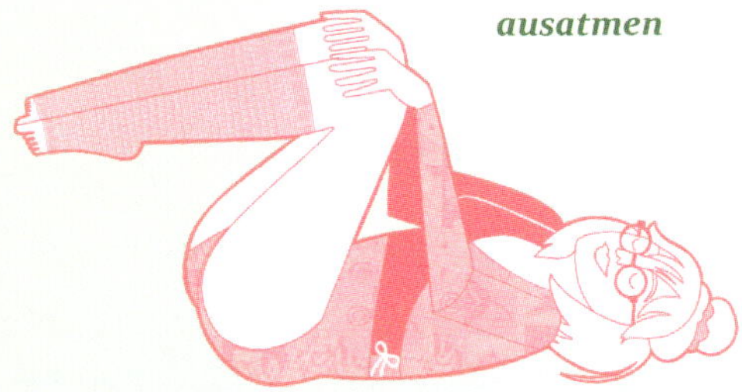

und schiebe deine Oberschenkel auf diese Weise ein paar Zentimeter von dir weg. Beim Ausatmen ziehe deinen Bauch nach innen und oben. Beuge die Ellbogen wieder und ziehe deine Oberschenkel ein paar Zentimeter näher zum Brustkorb hin, während deine Sitzknochen weiterhin nach unten schauen. Das ist eine ziemlich kleine Bewegung, aber mache sie fünf- bis zehnmal und schenke ihr deine ganze Aufmerksamkeit.

3. Rolle dich nun auf eine Seite und komme auf deine Hände und Knie. Falls die Yogamatte als Polsterung für deine Knie nicht ausreicht, kannst du für die Dauer dieser Übung eine gefaltete Decke darunterlegen. Deine Hände sollten sich direkt unter den Schultern und deine Knie direkt unter den Hüften befinden. Nimm weiterhin lange, langsame Atemzüge und bleibe dir dabei wenn möglich der Bewegungsrichtungen der *Sri-Yantra*-Atmung bewusst.

4. Beim Einatmen wölbe deine Wirbelsäule anmutig nach unten in die Kuhpose, wobei du den Unterbauch

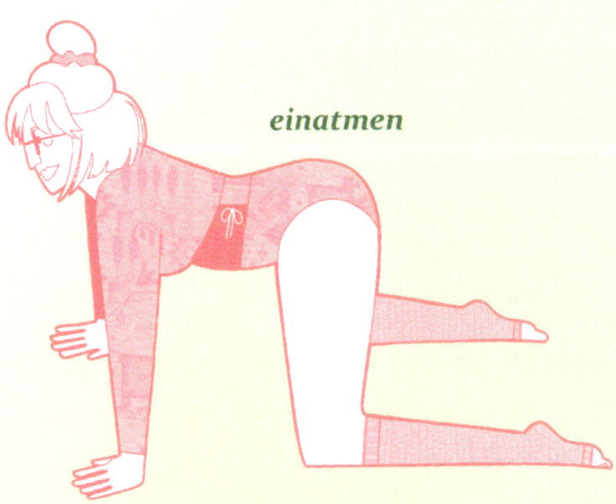

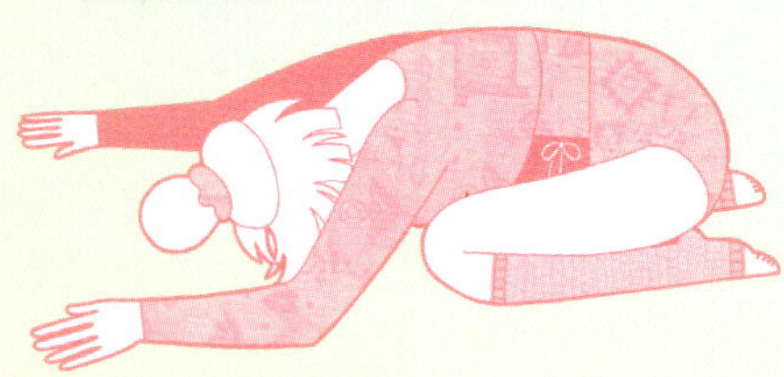

leicht angespannt hältst und der Versuchung widerstehst, deinen Nacken zu überstrecken. Da deine Lenden- und Halswirbelsäule am beweglichsten sind, werden sie diese Krümmung unbedingt allein ausführen wollen; also achte darauf, dass *alle* Teile deiner Wirbelsäule an dieser Bewegung mitwirken.

5. Beim Ausatmen spanne deinen Bauch noch stärker an. Ziehe ihn nach innen und oben, während du dein Steißbein gleichzeitig in Richtung Fersen ziehst. Drücke dein Kinn zum Brustkorb und beuge die Ellbogen, während du dich nach hinten auf deine Fersen setzt und den Kopf auf den Boden legst. Falls es dir schwerfallen sollte, in diese Kindpose zu kommen, kannst du ein Bolster oder eine gefaltete Decke zwischen dein Gesäß und deine Fersen oder unter deinen Kopf legen.

6. Achte bei dieser Übung darauf, so zu atmen, dass deine Atmung die beiden Yogaposen gewissermaßen umschließt: Beginne mit dem Einatmen, kurz bevor du mit dieser Bewegungssequenz anfängst, und atme so lange weiter ein, bis du in der Kuhpose bist. Dann komme während der gesamten Ausatemphase in die Kindpose. Deine Ausatmung sollte nach dem Ende dieses Bewegungsablaufs noch nicht ganz abgeschlossen sein.

7. Wiederhole dies fünf- bis zehnmal.

8. Nun lege dich auf den Bauch. Lege beide Hände übereinander auf dein Kreuzbein; die Handflächen zeigen dabei nach oben. Strecke deine Beine hinter dir gerade aus und lege die Stirn auf den Boden. Halte deine Beine hüftbreit auseinander und in neutraler Rotation. Oft werden sich deine Beine dabei wie bei einer

einatmen

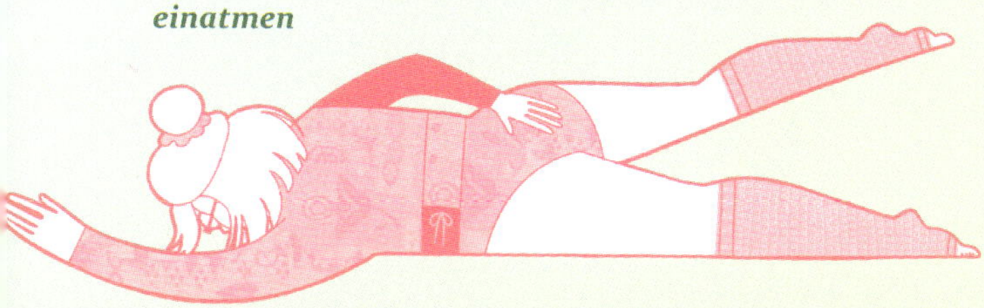

ausatmen

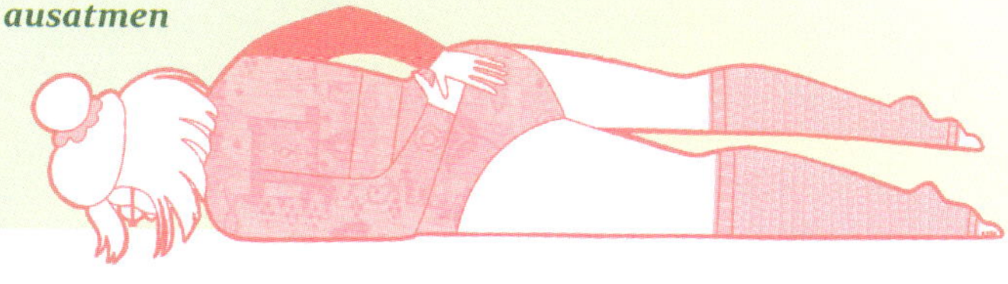

Tänzerin nach außen drehen wollen. Kämpfe gegen diesen Drang an.

9. Beim langen Einatmen schwinge den rechten Arm nach vorn und lege ihn neben deinem rechten Ohr ab. Gleichzeitig hebe Kopf, Brustkorb und linkes Bein an. Achte dabei darauf, deinen Nacken nicht zu überstrecken! Halte den Blick leicht nach unten gesenkt und den Nacken lang.

10. Beim Ausatmen schwinge deinen rechten Arm in die Ausgangsposition zurück und senke Kopf, Brustkorb und linkes Bein wieder auf den Boden herab, während du gleichzeitig deine Bauchmuskeln anspannst. Wiederhole diese Übung auf der anderen Seite und hebe dabei gleichzeitig mit dem Einatmen den linken Arm und das rechte Bein an.

11. Wiederhole diese Übung ungefähr fünfmal auf jeder Seite.

12. Komme nun in den Stand, wobei deine Füße parallel zueinander und ungefähr hüftbreit auseinanderstehen. Beuge deine Kniegelenke leicht und beuge dich nach vorn. Beuge die Knie so weit, dass Bauch und Brustkorb auf deinen Oberschenkeln liegen, sodass dein Körper eine Art Sandwich bildet. Lege die Fingerspitzen nun an deine weichen, gebeugten Kniekehlen und strecke deine Wirbelsäule, sodass sie ungefähr parallel zum Boden verläuft. Strecke

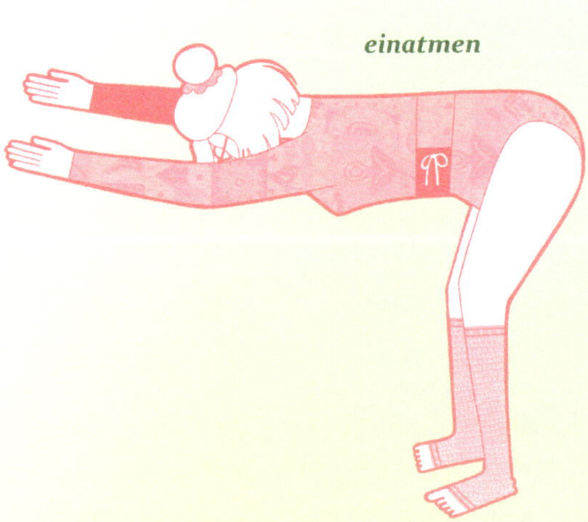

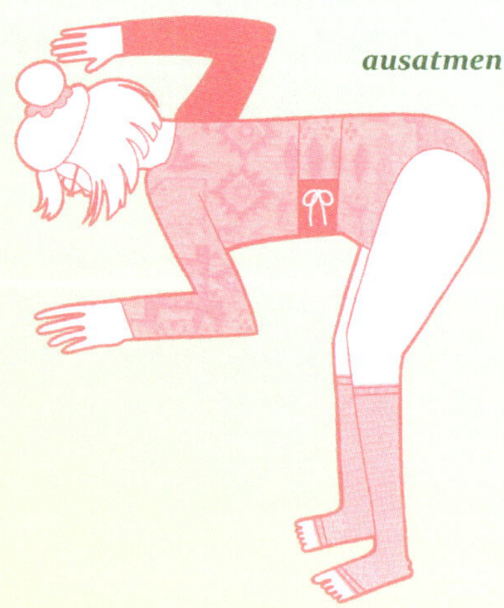

dich dabei nicht mit der Stirn oder den Augenbrauen, sondern mit dem Scheitelpunkt deines Kopfes zur vor dir liegenden Wand hin. Das dürfte mehr als genug Arbeit für deine Muskeln sein.

13. Behalte dabei die langen *Sri-Yantra*-Atemzüge bei, indem du beim Einatmen deine Wirbelsäule (vor allem den Bereich hinter dem Herzen) dehnst und beim Ausatmen den Bauch anhebst und deine Bauchmuskeln zu einem »Gürtel« werden lässt, um deinen unteren Rücken zu stabilisieren.

14. Wenn die Übung für diese Muskeln noch ein bisschen anstrengender sein soll, strecke beim Einatmen die Arme nach vorn (so wie Superwoman beim Fliegen) und beuge beim Ausatmen die Ellbogen, sodass ein »Kaktusarm« entsteht und deine Bauchdecke noch stärker angehoben wird. Falls dir diese Position zu anstrengend sein sollte, führe deine Fingerspitzen wieder leicht zu deinen weichen, gebeugten Kniekehlen zurück.

15. Wiederhole diese Übung fünfmal oder halte sie über die Länge von fünf bis sieben langsamen Atemzügen durch. Dann beuge dich wieder nach vorn in die Sandwich-Position, um deinen Rücken zu entspannen und zu entlasten. Lasse die Knie gebeugt, strecke deine Wirbelsäule und komme auf diese Weise langsam zurück in den Stand. Spanne deinen Bauch bei dieser Bewegung an, um den Übergang in die Standposition zu unterstützen. Falls du noch eine stärkere Stütze brauchst, kannst du die Hände an deinen Oberschenkeln hochgleiten lassen, während deine Wirbelsäule sich dehnt und dein Rumpf nach oben kommt.

16. Setze dich für die nächsten zehn bis fünfzehn Minuten so bequem hin, wie du kannst. Nutze dazu ruhig alle Stützen, die dir dabei Halt geben; du kannst dich auch auf einen Stuhl setzen.

17. Sobald du dich bereit dazu fühlst, lege die Hände auf deinen weichen, entspannten Bauch und schließe die Augen. Atme mehrmals langsam und tief durch die Nase ein und aus und spüre, wie sich dein Bauch bei jedem Atemzug hebt und senkt. Nach mehreren tiefen Atemzügen lasse deine Hände wieder in den Schoß oder auf die Knie sinken. Lasse die bewusste Kontrolle über deine Atmung los.

18. Nimm die winzigen Atembewegungen an deiner Bauchdecke wahr und lasse deine Atmung nun allmählich immer leichter und flacher werden, bis dein Bauch sich gar nicht mehr bewegt. Bleibe mit deinem Bewusstsein sanft bei diesen subtilen Atembewegungen. Wenn es dir hilft, kannst du dabei in Gedanken das Mantra »Ham« vor dich hin sprechen, wenn du ein Einatmen wahrnimmst, und das Mantra *Sa*, wenn du ein Ausatmen spürst. Am Anfang wird dieses Ha-Sa-Mantra vielleicht mit deinen Atemzügen synchron bleiben, doch je mehr du dich bei diesem Vorgang entspannst, umso eher wird es möglicherweise in seinen eigenen Rhythmus verfallen.

19. Immer wenn deine Gedanken abschweifen, bringe sie wieder zur Bewegung des Atems in deinem Bauch und zu dem Mantra zurück.

20. Wenn du bereit bist, diese Meditation zu beenden, visualisiere hinter deinem Bauchnabel eine mandelförmige Flamme. Spüre und sieh, wie diese Flamme allmählich immer heller und wärmer wird, während sie durch deinen ganzen Körper hindurchstrahlt. Bringe deine Hände in einer Haltung der Dankbarkeit zu deinem Bauch zurück. Senke den Kopf und schlage langsam die Augen auf.

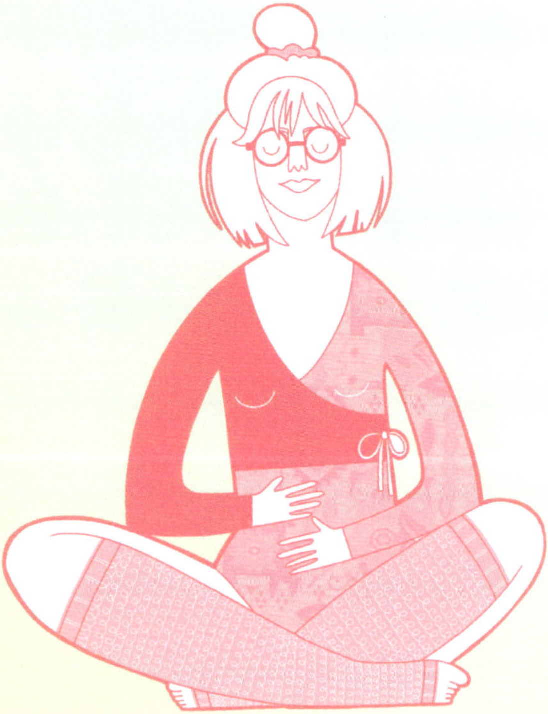

Segment 4: die Last schultern

Okay, bleib ganz still stehen! Keine Bewegung! Wo sind deine Schultern? Sind sie zu den Ohren hochgezogen? Oder hast du das Gefühl, dass das ganze Gewicht der Welt auf ihnen lastet? Fühlt sich dein Brustkorb schwer und zusammengesunken an?

Mit der Haltung unserer Schultern verraten wir der Welt eine ganze Menge über uns; und unsere Arme werden zu Verlängerungen unseres Herzens, wenn wir sie nach jemandem ausstrecken oder jemanden von uns wegstoßen. Mit diesem vierten Segment unseres Körpers können wir also sowohl Grenzen ziehen als auch Zärtlichkeit zum Ausdruck bringen.

SCHULTERGELENKE

Wenn wir von den Schultern sprechen, meinen wir damit normalerweise den Bereich zwischen unseren Armen und Ohren. Aber wir wollen diese Schultern nun mal ein bisschen genauer unter die Lupe nehmen und uns auch über ihre Gelenke unterhalten. In unserer Schulter gibt es drei knöcherne Gelenke oder Beziehungen, die dazu beitragen, dass dieser Teil unseres Körpers im wahrsten Sinn des Wortes eine Menge bewegen kann.

Erstens gibt es das winzig kleine, zierliche, vogelartige knöcherne Gelenk zwischen Brust- und Schlüsselbein. Dieses kleine Gelenk mit dem fantasielosen Namen Sternoklavikulargelenk ist die einzige knöcherne Verbindung zwischen deinem ganzen Arm und deinem Rumpf! (Tut mir leid, dass ich so laut schreie.) Wie du dir sicherlich vorstellen kannst, ist dieses Gelenk dazu da, sich zu bewegen, aber es ist von seiner Architektur her nicht auf Stabilität ausgelegt. Berühre dein Sternoklavikulargelenk einmal mit den Fingern, mache deine wildesten Tanzbewegungen und beobachte, wie dein Schlüsselbein dabei ausflippt.

Wenn du dann mit den Fingern an deinem sexy s-förmigen Schlüsselbein entlangfährst, wird dir dabei ein v-förmiger Bereich auffallen – ungefähr an der Stelle, wo du dir den Riemen deiner Handtasche oder Umhängetasche über die Schulter hängen würdest. Die Spitze dieses Vs ist der Punkt, an dem dein Schlüsselbein und der Vorsprung deines Schulterblatts, das Akromion, im Schultereckgelenk (AC-Gelenk) zusammentreffen. Nicht nur unsere Körper selbst, sondern auch ihre knöchernen Bestandteile gibt es in allen erdenklichen Größen und Formen. Wenn du ein besonders imposantes, großes Akromion hast, kannst du mit den Armen, wenn du sie hochziehst, vielleicht nicht deine Ohren berühren und sie erst recht nicht hinter deine Ohren führen, wie es zum Beispiel bei der Radpose erforderlich ist. Egal wie sehr du dich streckst, drückst und ziehst, dabei werden höchstens deine Knochen gegeneinanderstoßen – oft zum Schaden des umliegenden Gewebes –, und zwar selbst dann, wenn du deine Oberarme vor der Beugung nach außen drehst, so wie du es mir geschworen hast. (Ich habe meine Anwälte gefragt: Dieser Schwur ist immer noch rechtskräftig!)

Und nun kommt das, worauf ihr alle gewartet habt: das berühmte Kugelgelenk der Schulter, also die Beziehung zwischen der Kugel (dem Kopf) des Oberarmknochens und der Pfanne *(Fossa glenoidalis)* des Schulterblatts. Das Schultergelenk bewegt sich gern in allen Ebenen, und zwar in einem glorreichen Trio zusammen mit Schlüsselbein und Schulterblatt. Ich stelle mir diese beiden Knochen immer gern wie Fred Astaire und Ginger Rogers vor: Sie tanzen und gleiten miteinander durch die Gegend, und die komplexen Aktionen der vielen verschiedenen Muskeln, die sich dabei dehnen, verkürzen, verlängern, zusammenziehen und stabilisieren, wirken völlig mühelos. Dieser Vorgang, den man poetischerweise als glenohumeralen Rhythmus bezeichnet, ist etwas Fantastisches.

Du kannst dir diese Bewegung anschauen, indem du deine Schultern zu den Ohren hochziehst und dann wieder am Rücken entlang nach unten gleiten lässt (Elevation und Depression). Achte darauf, wie sich deine Schultern mit allem Drum und Dran bei dieser Bewegung heben und senken. Als Nächstes kannst du deine Schulterblätter von der Wirbelsäule wegziehen und nach vorn bringen (als wolltest du ein möglichst verführerisches Dekolleté erzeugen) und sie dann wieder zur Wirbelsäule zurückschieben, als wolltest du eine Walnuss zwischen ihnen knacken (Protraktion und Retraktion). Für das Glanzstück dieser Übung, die Auf- und Abwärtsrotation, solltest du dir eine hilfsbereite zweite Person suchen.

Stelle dich mit dem Gesicht zum Rücken dieser Person und versuche mit den Fingerspitzen die Dreiecke ihrer Schulterblätter nachzuzeichnen – einfach, um dich mit dieser Landschaft vertraut zu machen. Dann bittest du sie, die Arme durch Abduktion langsam in Richtung Decke zu strecken, und lässt vor lauter Staunen über das, was du jetzt siehst, deinen Unterkiefer herunterfallen.

Wenn sie die Arme hebt, müssen sich ihre Schulterblätter nach oben drehen, das heißt, die unteren Punkte der Schulterblätter drehen sich nach oben, bis die Gelenkpfannen der Schulterblätter zur Decke zeigen, wodurch Oberarmknochen und Schulterblätter kongruenter werden, oder anders gesagt: besser ineinanderpassen. Die Schulterblätter heben sich dabei auch leicht an, sodass diese Bewegung so aussieht wie ein winzig kleines Schulter-

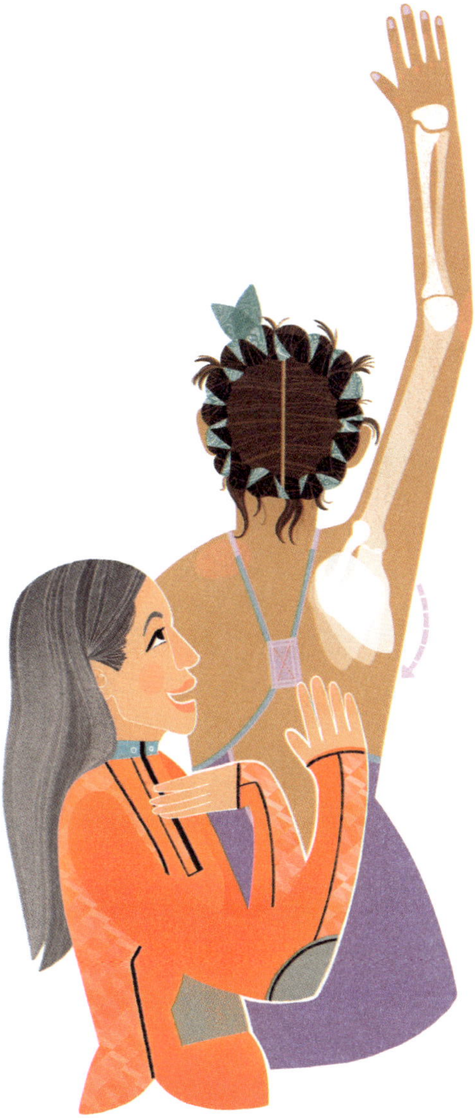

zucken. Wenn die Arme wieder sinken, drehen sich die Schulterblätter nach unten und senken sich leicht ab. Was für ein beeindruckender Tanz!

Aber nur so lange, bis Fred anfängt, der armen Ginger gegen das Schienbein zu treten, und sie beginnt, dem armen Fred auf die Zehen zu treten. Denn so etwas Ähnliches passiert leider, wenn unsere wohlmeinenden Yogalehrer*innen uns Kommandos wie »Zieh die Schultern nach unten« geben, während unsere Arme sich über dem Kopf befinden. Doch bevor du jetzt auf deine arme Yogalehrerin wütend wirst: Sie sieht wahrscheinlich, dass viele ihrer Schüler*innen Verspannungen im Nacken- und Schulterbereich haben, und versucht einfach nur nett zu sein und ihnen einen guten Tipp zu geben. Aber wenn deine Arme über dem Kopf sind wie bei der Erhobenen Gebetshaltung im Stehen oder in der Haltung des Krieger 1, und sie sagt: »Zieh die Schultern nach unten«, wird durch die Befolgung dieser Anweisung höchstwahrscheinlich dein glenohumeraler Rhythmus gestört. Du wirst dann vermutlich einen kleinen Hauch einer Abwärtsrotation (Depression) der Schulterblätter ausführen können, dafür aber ungewollt einen hohen Preis zahlen: Denn das wird keine harmonische, funktionelle Bewegung mehr sein.

Hast du jemals einen tiefen, bohrenden Schmerz zwischen den Schulterblättern gespürt – so schlimm, dass du am liebsten einen Yogablock oder Ball dort reindrücken oder einen hilfsbereiten Nachbarn bitten würdest, das Gleiche mit seinem Ellbogen zu tun? Das, meine lieben Körperfreunde, ist ein Zeichen dafür, dass du deinen Rhythmus verloren hast. Vergiss bitte nicht, dass es sich hierbei um die gleiche Bewegung des Schultergelenks handelt wie bei unserem allgegenwärtigen Herabschauenden Hund – nur dass unser Kopf dabei nicht nach unten, sondern nach oben zeigt. Doch jetzt steht noch mehr auf dem Spiel, da unsere Arme mit mehr Gewicht belastet sind. Wann und wo auch immer du die Arme über den Kopf hebst, musst du deinen Schulterblättern erlauben, sich nach oben zu drehen und sogar leicht anzuheben. Es ist durchaus möglich, den Nacken und die Oberseite deiner Schultern dabei weich und relativ spannungsfrei zu halten. Dazu wollen wir nun einen kleinen Test machen.

Test für Nacken und Schultern: die Glasscheibe

1. Nimm *Tadasana* (die Berghaltung) ein und tue so, als würdest du zwischen zwei Glasscheiben stehen. (Keine Ahnung, wie jemand in so eine Situation kommen könnte ...) Beim Einatmen streckst du die Arme zuerst seitlich aus und hebst sie dann ganz nach oben zur Decke. Beobachte, was dabei für unsinnige Dinge in deinem Nacken und an den Oberseiten deiner Schultern passieren. Wenn ich deine Yogalehrerin wäre, käme ich jetzt wahrscheinlich auch in Versuchung, dir zu sagen: »Zieh die Schultern nach unten«.

2. Senke die Arme nun wieder und schüttle deinen Oberkörper aus, befreie dich von den beiden Glasscheiben. Lasse deine Schulterblätter ihre neutrale Ausgangsposition einnehmen, das heißt, die Gelenkpfannen der Schulterblätter sind ein bisschen nach vorn geneigt. Behalte deine Daumen in deinem peripheren Blickfeld und strecke die Arme nun vor dir nach oben zur Decke. Wahrscheinlich bist du jetzt besser im Rhythmus und

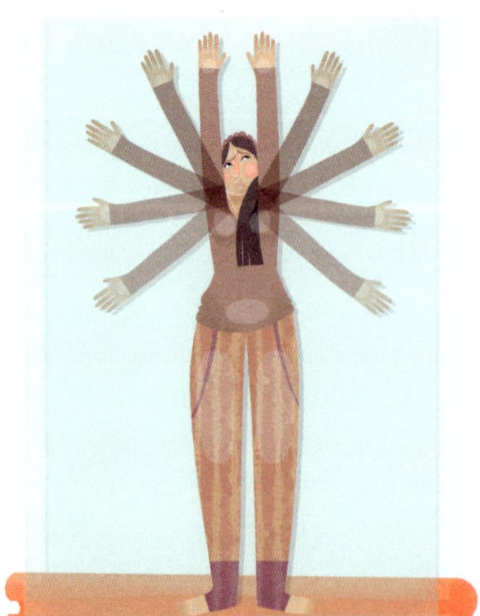

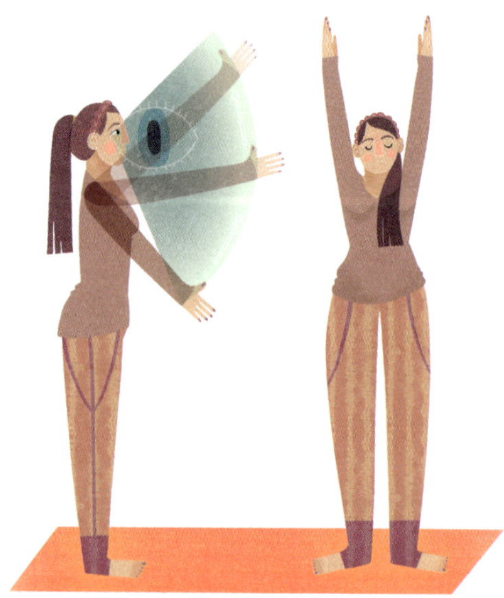

hast dabei eine ganze Reihe von Muskeln benutzt, die diese Aufgabe ohne Knirschen in Nacken und Schultern erledigen können. Vielleicht nimmst du sogar das winzig kleine Schulterzucken wahr, indem du spürst, wie die unteren Spitzen deiner Schulterblätter sich dabei nach oben in Richtung deiner kleinen Finger heben.

Na, wie ist es gelaufen? Denke daran, dass du diese Bewegung und diesen Rhythmus jedes Mal erlebst, wenn du diese Armbewegungen ausführst.

Und es gibt noch etwas, das wir im Hinterkopf behalten könnten, um unsere Schultern auf gesündere Art und Weise zu bewegen: nämlich, wie wichtig es ist, diesen ungeheuer beweglichen Rückenbereich beim Tragen schwerer Lasten zu stabilisieren – zum Beispiel bei Yogaübungen, bei denen ein Teil deines Körpergewichts auf deinen Armen lastet.

Test für Nacken und Schultern: der Elefant

1. Stell dir einmal folgende Situation vor: Vor dir steht ein Elefant, der dir seinen Hintern direkt ins Gesicht streckt. Du streckst deine Arme nach vorn, protrahierst deine Schulterblätter – das heißt, du ziehst sie vom Rücken weg – und versuchst, den Elefanten von dir weg zu schieben.

2. Okay, versuchen wir es noch einmal. Du streckst wieder deine Arme nach vorn, aber diesmal bleiben deine Schulterblätter dabei auf dem Rücken. Und jetzt: schieben!

Bei welchem dieser beiden Versuche hat sich der Elefant vom Fleck bewegt? Beim zweiten Mal, stimmt's? (Ich weiß schon: Ein Elefant wiegt mehrere Tonnen. Ich hatte nur gehofft, dass du meine lebhafte Fantasie inzwischen kennst und meinen Gedankengängen einfach folgst, ohne unangenehme Fragen zu stellen.)

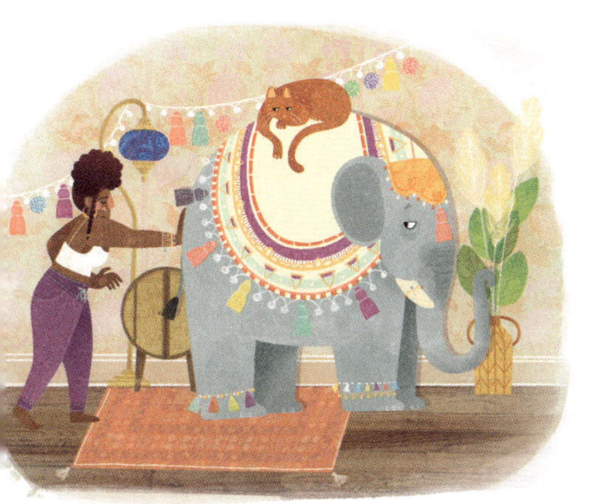

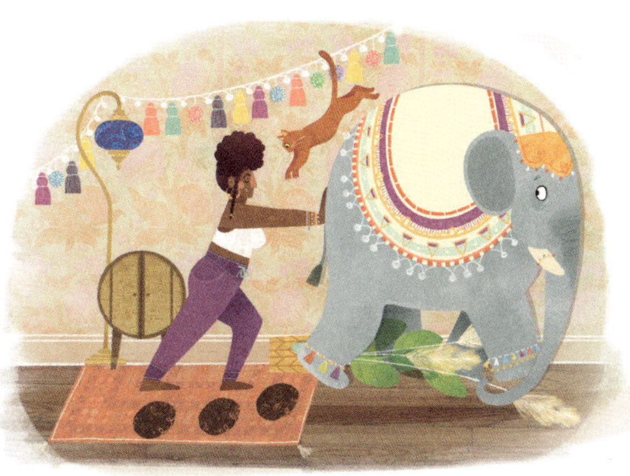

Wenn du diese extrem beweglichen, ständig hin und her gleitenden Schulterblätter durch Muskelanspannung hinten auf deinem Rücken hältst, hilft der ganze Rest deines Körpers bei der Elefanten-Schiebeaktion mit und nicht nur deine mickrigen Arme. Der mysteriöse Muskel, der dazu beiträgt, deine Schulterblätter auf dem Rücken festzukleben, ist der vordere Sägemuskel *(Serratus anterior)*. Mit »mysteriös« meine ich, dass er zu den Muskeln gehört, von denen wir nicht so viel sehen oder mit denen wir nicht so oft gezielt arbeiten. Deshalb wollen wir diesen Muskel nun kennenlernen, indem wir einen Liegestütz mit gestreckten Armen machen. Wenn du gerade ein bisschen erschrocken

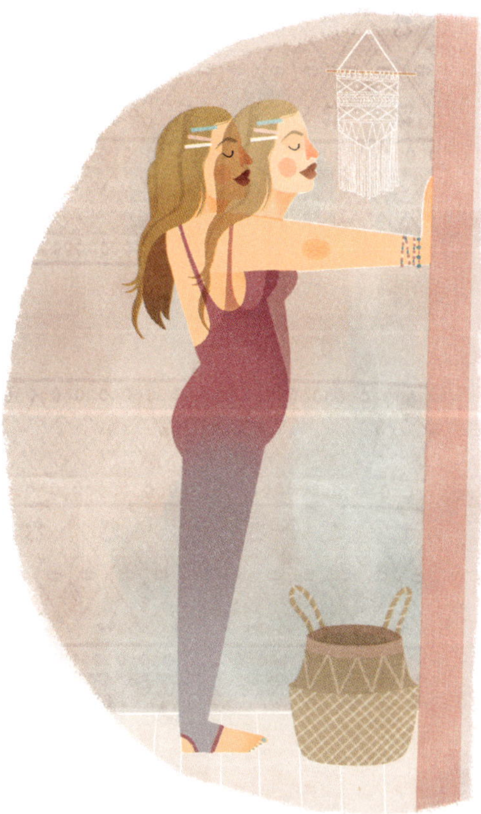

bist, als ich »Liegestütz« sagte, mache dir keine Sorgen. Wir werden das Ganze ein bisschen abwandeln und den Liegestütz erst mal an einer Wand machen.

Stelle dich mit dem Gesicht zur Wand und strecke die Arme nach vorn wie Frankensteins Monster, um eine Armlänge Entfernung von der Wand abzumessen. Lege deine Handflächen ungefähr auf Schulterhöhe flach an die Wand und richte den Rest deines Körpers so aus, dass er aufrecht und »wie aus einem Guss« dasteht. Vertiefe deine Atmung und lasse deine Herzregion beim Ausatmen zwischen deinen beiden Armen weich werden wie eine Hängematte zwischen zwei starken Bäumen. Halte die Ellbogen gerade. Beim Einatmen drückst du die Hände gegen die Wand, weitest deine Schulterblätter und füllst den Raum hinter deinem Herzen.

Wiederhole diese Bewegungen über mehrere Atemzyklen hinweg und bleibe dabei stets in der Mitte deines vollen Bewegungsspielraums. Es ist eine relativ kleine Bewegung, aber schenke ihr deine volle Aufmerksamkeit. Vielleicht spürst du, wie der vordere Sägemuskel, der unter dem Schulterblatt hin und her gleitet und seitlich an den Rippen ansetzt, dabei allmählich in Aktion tritt.

Wenn diese Übung gut geklappt hat, kannst du dich nun auf Hände und Knie niederlassen und das Gleiche noch einmal versuchen. Und wenn du heute gerade deinen besonders mutigen Tag hast, kannst du in die Bretthaltung gehen und mit den Liegestützen loslegen. Denke daran, die Ellbogen dabei nicht zu beugen, sondern die Bewegung nur mit den Schultern auszuführen, wobei du deinen Schultergürtel gewissermaßen durch die Schulterblätter nach oben drückst. Bleibe in der Mitte deines Bewegungsspielraums und führe die Bewegungen im Rhythmus deiner Atemzüge aus.

Um das gleich von vornherein klarzustellen: Keines dieser beiden Extreme – weder die Hängematte noch die Protraktion der Schulterblätter – ist unbedingt das, was wir in der Bretthaltung und dem gefürchteten *Chaturanga Dandasana* (Yoga-Liegestütz) suchen, sondern wir streben eher den goldenen Mittelweg dazwischen an, bei dem die Schulterblätter zwar angespannt sind, aber nicht zueinander hingezogen. Das ist der Punkt, an dem wir am stärksten und am besten für Bewegungen gerüstet sind. Finde diesen goldenen Mittelweg in *Chaturanga,* der Bretthaltung (der Körper befindet sich parallel zum Boden, abgestützt durch Zehenspitzen und Hände oder Unterarme) und versuche dann, dich »an einem Stück« auf den Boden herabzusenken. Das ist ein guter Weg, um Kraft und Bewusstsein aufzubauen, wenn du *Chaturanga* später auf gefahrlose Weise in dein Yogaleben integrieren möchtest.

Ein Sonntagsessen mit dem italienischen Zweig meiner Familie reicht aus, um mich daran zu erinnern, dass die Arme die Ausdrucksmittel des Herzens sind. In den nächsten Posen werden wir unseren Atem nutzen, um Raum zu schaffen und eine Verbindung zu dieser wichtigen Region herzustellen.

Übung für die Schultern

1. Beginne diese Übung in *Tadasana* an der Vorderseite deiner Matte. Setze den linken Fuß ungefähr einen Meter weit zurück, deine linke Ferse bleibt am Boden. Deine Füße stehen ungefähr hüftbreit versetzt. Winkle deinen linken Fuß so weit nach außen ab, dass sich dein hinteres Knie nicht verdreht, während deine Schultern und Hüften weiterhin nach vorn zeigen. Beuge probeweise dein rechtes Knie und vergewissere dich, dass es genau über deinem rechten Fußgelenk und nicht davor steht.

2. Nachdem du den perfekten Abstand zwischen den Füßen gefunden hast, hebe die Arme mit der Einatmung so an, dass sie deine Ohren einrahmen. Beuge den Oberkörper leicht nach vorn, sodass von deiner hinteren Ferse bis zu den Fingerspitzen eine lange diagonale Linie entsteht.

3. Mit der Ausatmung beuge deine Ellbogen so, dass sie in einer Linie mit deinen Schultern eine Kaktusform bilden. Beim Einatmen hebe die Arme wieder zu deinen Ohren hoch. Strecke die Handflächen nach vorn, ziehe die Schultern ganz leicht nach oben und lasse deine Schulterblätter dabei nach oben rotieren. Dehne die Seiten deines Körpers dabei weiterhin und ziehe deine unteren Rippen von der Taille weg.

4. Während du diese Bewegungen fortsetzt, konzentriere dich bewusst auf die *Sri-Yantra*-Atmung. Wenn es für dich angenehm ist, versuche deine Einatemphasen allmählich länger auszudehnen als die Ausatemphasen. Das

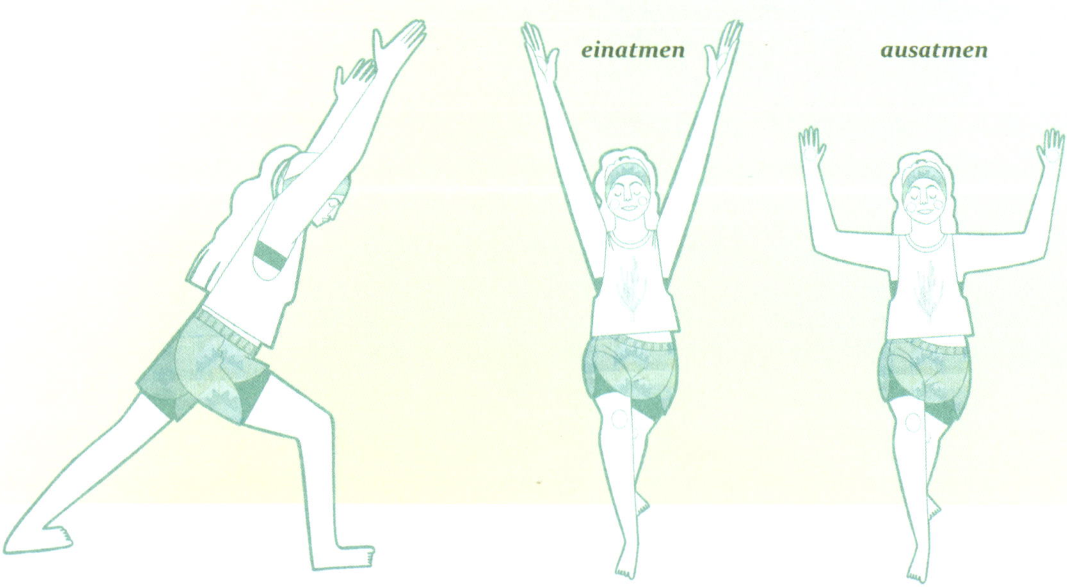

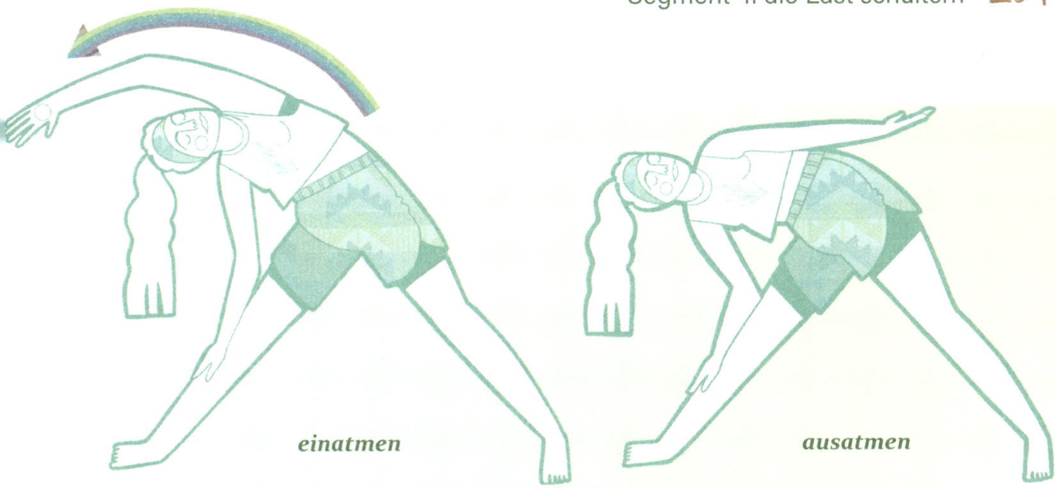

könnte dir innerlich ein bisschen mehr Raum verschaffen und eine aufbauende oder energetisierende Wirkung auf dich haben. Wenn du merkst, dass du Atemprobleme bekommst oder nach Luft schnappen musst, solltest du aber wieder zu einem gleichmäßigeren Atemrhythmus zurückkehren.

5. Wiederhole diese Übung fünf- bis zehnmal, strecke dann beide Beine gerade aus und senke deine Arme wieder. Kehre wieder zur *Tadasana*-Haltung an der Vorderseite deiner Matte zurück, halte ein paar Sekunden lang inne und nimm alle Empfindungen, die jetzt vielleicht in dir aufsteigen, bewusst wahr. Dann setze deinen rechten Fuß nach hinten und wiederhole die Übung auf der anderen Seite.

6. Für die nächste Sequenz beginne wieder in *Tadasana* an der Vorderseite deiner Matte. Setze den linken Fuß nach hinten, die Ferse bleibt am Boden. Öffne deine Hüften und Schultern zur Seite des Raumes hin. Strecke den rechten Arm nach vorn zur Vorderseite der Matte, während du die rechte Seite deines Körpers über dein rechtes Bein hinweg streckst. Lege die rechte Hand dann liebevoll oben auf dein rechtes Schienbein. Übe mit dem Schienbein Gegendruck auf die Handfläche aus.

7. Beim Einatmen schwinge den linken Arm über den Kopf, sodass an deiner linken Körperseite eine leichte Regenbogenform entsteht. Beim Ausatmen schwinge den linken Arm zur linken Hüfte zurück. Mache deine Wirbelsäule lang und dehne beide Körperseiten. Bewege dich weiter im Rhythmus deiner Atemzüge, und wenn es sich für dich angenehm anfühlt, fange an, deine Einatemphasen allmählich länger auszudehnen als die Ausatemphasen. Falls das für dich zu anstrengend sein sollte, kehre wieder zu einem gleichmäßigen Atemrhythmus zurück.

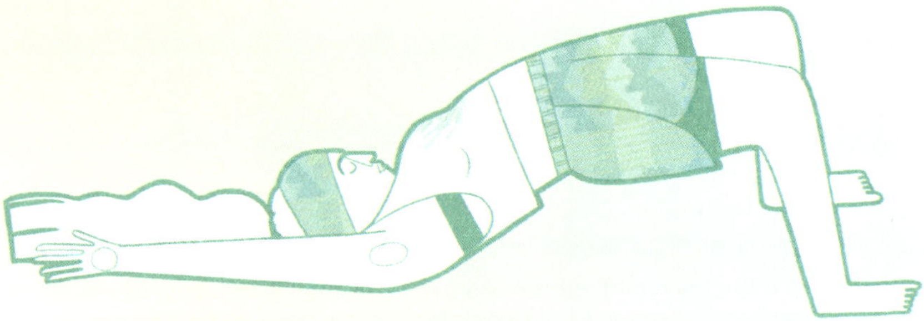

einatmen

8. Wiederhole diese Bewegung fünf- bis zehnmal, wobei du dich weiterhin im Rhythmus deiner Atemzüge bewegst. Um wieder aus dieser Pose herauszukommen, strecke beim Einatmen den rechten Arm parallel zum Boden nach vorn zur Vorderseite deiner Matte hin. Beim Ausatmen kontrahiere deine linken schrägen Bauchmuskeln (an den Seiten deiner Taille), um wieder parallel zur Vorderseite der Matte in den Stand zu kommen. Lasse deine Arme sinken. Halte kurz inne, um alle Empfindungen, die jetzt vielleicht in dir aufsteigen, bewusst wahrzunehmen, und verändere dann die Winkel deiner Füße, indem du die Zehen des linken Fußes nach außen, in Richtung des Mattenendes, und die Zehen des rechten Fußes leicht nach innen drehst. Wiederhole diese Sequenz auf der linken Seite.

9. Lege dich nun auf den Rücken, beuge die Knie und stelle deine Füße ungefähr hüftbreit auseinander auf den Boden. Beim Einatmen drücke deine Füße in die Matte und hebe langsam Gesäß und

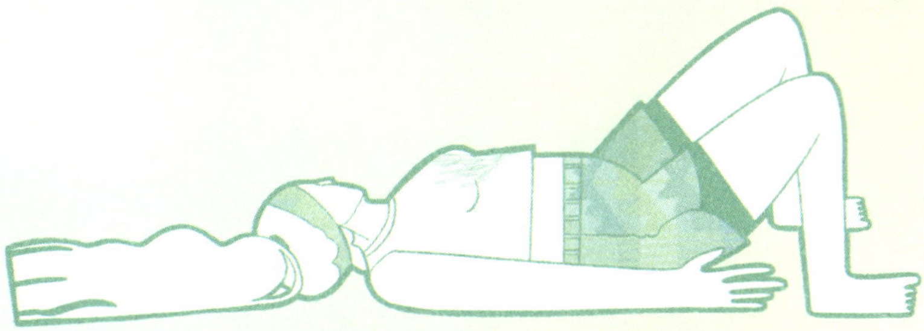

ausatmen

Wirbelsäule an, wobei du die Arme über deinen Kopf hebst, sie nach hinten streckst und auf dem Boden ablegst.

10. Beim Ausatmen lasse Wirbelsäule und Gesäß langsam wieder auf die Matte zurücksinken. Lege die Arme wieder seitlich neben dich und drehe den Kopf nach links. Wiederhole das Ganze: Hebe beim Einatmen dein Gesäß, deine Wirbelsäule und die Arme an. Während du beim Ausatmen Gesäß, Wirbelsäule und Arm wieder auf die Matte zurücksinken lässt, drehst du deinen Kopf nach rechts. Bewege dich auf diese Weise im Rhythmus deiner Atemzüge fünf bis zehn Runden lang langsam weiter, immer abwechselnd auf der einen und dann auf der anderen Seite.

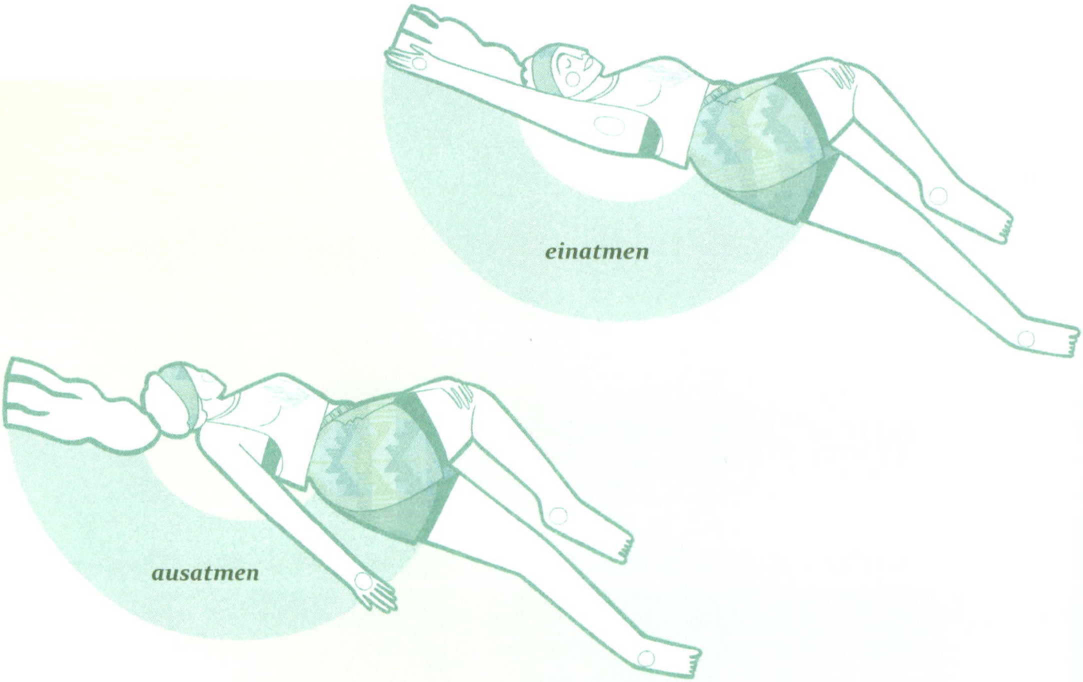

11. Während du immer noch auf der Matte liegst, hebe deine Hüften und lege sie ein paar Zentimeter weiter rechts wieder ab. Umfasse dein rechtes Knie mit den Händen und ziehe es zum Brustkorb, während du das linke Bein gerade nach unten ausstreckst. Führe dann das rechte Knie über deinen Körper hinweg zum Boden, sodass deine Wirbelsäule gedreht wird. Lasse deine rechte Schulter auf dem Boden liegen, und wenn dein rechtes Knie nicht ganz bis zum Boden hinunterkommt, schiebe einen Yogablock oder eine gefaltete Decke darunter.

12. Weißt du noch, wie du als Kind Schnee-Engel gemacht hast? Der nächste Teil dieser Übung besteht in einer ganz ähnlichen Armbewegung. Beim Einatmen »schnee-engelst« du den rechten Arm so nach oben, dass er neben deinem Ohr liegt.

13. Beim Ausatmen lasse ihn wieder nach unten gleiten, während du den Kopf langsam nach links drehst. Wiederhole diese Bewegung fünf- bis zehnmal, wobei du beim Einatmen deinen Kopf zentrierst, während der Arm nach oben gleitet.

14. Um wieder aus dieser Stellung herauszukommen, spanne deinen Bauch beim Ausatmen kräftig an und bringe dein Knie wieder in die Mitte. Stelle beide Füße auf den Boden und pausiere ein paar Atemzüge lang, bevor du die Übung zur anderen Seite hin wiederholst.

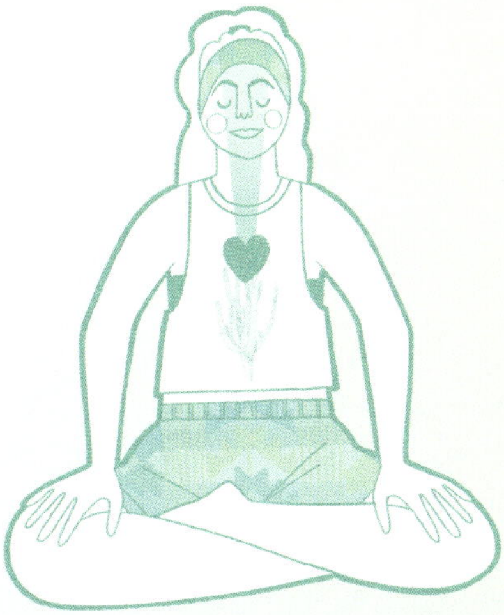

einatmen

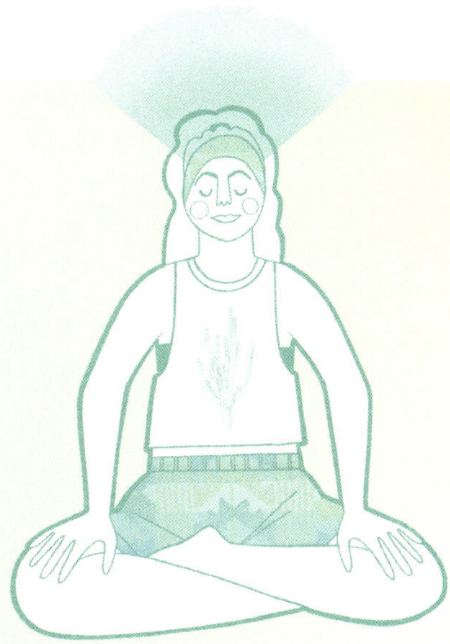

ausatmen

15. Nimm eine bequeme Sitzposition ein, in der du deine Wirbelsäule aufrichten kannst. Stütze dich dabei mit allen Hilfsmitteln ab, die du brauchst. Nimm dir ein paar Minuten Zeit, um die Augen zu schließen und zur Ruhe zu kommen. Wenn es dir hilft, kannst du ein paar Runden lang langsame, gleichmäßige *Ujjai*-Atemzüge machen, um dich wieder in einen aufnahmefähigen Zustand zu versetzen.

16. Sobald du bereit bist, normalisiere deine Atmung wieder und visualisiere einen kleinen Lichtpunkt in der Mitte deines Brustkorbs. Beobachte beim Einatmen, wie dieses Licht von deinem Herzen zum Scheitelpunkt deines Kopfes hinaufgleitet. Beim Ausatmen beobachte, wie das Licht noch weiter aufsteigt und aus dem Scheitelpunkt deines Kopfes herausgleitet. Beim Einatmen wiederhole in Gedanken das Mantra »Sat« und beim Ausatmen das Mantra »Yam«. Anfangs wirst du dabei vielleicht das Gefühl haben, als würdest du versuchen, dieses Mantra tatsächlich geschehen zu lassen; aber erlaube dir immer wieder aufs Neue, dich zu entspannen und dich nicht krampfhaft um irgendetwas zu bemühen, sondern in einen Zustand zu gelangen, in dem du einfach nur neugierig beobachtest, wie es geschieht.

17. Mache das fünf bis zehn Minuten lang. Sobald du bereit bist, beginne deine Atmung zu vertiefen und lege die Hände auf dein Herz. Senke dein Kinn zum Brustkorb und schlage blinzelnd die Augen auf. Bewege dich langsam und lasse dir Zeit, wieder in den Alltag zurückzukehren.

Segment 5: den Kopf riskieren

Was bedeutet es, unsere Wahrheit zu sagen? In der Yogawelt bekommen wir jede Menge über Authentizität und Wahrheit zu hören – aber was heißt das eigentlich? Bedeutet es einfach nur, dass man nicht schwindeln oder lügen sollte? Das Sanskrit-Wort *Satyam* wird oft mit »Wahrheit« übersetzt; doch wenn du dieses Wort in seine kleineren Keimsilben zerlegst, entdeckst du vielleicht noch eine etwas aussagekräftigere Definition:

Sat: »das, was wahr ist; die wahre Essenz«
Yam: »halten, untersuchen; der *Bija*-Laut, der dem Herzen zugeordnet ist«

Ziemlich genau in der Mitte des Halses entspringt unsere Stimme. Als Sitz der Stimmbänder und des Zwerchfells wirkt diese Region fast wie eine Mautstelle auf der Straße zwischen Herz und Geist. Unsere Stimme spricht nur dann und ist auch nur dann deutlich zu hören, wenn es in dieser Region unseres Körpers keine Staus gibt. Doch wenn wir uns in diesem Bereich rajasisch oder tamasisch fühlen, entsteht ein Verkehrsstau. Vielleicht auf noch komplexere Weise wird *Satyam* offenbar, wenn wir die Kommunikationsautobahn zwischen Herz und Gehirn, Gefühl und Verstand, *Jiva* (Individuum) und *Brahman* (Universum) freilegen. Wir müssen uns von unserer Besessenheit verabschieden, unseren Körper in die unmöglichsten Verdrehungen und Verrenkungen bringen zu wollen, und stattdessen in etwas anderes eintauchen: nämlich in die erhabene Enthüllung von Herz und Geist. Die Möglichkeit dazu finden wir hier, im fünften Segment unseres Körpers, das die Strukturen von Hals, Nacken und Halswirbelsäule beherbergt.

Anatomisch gesehen ist die Halswirbelsäule ein sehr empfindlicher, beweglicher und schöner Bereich. Leider gefährden wir mit unserer Asana-Praxis manchmal unbewusst und ungewollt die Bandscheiben in dieser Region – unsere filigranen Halswirbelkörper und den eleganten Aufwärtsstrom unserer Wirbelarterien, die durch die kleinen *Foramina* (Löcher) der Wirbel hindurch verlaufen.

Es hilft alles nichts: Wir müssen darüber reden. Du ahnst wahrscheinlich schon, was jetzt kommt, oder nicht? Ja, genau: Kopfstände! Also gut, lasst uns erst mal alle tief durchatmen.

Denke daran: Es gibt keine schlechten Yogaposen und auch keine Körperhaltungen, die zur Erleuchtung führen. Und doch habe ich auf meinen Reisen durch die Yogawelt schon beide Aussagen über den Kopfstand gehört. Ich glaube, mit dem Kopfstand ist es genauso wie mit den meisten Dingen: In Wirklichkeit ist die Sache viel komplizierter und hängt davon ab, wer den Kopfstand auszuführen versucht und wie er oder sie ihn praktiziert.

Und nun suche dir erst mal einen Spiegel. Stelle dich aufrecht hin, schau geradeaus und strecke deine Arme neben den Ohren in den Himmel hinein. Beuge deine Ellbogen und bringe deine Unterarme in eine parallel zur Decke verlaufende Linie – fast so, als würdest du dich darauf vorbereiten, einen Kopfstand an der Decke zu machen. (Was allerdings keine so gute Idee wäre. Du weißt schon, wegen der Schwerkraft …) Achte darauf, wie weit oben diese parallele Linie deiner Unterarme im Verhältnis zu deinem Kopf verläuft.

Je nach deinen Proportionen verläuft diese Linie entweder oberhalb oder unterhalb der Oberseite deines Schädels. Wenn beides gleich hoch wäre (aber das ist es nie) oder wenn deine Oberarmknochen kürzer wären als Kopf und Hals (dann verliefe die Linie deiner Unterarme ungefähr auf der Höhe deiner Schläfen), würde bei dir im Kopfstand stets mehr Gewicht auf dem Kopf lasten als bei deinem Nachbarn, bei dem die Oberarmknochen länger sind als Kopf und Hals (und die Linie seiner Unterarme oberhalb seines Kopfes verläuft). Selbst wenn ihr beide sehr geübte Yogi*nis wärt – perfekt ausgerichtet und mit jeder Menge *Bandhas* –, würde die

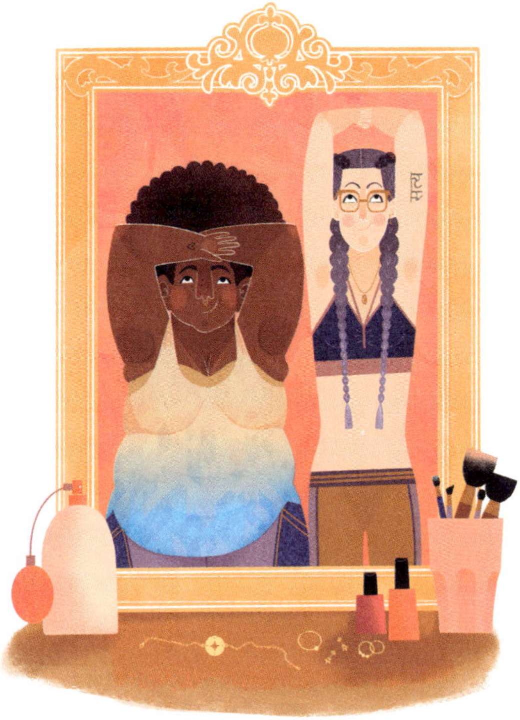

Skelettwaage trotzdem immer zugunsten der längeren Oberarmknochen ausschlagen. Das bedeutet nicht, dass jemand, der großen Wert darauf legt, aber nicht die richtigen Proportionen dafür hat, keinen Kopfstand machen kann, aber ich denke, es würde uns allen guttun, uns zu fragen: »Wie sieht das Kosten-Nutzen-Verhältnis dabei aus?« (Ich bin mal mit einem Banker gegangen, der immer den Ausdruck »Kosten-Nutzen-Analyse« benutzte. Wir sind zwar nicht mehr zusammen, aber ich bin ihm heute noch dankbar dafür, dass er mich in dieses Konzept eingeführt hat.)

In deinem aufrechten Leben sind deine Halswirbel und die dazwischenliegenden Bandscheiben – vom Standpunkt der Evolution aus gesehen – dafür ausgerüstet, lediglich 10 bis 15 Prozent deines Gewichts zu tragen. In deinem auf dem Kopf stehenden Leben (also beim Kopfstand) lastet jedoch ein sehr viel größeres Gewicht auf ihnen. Eine Studie der University of Texas (Austin), die im Jahr 2014 im *Journal of Bodywork and Movement Therapies* erschienen ist, untersuchte, welche Kraft und welches Gewicht während des Kopfstands auf diese empfindliche Region einwirken. Die Forscher maßen dabei an erfahrenen Yoga-Übenden, die den Kopfstand regelmäßig praktizierten und keine nennenswerten Verletzungen oder Beeinträchtigungen im Nackenbereich aufwiesen, die Position der Halswirbelsäule und die Krafteinwirkung darauf fünf Atemzüge lang und während des Ein- und Ausstiegs aus dieser Pose. Sie teilten die 45 Personen in drei Gruppen ein – je nachdem, welche Technik sie beim Einstieg in den Kopfstand bevorzugten – und stellten fest, dass die maximale Kraft, die dabei auf den Scheitelpunkt des Kopfes ausgeübt wurde, im Durchschnitt zwischen 40 und 48 Prozent des Körpergewichts jedes Studienteilnehmers lag.

Für den Fall, dass du diese Zahlen nur kurz überflogen hast, weil du (genau wie ich) mit Mathe auf dem Kriegsfuß stehst, möchte ich dieses Ergebnis noch in etwas einfacheren Zahlen ausdrücken: Für einen Yogi, der 150 Pfund wiegt, entspricht das einem Gewicht von 60 bis 72 Pfund, das man ihm auf den Kopf legen würde.

Außerdem stellten die Wissenschaftler fest, dass die Personen, die den Kopfstand fünf Atemzyklen lang durchhielten, dazu neigten, ihr Gewicht von den Armen auf den Kopf zu verlagern, wodurch die kleinen Bandscheiben, Wirbelkörper und Wirbelarterien im Nackenbereich stärker gefährdet wurden. Je nach Art des Einstiegs in den Kopfstand erhöhte die schnelle Gewichtsbelastung und Streckung in dieser Region den Druck und die Kraftausübung auf diesen Bereich (was ja auch nicht besonders verwunderlich ist). Und man darf dabei auch nicht vergessen, dass diese Studie mit erfahrenen Yoga-Übenden durchgeführt wurde, die den Kopfstand schon seit Langem praktizierten. Sie berücksichtigt nicht die Scharen von Anfänger*innen, die diese Yogapose immer wieder üben und dabei jedes Mal hoffen, überhaupt fünf Atemzüge lang oben bleiben zu können. Fast jeder Mensch weist eine leichte Asymmetrie in diesem Bereich auf, die auf unsere alltäglichen kleinen Lebensgewohnheiten zurückzuführen ist – zum Beispiel das Tragen von Taschen oder Kindern oder ganz einfach das Tragen des Lebens im Allgemeinen. Diese Gewohnheiten und Haltungsmuster prägen sich in unsere Weichteile ein und ziehen die kleinen Knochen oft ein bisschen schief; und wenn wir uns auf den Kopf stellen, wird diese Asymmetrie plötzlich zu einem sehr viel größeren Problem.

Ein Faktor, der sich wirklich auf die Gesundheit dieser Körperregion und auf die neutrale Positionierung unseres Kopfes auswirkt, ist der »Handy-Nacken«. Wenn wir unsere elektronischen Geräte auf Brust- oder Taillenhöhe halten und den Blick nach unten richten, um uns ein süßes Katzenvideo anzuschauen (und seien wir ehrlich – selbst die erleuchtetsten Menschen können dieser Versuchung nicht immer widerstehen), schieben wir unseren Kopf nach vorn, sodass er sich ein Stück weit vor dem Brustkorb befindet. Leider müssen unsere Muskeln unglaublich hart arbeiten, um diese Position zu halten.

Hebe nun mal einen deiner Arme gerade nach oben in Richtung Himmel und strecke ihn dabei aus dem Handgelenk heraus, als würdest du eine zehn Pfund schwere Bowlingkugel über deinem Kopf halten. (Hast du das gerade eben wirklich gemacht? Ich wusste gar nicht, dass ich sooo viel Macht über meine Leser habe!

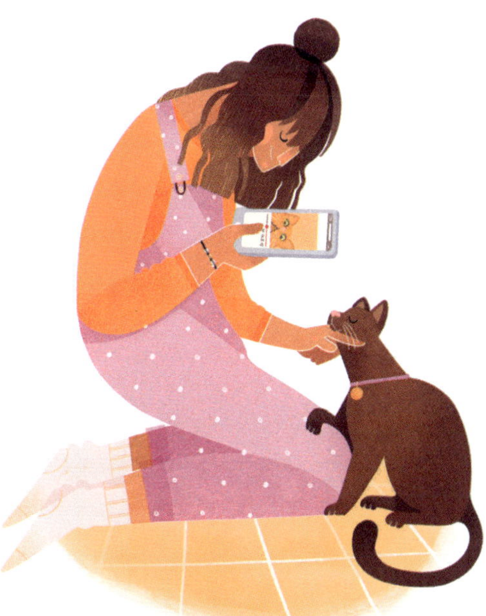

Haha! Ich meinte natürlich: danke. Du kannst jetzt weiterlesen.) Ganz schön schwer, oder nicht? Du musst schon sehr kluge Verhandlungen mit deinem neuromuskulären System und deinem Skelettsystem führen, um das durchzuhalten.

Und wie wäre es, wenn du deinen Arm und deine Hand jetzt noch ein paar Zentimeter weiter nach vorn (also *vor* deinen Kopf) schiebst? Dann kostet es dich gleich furchtbar viel mehr Kraft, in dieser Haltung zu bleiben, oder nicht? Schon diese kleine Abweichung in der Position der Bowlingkugel (oder genauer gesagt: deiner Birne), die du über deinen Rumpf hinweg nach vorn schiebst, macht es deinen Muskeln extrem schwer, in dieser Position zu bleiben und alles im Gleichgewicht zu halten.

Das führt dazu, dass sich deine Nacken-, Rücken- und Brustmuskeln mit der Zeit verspannen, verkleben und einfach nicht mehr richtig funktionieren. Je nachdem, wie weit du den Kopf nach vorn schiebst, kann dadurch bis zum Sechsfachen deines Kopfgewichts auf diese Muskeln einwirken; und das ist so, als würdest du den ganzen Tag eine 60 bis 75 Pfund schwere Bowlingkugel auf deinen Schultern herumtragen.

Dein Nacken (der gleichzeitig auch die Kommunikationsautobahn zwischen Herz und Gehirn ist) steckt voller Nerven und Blutgefäße, die Herz und Hirn miteinander verbinden, und kann durch diese sehr weit verbreitete Fehlhaltung von Kopf und

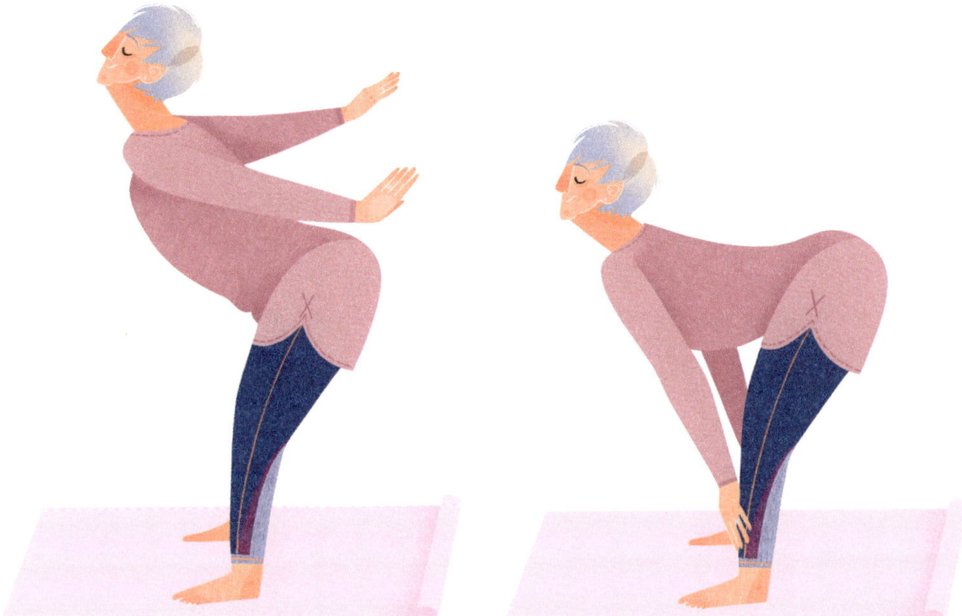

Nacken belastet oder in seiner Funktion beeinträchtigt werden. In Studien bildeten sich sogar Angstzustände und eine Herzrhythmusstörung namens Tachykardie dadurch zurück, dass die Versuchspersonen ihre Köpfe einfach in ihre anatomische Ausgangsposition zurückverlagerten.

Stell dir vor, was uns »mit dem Kopf voran« auf energetischer Ebene passiert. Dann sprechen wir völlig von unserem Herzen abgekoppelt (oder rajasisch in der Kehlregion) und verbrauchen eine Riesenmenge Energie, ohne eine echte, authentische Verbindung zu haben. Und leider beobachte ich, dass diese Fehlhaltung in unserer Asana-Praxis oft sogar noch betont wird, zum Beispiel bei dem so beliebten Sonnengruß. Oder wenn wir den Schwanensprung machen, um von *Tadasana* (Berghaltung) zu *Uttanasana* (der stehenden Vorwärtsbeuge) zu gelangen, neigen wir dazu, das Kinn nach vorn zu strecken und unseren Kopf völlig vom Herzen zu trennen. Diese Fehlstellung wird auch begünstigt, wenn unsere Lehrer*innen uns sagen, dass wir in *Ardha Uttanasana* (der halben Vorwärtsbeuge) nach vorn schauen sollen.

Um die Strukturen unseres Nackens korrekt auszurichten und auf diese Weise auch eine bessere physische und energetische Ausrichtung zwischen den beiden Kraftzentren Herz und Gehirn zu finden, mache ich gern ein »klitzekleines Doppelkinn«. Diese kleine Korrektur ist zwar keine besonders gute Idee, wenn du gerade ein Selfie machst, aber für eine gute Ausrichtung deines Nackens eignet sich diese Strategie ganz hervorragend. Dabei tust du genau das, wonach es sich anhört: Du ziehst dein Kinn ganz leicht nach innen und hebst deine Schädelbasis ein bisschen an – fast so, als würdest du die Kapuze deines Sweatshirts hochziehen. Diese Korrektur hilft uns oft, eine bessere

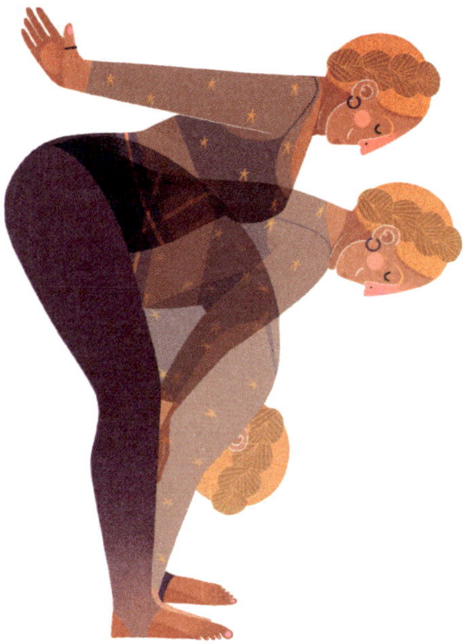

Kommunikationslinie zwischen Kopf und Herz herzustellen und einer Überstreckung unserer Halswirbelsäule vorzubeugen. Denke daran, dass sich die Kurven deiner Hals- und Lendenwirbelsäule symmetrisch zueinander bewegen. Wenn du also deine Halswirbelsäulenkurve dehnst oder in die Länge ziehst, passiert das Gleiche automatisch auch mit deiner Lendenwirbelsäule, was wiederum das Knirschen in deinem unteren Rücken lindern kann.

Wenn es einen Bereich unseres Körpers gibt, mit dem wir besonders schonend umgehen sollten, dann ist es die empfindliche Halswirbelsäule. Muskelverletzungen sind zwar etwas Scheußliches, heilen unter den richtigen Umständen aber normalerweise gut ab. Verletzungen in den Gelenken oder deren näherer Umgebung sind schon problematischer, weil unsere Gelenke in der Regel nicht so gut durchblutet sind und nicht einfach wieder in ihre ursprüngliche jugendfrische Form zurückkehren können. Das Besondere an der Halswirbelsäule sind jedoch die großartigen Wirbelarterien, die durch winzig kleine knöcherne Öffnungen hindurch verlaufen; und Verletzungen dieser Arterien sind noch schlimmer. Das können zum Beispiel Risse, Blutgerinnsel oder Verstopfungen in diesen arteriellen Quellen sauerstoffreichen Blutes sein, das nach oben fließt, um unser hungriges Gehirn zu versorgen; und solche Verletzungen können schlimmstenfalls in einer Katastrophe (beispielsweise mit dem Tod) enden.

Hast du inzwischen schon ein bisschen Angst bekommen? Gut! Ich halte es nämlich für sehr wichtig, ein kleines bisschen ängstlich zu sein. Vielleicht sollte ich sogar sagen, dass es jetzt angebracht wäre, unsere Köpfe ein paar Sekunden lang in Ehrfurcht vor unserer Halswirbelsäule zu senken (aber natürlich ganz vorsichtig).

Jeder und jede von uns hat einen etwas anderen Bewegungsspielraum in der Halswirbelsäule; das ist genauso wie bei allen anderen Gelenken auch. Eine extreme Beugung, Streckung oder Drehung – oder eine Kombination aus diesen drei Bewegungen – bringt unsere Wirbelsäulenarterien in eine gefährliche Situation. Wenn wir unseren Kopf in die Streckung zurückwerfen, gibt uns das vielleicht das Gefühl, eine stärkere Rückbeuge zu schaffen, vor allem, weil die benachbarte Brustwirbelsäule in ihrer Beweglichkeit so begrenzt ist; doch in Wirklichkeit werden die Wirbelsäulenarterien dabei gequetscht und eingeklemmt, sodass ein höheres Verletzungsrisiko besteht. Und eine extreme Beugung, so wie sie beim Schulterstand und in der Pflug-Haltung erforderlich ist, kann ebenfalls zu Problemen führen. Ein gut ausgeführter Schulterstand auf einer entsprechend gepolsterten Unterlage erleichtert es uns zwar, dabei eine ganz vernünftig aussehende lordotische Kurve im Nacken aufrechtzuerhalten, aber der Druck in dieser Region nimmt trotzdem zu. Viele Yogaschüler*innen rollen sich mit Begeisterung zuerst rückwärts in die Pflugpose und ziehen ihre Beine dann wieder hoch, um in den Schulterstand zu kommen. Die Kraft, die Beugung und der Druck, die mit dieser Bewegungsabfolge einhergehen, tun dieser Körperregion aber gar nicht gut. Und dann gibt es ja auch noch extremere Posen wie beispielsweise den Kinnstand. Puh – davon will ich gar nicht erst anfangen! Ich würde ja gern ein bisschen weniger kritisch sein und sagen: »Jedem das Seine«, aber so gelassen bin ich leider noch nicht. Ich kann beim besten Willen nicht verstehen, warum du deinem armen, schönen Nacken so etwas antun willst.

Nimm dir nun mal ein bisschen Zeit, um zu beurteilen, wie stark deine Halswirbelsäule sich drehen lässt. Setze dich aufrecht hin und lege deine Hände auf den Brustkorb, als wolltest du sagen: »Beweg dich jetzt nicht, lieber Rumpf.« Halte deinen Blick auf den Horizont gerichtet und beginne deinen Kopf nun langsam erst nach rechts und dann nach links zu drehen. Achte darauf, wo diese Bewegung bei dir naturgemäß aufhört.

Gut gemacht! Vielleicht ist dir dabei aufgefallen, dass du keinen Rotationsbereich von 180 Grad hast – das heißt, du hast dein Kinn nicht über beide Schultern schieben können. Wahrscheinlich hast du eher einen Drehungsbereich von 120 bis 140 Grad.

Ich höre schon, wie du jetzt vor dich hin murmelst: »Aber ich bin doch schon so eine fortgeschrittene Yogini! Ich war ziemlich nah an den 180 Grad dran.« Nein, warst du nicht – es sei denn, du bist zufällig eine Eule. (Sag nur, du bist wirklich eine?) Wenn du dich in diesem Augenblick tatsächlich für eine Eule mit eulenmäßiger Superhalsrotation gehalten haben solltest, dann hast du in Wirklichkeit wahrscheinlich eine Kombination aus Drehung und Streckung eingesetzt, um in diese Position zu kommen. Dann sieht es zwar so aus, als könntest du deinen Hals besonders weit drehen, aber diese Bewegung kann für deine Wirbelsäulenarterien sehr, sehr riskant sein. Wenn ein Yogalehrer dir bei seiner Anleitung zu einer Yogapose, die eine Drehung beinhaltet, den Rat gibt: »Schau nach oben, sodass du deine obere Hand sehen kannst« oder »Schau über deine Schulter, sodass du den hinteren Teil des Raumes sehen kannst«, setzt er damit unwissentlich eine Dynamik der Nackendrehung in Gang, die für seine Schüler*innen (die nun mal keine Eulen sind) einfach nicht möglich ist. Viel besser ist es, die Rotation auf einen für uns bequemen Bereich zu beschränken und lieber nicht so tief in die Drehungen hineinzugehen, um unseren Nacken gesund zu erhalten.

Okay – und nun wollen wir einmal alle gemeinsam tief durchatmen und uns ein paar hübsche Bewegungen anschauen, die uns dazu verhelfen werden, dieses Segment unseres Körpers zu lieben und eine bessere, ehrlichere Kommunikation zwischen Herz und Gehirn herzustellen.

Übung für die Halswirbelsäule

1. Lege dich auf den Bauch und schiebe die Hände wie ein Kissen unter deine Stirn, wobei deine Handflächen nach unten und die Ellbogen zur Seite zeigen. Strecke deine Beine und deine Zehen aus. Halte deine Beine parallel zueinander und ungefähr hüftbreit auseinander. Während deine Hände immer noch die Stirn berühren, hebe nun beim Einatmen Hände, Kopf, Brust und Beine vom Boden ab.

2. Halte deinen Nacken gedehnt und spüre eine Bewusstseinslinie, die sich von deinem Herzen bis zum Mittelhirn zieht. Beim Ausatmen lasse alle oben genannten Körperteile wieder zu Boden sinken.

3. Hebe und senke Hände, Kopf, Brust und Beine im Rhythmus deiner Atemzüge insgesamt viermal. Beim fünften Mal bleibe für fünf langsame Atemzüge in dieser Hebung. Dann lasse deinen Kopf nach rechts oder nach links sinken, ruhe dich aus und beobachte alle Empfindungen, die jetzt vielleicht in dir aufsteigen.

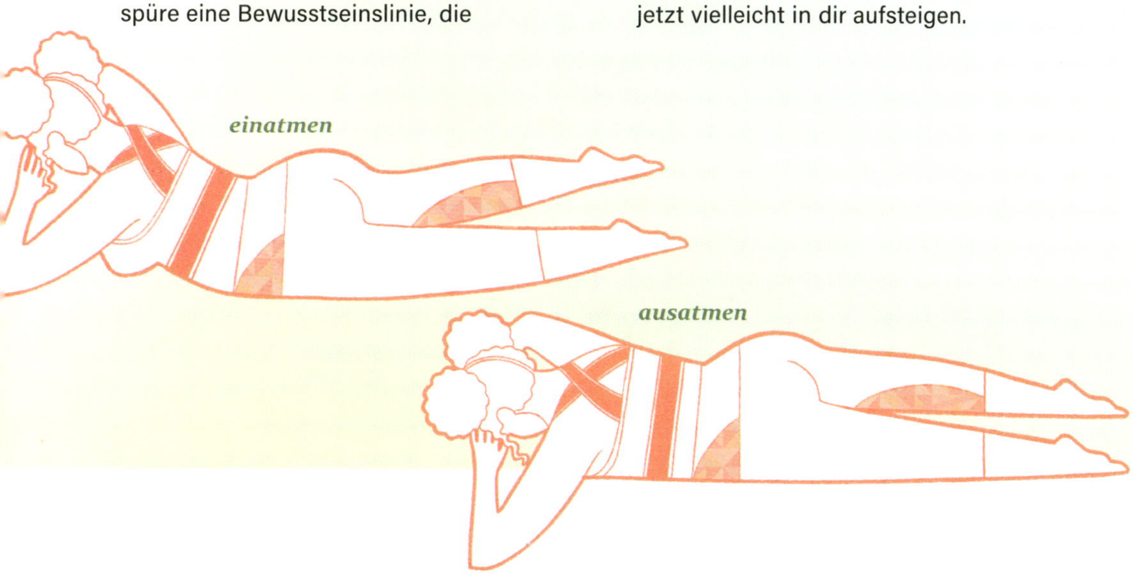

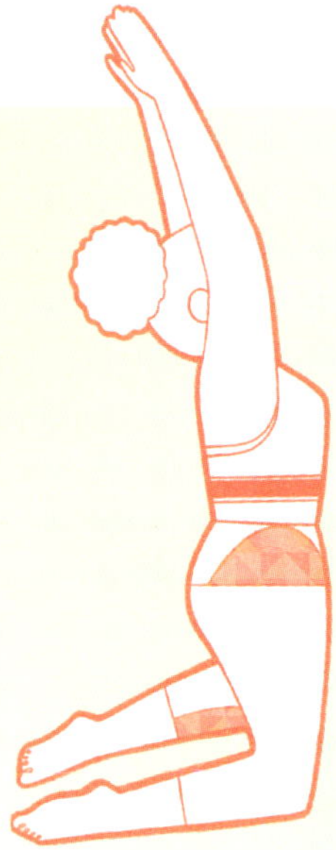

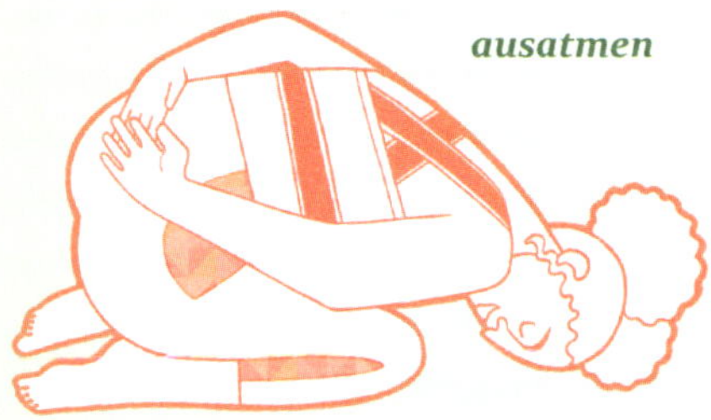

4. Drücke dich vorsichtig in die Kindpose zurück und lege deine Hände mit den Handflächen nach oben übereinander auf dein Kreuzbein. Beim Einatmen richte dich auf den Knien auf und strecke die Arme erst zur Seite und dann nach oben zu den Ohren. Dehne deine Taille auf beiden Seiten, so stark du kannst, während du die Schultern leicht hochziehst.

5. Beim Ausatmen kehre auf die gleiche Weise wieder in die Kindpose zurück: Führe die Arme nach unten und die Hände zum Kreuzbein zurück, krümme deinen Körper in den Hüftgelenken nach vorn, lege den Bauch auf deine Oberschenkel und drehe den Kopf nach rechts oder nach links, sodass deine Schläfe (oder Wange) sanft auf dem Boden ruht. Wiederhole diesen

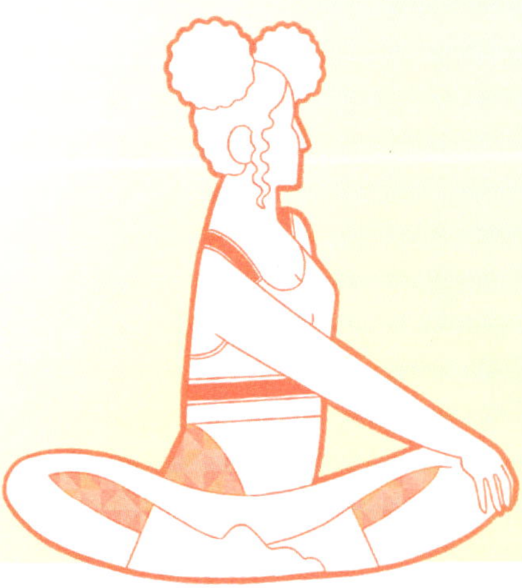

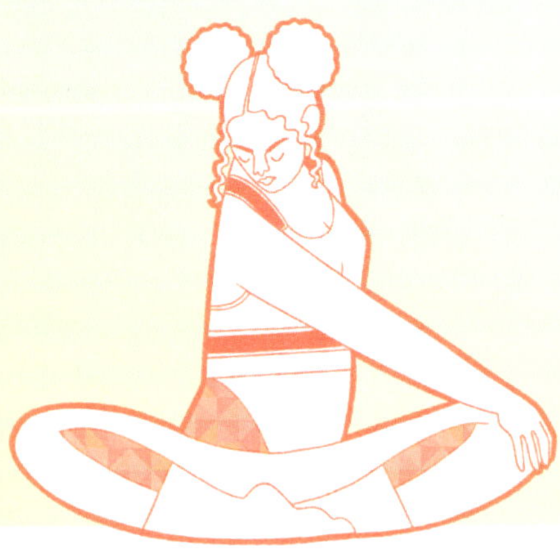

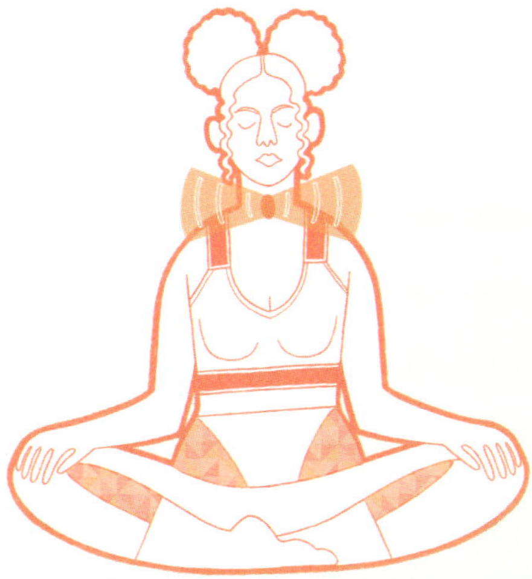

Bewegungsablauf noch fünfmal im Rhythmus deiner Atemzüge. Wechsle jedes Mal die Seite, nach der du den Kopf drehst, wenn du dich wieder in die Kindpose zurücksinken lässt.

6. Komme nun in einen leichten, bequemen Schneidersitz und drehe deinen Kopf leicht nach rechts. Du kannst die linke Hand auf dein rechtes Knie und die Finger deiner rechten Hand sanft hinter dich auf den Boden legen. Aber achte darauf, dass du deine Armkraft nicht dazu verwendest, dich in diese Drehung hineinzuschleudern: Nutze stattdessen deine Atmung, um mehr Raum und Stabilität zu schaffen. Bleibe ein paar tiefe Atemzüge lang in dieser sitzenden Drehung nach rechts und beginne dann, nur deinen Kopf langsam (wie auf einem Drehteller) nach links zu drehen. Hebe deine Schädelbasis an und drücke dein Kinn ganz leicht nach unten, als würdest du von oben herab auf dein linkes Knie schauen. Bleibe noch ein paar Atemzüge lang in dieser Haltung, bevor du zuerst Kopf und Nacken und dann den Rest deines Rumpfs locker in die Ausgangsposition zurückkehren lässt. Dann wiederhole die Übung zur anderen Seite hin.

7. Nimm eine bequeme Sitzposition ein, in der du fünf bis zehn Minuten lang bleiben kannst. Nimm dir ein paar Sekunden Zeit, um deine Haltung so auszurichten, dass du dabei aufrecht und gut gestützt bleibst, und schließe dann die Augen.

8. Beginne mit einer langsamen und bewussten *Ujjai*-Atmung. Lasse deine Atemgeräusche so leise werden, dass sie gerade noch durch die weiche Umarmung deiner Stimmlippen hindurchflüstern und nicht zu einem schniefenden Geräusch werden, das aus deiner Nase kommt. Der Atem sollte mehr fühlbar als hörbar sein. Verlangsame und verfeinere deine Atmung immer weiter, indem du eine *Sama Vritti* (also eine gleichmäßige Fluktuation deines Atems) erzeugst. Das heißt, wenn du beim Einatmen beispielsweise langsam bis sechs zählst, tust du das Gleiche auch beim Ausatmen. Verfeinere deine Atmung noch ein paar Minuten lang weiter, indem du alle Schluckgeräusche und ungewollten Pausen, jedes Zögern oder Stottern aus deinem Atemzyklus eliminierst. Erlaube dir einfach, dich auf diese Atemtechnik

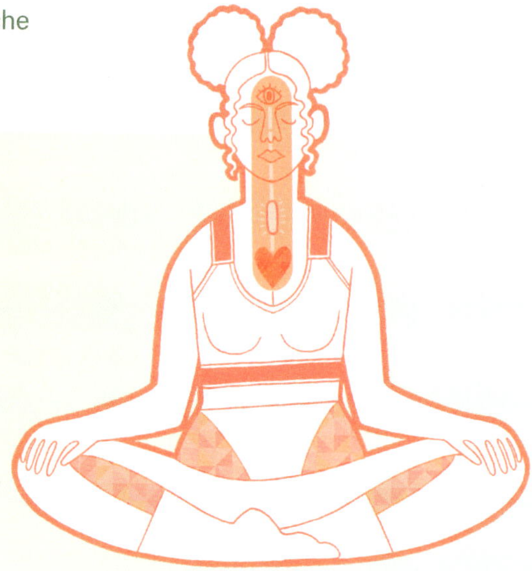

einzulassen, ohne dich dabei anstrengen oder aggressiv werden zu müssen.

9. Nach ein paar Minuten normalisiere deine Atmung wieder und nimm jetzt vielleicht ein Gefühl von Wärme, Schwingung oder Licht oder einfach nur die Dichte deiner Präsenz in den Strukturen von Hals und Nacken wahr.

10. Bleibe noch ein paar Minuten lang sitzen und nimm wahr, ob sich dieses Gefühl oder Licht so weit ausdehnen kann, dass es auch dein Herz und Gehirn umschließt. Halte das Bild oder die gefühlte Empfindung eines *Jyotirlingam* (länglichen Lichts), das diese Räume ausfüllt, sanft vor deinem inneren Auge. Behalte dieses Bild bei, so lange wie du möchtest.

11. Dann komme sanft und behutsam wieder in die Gegenwart zurück, neige den Kopf und schlage die Augen auf.

12. Du kannst nun ein paar Sekunden lang über deine Erfahrung oder über deine körperliche oder energetische Verbindung mit der Hals-Nacken-Region nachdenken oder etwas darüber in dein Tagebuch schreiben.

Abschlusszeremonie

Ich war schon immer von der Erforschung des menschlichen Körpers fasziniert. Man wird mich an einem Freitagabend sogar mit größerer Wahrscheinlichkeit zwischen Büchern und Körperteilen finden als irgendwo auf Kneipentour in der Stadt. (Aber um es noch einmal klipp und klar zu sagen: Ich bin keine Serienmörderin, wirklich nicht!) Ich habe mein ganzes Leben damit zugebracht, das Wunder unserer körperlichen Form durch Tanzen, Marma (eine Art ayurvedischer Akupressur), Massage, Bewegung und Sezieren besser zu verstehen. Als von Yoga und Anatomie begeisterte Pädagogin habe ich in meiner physischen Yogapraxis den größten Teil der letzten Jahrzehnte damit verbracht, meinen Körper in seine Bestandteile zu zerlegen. Ich habe versucht, ihn über seine natürlichen Grenzen hinaus zu strecken und zu dehnen, um etwas zu entwickeln, das ich für großes physisches Können hielt. Sogar in meinen Anatomiekursen habe ich mir große Mühe gegeben, den menschlichen Körper auseinanderzunehmen und seine einzelnen Teile zu beschriften, zu ordnen und zu definieren – alles mit dem Ziel, meine eigenen körperlichen Bestandteile bis ins kleinste Detail zu verstehen –, und war auch sehr stolz darauf.

Aber ... Ich kann nicht mehr mit gutem Gewissen so unterrichten oder Yoga praktizieren, wie ich es früher getan habe.

Ich kann mich nicht mehr selber auseinandernehmen, um in eine Definition dessen hineinzupassen, was andere Leute für eine perfekte, eindrucksvolle Yogapose halten – die natürlich bei jedem Menschen gleich auszusehen hat.

Ich kann keine Trennlinien zwischen Muskeln oder Körperteilen mehr ziehen. Ich kann den Psoas nicht mehr vom Brustzwerchfell trennen und das anmutige Heben eines Arms nicht mehr von der Physiologie unserer Atmung getrennt betrachten.

Und ich kann auch nicht mehr zwischen dem »westlichen anatomischen Modell« und den »auf Erfahrung beruhenden esoterischen Modellen« unterscheiden.

Denn diese Grenzen, die da gezogen werden, sind eine Lüge, eine menschengemachte Illusion. In Wirklichkeit gibt es sie gar nicht. Sie wurden von einem Verstand erschaffen, der sich an die Konzepte von Trennung und Dualität klammert, um sich einen Reim auf eine komplexe Welt machen zu können. Ob mit Skalpellen oder Worten – wir ziehen ständig willkürliche Grenzen und versuchen Dinge voneinander abzugrenzen und in Kategorien zu untergliedern in dem plumpen Versuch, sie zu verstehen.

Wir bestehen darauf, dass die Dinge entweder dies oder jenes sind – entweder ein Muskel oder ein Knochen, eine Drüse oder ein Organ. Und wir behaupten laut und mit Nachdruck: »Ich bin eindeutig anders als du – ich bin ein getrennt von dir existierendes Wesen.«

Doch in Wirklichkeit besteht unser Körper nicht aus verschiedenen Teilen, sondern ist ein miteinander verbundenes, verflochtenes und ineinandergreifendes System – eine Einheit.

In Wirklichkeit kann man die Dinge nicht voneinander trennen.

In Wirklichkeit arbeiten die Atome, die wir für unsere Bestandteile halten, nur kurzzeitig zusammen, verlassen das Schiff dann aber gleich wieder und fügen sich zu etwas anderem zusammen.

In Wirklichkeit sind wir eher Raum als Substanz.

In Wirklichkeit trennen wir die Dinge einfach nur unserem rationalen Verstand zuliebe voneinander, damit er sie besser verstehen kann, doch im Grunde ist alles mit allem verbunden.

In Wirklichkeit habe ich kein Interesse mehr daran, alles zu analysieren und mit Etiketten zu versehen. Ich bin viel mehr daran interessiert, die Dinge miteinander zu vereinen und in Einklang zu bringen.

In Wirklichkeit habe ich kein Interesse mehr daran, mich selbst auseinanderzupflücken, sondern möchte mich auf meine Ganzheit besinnen.

In Wirklichkeit habe ich kein Interesse mehr an Ausrichtung, sondern vielmehr daran, wonach wir uns ausrichten.

In Wirklichkeit habe ich kein Interesse mehr daran, die Formen, die mein Körper in der Yogapraxis oder im täglichen Leben annimmt, zu perfektionieren. Ich möchte viel lieber zu einem Gefäß werden, das stark genug ist, um die Gesamtheit dessen zu umfassen, was ich bin und sein kann.

In Wirklichkeit habe ich kein Interesse mehr daran, mich in verschiedene Elemente zu unterteilen und diese in kleine Schubladen zu stecken. Mir ist es viel wichtiger, das umfassende, ungebundene, grenzenlose Wesen des Menschen zu erkennen, der ich bin.

In Wirklichkeit ist es oft ein vertracktes, manchmal auch schwieriges und stets revolutionäres Unterfangen, uns an unsere kollektive Ganzheit in dieser unnennbaren Grundsubstanz zu erinnern, die manche Menschen vielleicht Liebe nennen.

Und zum Schluss möchte ich mich noch in einem offenen Brief an alle meine Lehrer*innen – und Lehrerkolleg*innen wenden:

Eure Playlist ist mir egal. Mich interessiert viel mehr, wie offen euer Ohr für eure Schüler*innen ist und wie gut ihr auf sie eingehen könnt.

Es ist mir egal, wie gut ihr euren Körper bewegt. Mich interessiert viel mehr, wie anmutig ihr euch durch die Welt bewegt.

Es ist mir egal, wie offen eure Körper geworden sind. Mich interessiert viel mehr, wie offen eure Herzen sein können.

Es ist mir egal, wie viele Schüler*innen ihr in euren Yogakursen habt. Mich interessiert viel mehr, zu wie vielen Schüler*innen ihr eine echte Verbindung aufbauen könnt.

Mir ist es wichtig, dass ihr eure verkörperten Erfahrungen mit leidenschaftlicher Begeisterung an eure Schüler*innen weitergebt und dabei nicht vergesst, dass wir alle verschieden sind. Dass ihr euer Herz und euren Verstand öffnet, um uns allen dabei zu helfen, in den höchsten Aspekt unserer selbst hineinzuwachsen.

Denn ihr, meine Tapferen, seid aus Sternenstaub geboren. Euer Skelett hat die Zugfestigkeit von Stahl. Ihr seid eine Sinfonie aus Synapsen und Stärke, aus Ventilen und Verletzlichkeit, aus Potenzial, Kraft und Verheißung. Hört auf, euch klein zu machen, denn das passt nicht zu euch.

Es ist mir eine große Ehre, gemeinsam mit euch auf dieser Reise zu sein, und ich hoffe, dass sich unsere Wege bald kreuzen!

Om Bolo Shri Sat Guru Bhagavan Ki Jai.

Die Wahrheit ist der einzig wahre Lehrer.

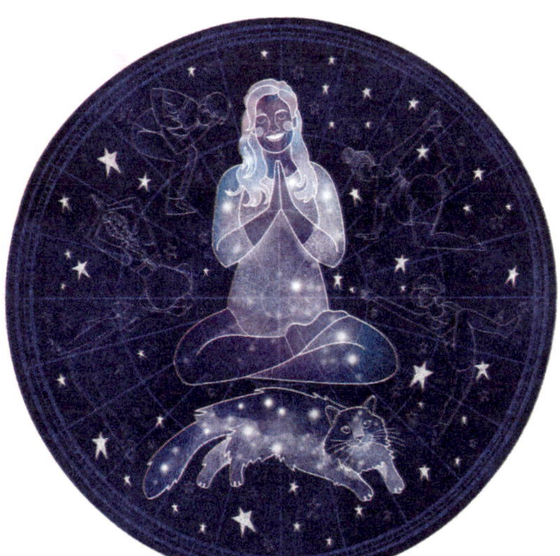

ANHANG

Ausgewählte Literatur

Ich könnte dir nun eine lange Liste von Büchern, Artikeln und anderen Quellen liefern, aus denen meine Informationen für dieses Buch stammen, aber ich will dich nicht zu Tode langweilen. Stattdessen möchte ich dir nur ein paar wichtige Quellen nennen, die sich entweder auf bestimmte Details im Text beziehen oder so wichtig sind und mir so sehr weitergeholfen haben, dass du sie vielleicht auch als nützlich empfinden wirst.

DAS VERKÖRPERTE HERZ

Das Herz – so hat Buchautor Hugh Aldersey-Williams es einmal wunderschön formuliert – »repräsentiert eine vernünftige Zentriertheit, einen Mittelpunkt zwischen Kopf und Geschlecht, den Dreh- und Angelpunkt zwischen Vernunft und Lust«: Aldersey-Williams, Hugh: *Anatomies: A Cultural History of the Human Body.* New York: W. W. Norton & Company, 2013; S. 130 Aldersey-Williams, Hugh: *Anatomien: Kulturgeschichten vom menschlichen Körper,* Carl Hanser Verlag GmbH & Co. KG; 1. Edition, 29. Juli 2013

Gegen Ende des 16. Jahrhunderts rief der französische Chirurg Ambroise Paré aus: »Das Herz ist der Hauptsitz der Seele, das Organ der Lebenskraft, der Anfang des Lebens und die Quelle unserer Lebensgeister … das Erste, was lebt, und das Letzte, was stirbt«: Johnson, Stephen L.: *This History of Cardiac Surgery, 1896–1955,* Baltimore: Johns Hopkins University Press, 1970, 1

AGNI UND DAS VERDAUUNGSSYSTEM

Für diese Kleinlebewesen hat der Nobelpreisträger und Molekularbiologe Joshua Lederberg im Jahr 2001 den Begriff »Mikrobiom« oder »*Menagerie* der zum Körper gehörigen Mikroben« geprägt: Lederberg, Joshua und McCray, Alexa T.: *'Ome Sweet 'Omics: A Genealogical Treasury of Words.* Scientist 15, Nr. 7, 2. April 2001

DAS GEHIRN

Die Behauptung, dass eine Gehirnhälfte dominanter sei als die andere, ist dummes Geschwätz und wird der engen Vernetzung und kooperativen Arbeitsweise unseres Gehirns nicht gerecht: Clabough, Erin: *Second Nature: How Parents Can Use Neuroscience to Help Kids Develop Empathy, Creativity, and Self- Control.* Boulder, CO: Sounds True, 2019; S. 41–42, S. 69–71

In Untersuchungen zur Achtsamkeitsmeditation wurde festgestellt, dass Menschen, die meditieren, mehr graue Substanz in den Hirnregionen haben, die für Aufmerksamkeit und Emotionsregulation eine wichtige Rolle spielen: Hölzel, Britta K.; Carmody, James; Vangel, Mark; Congleton, Christina; Yerramsetti, Sita M.; Gard, Tim und Lazar, Sara W.: *Mindfulness Practice Leads to Increases in Regional Brain Gray Matter Density*. Psychiatry Research 191, Nr. 1; 30. Januar 2011; S. 36–43. Verfügbar online unter ncbi.nlm.nih.gov/pmc/articles/PMC3004979/, https://doi.org/10.1016/j.pscychresns.2010.08.006

Außerdem haben Wissenschaftler festgestellt, dass die Veränderung des Gehirns von der Art der Meditation abhängt, die du praktizierst. … Wenn du über Mitgefühl meditierst, scheint dein Gehirn sich neu zu verdrahten, und zwar so, dass du dich stärker mit anderen Menschen verbunden fühlst: Lazar, S. W.; Kerr, C. E.; Wasserman, R. H.; Gray, J. R.; Greve, D. N.; Treadway, M. T.; McGarvey, M.; Quinn, B. T.; Dusek, J. A.; Benson, H.; Rauch, S. L.; Moore, C. I und Fischl, B.: *Meditation Experience Is Associated with Increased Cortical Thickness*. Neuroreport 16, 2005; S. 1893–1897, ncbi.nlm.nih.gov/pmc/articles/PMC1361002/

Pagnoni, G. und Cekic, M.: *Age Effects on Gray Matter Volume and Attentional Performance in Zen Meditation*, Neurobiology of Aging 28, 2007; S. 1623–1627

Hölzel, B. K.; Ott, U.; Gard, T.; Hempel, H.; Weygandt, M.; Morgen, K. und Vaitl, D.: *Investigation of Mindfulness Meditation Practitioners with Voxel- Based Morphometry*. Social Cognitive and Affective Neuroscience 3; 2008; S. 55–61

Vestergaard-Poulsen, P.; van Beek, M.; Skewes, J.; Bjarkam, C. R.; Stubberup, M.; Bertelsen, J. und Roepstorff, A.: *Long-Term Meditation Is Associated with Increased Gray Matter Density in the Brain Stem*. Neuroreport 20, 2009; S. 170–174

Luders, E.; Toga, A. W.; Lepore, N. und Gaser, C.: *The Underlying Anatomical Correlates of Long-Term Meditation: Larger Hippocampal and Frontal Volumes of Gray Matter*. Neuroimage 45, 2009: S. 672–678

Grant, J. A.; Courtemanche, J.; Duerden, E. G.; Duncan, G. H. und Rainville, P.: *Cortical Thickness and Pain Sensitivity in Zen Meditators*. Emotion 10, 2010; S. 43–53. *In einer achtwöchigen Studie zur Achtsamkeitsmeditation, bei der nicht die Gehirnstruktur, sondern die Gehirnaktivität untersucht wurde, [fiel es den Probanden leichter,] ihre Gedanken und Emotionen einfach nur zu beobachten, statt sich gewissermaßen darin festzufahren:* Hölzel et al.: *Mindfulness Practice Leads to Increases in Regional Brain Gray Matter Density*; https://www.ncbi.nlm.nih.gov/pmc/articles/PMC3004979/

Bildgebenden Untersuchungen zufolge können die Scheitellappen, die für unsere Orientierung in Zeit und Raum zuständig sind, in ihrer Aktivität gedämpft werden. … (Bei Menschen mit Depressionen ist der linke präfrontale Kortex sehr unteraktiv, aber man weiß noch nicht, warum): Hölzel et al.: *Mindfulness Practice Leads to Increases in Regional Brain Gray Matter Density*

Vago, D. R. und Zeidan, F.: *The Brain on Silent: Mind Wandering, Mindful Awareness, and States of Mental Tranquility*. Annals of the New York Academy of Sciences 1373, Nr. 1, 2016; S. 96–113, ncbi.nlm.nih.gov/pmc/articles/PMC5866730/

DER KÖRPER IST KEIN BAUKASTEN

Viele Asanas scheinen eher dem Aerobic-Wahn der 1980er-Jahre als der Intuition der alten Yogi*nis entsprungen zu sein. Dazu kannst du mal einen Blick in dieses hervorragende Buch werfen:

Singelton, M.: *Yoga Body: The Origins of Modern Posture Practice*. Oxford University Press New York, 2010

SEGMENT 5: DEN KOPF RISKIEREN

Eine Studie der University of Texas (Austin) aus dem Jahr 2014 hat gezeigt, dass die maximale Kraft, die … auf den Scheitelpunkt des Kopfes ausgeübt wurde, im Durchschnitt zwischen 40 und 48 Prozent des Körpergewichts jedes Studienteilnehmers lag: Hector, Rachel und Jenson, Jody L.: *Sirsasana (Headstand) Technique Alters Head/Neck Loading: Considerations for Safety*. Journal of Bodywork and Movement Therapies 19, Nr. 3, 1. Juli 2015; S. 434–441. Verfügbar unter: bodyworkmovementtherapies.com/article/S1360-8592(14)00184-3/abstract, und pubmed.ncbi.nlm.nih.gov/26118514/

ANDERE HILFREICHE QUELLEN

Doidge, Norman: *Neustart im Kopf: Wie sich unser Gehirn selbst repariert*. Campus Verlag; 3. Edition, 7. September 2017

Doidge, Norman: *Wie das Gehirn heilt: Neueste Erkenntnisse aus der Neurowissenschaft*. Campus Verlag; 1. Edition, 10. September 2015

Kraftsow, Gary: *Kraftquelle Yoga. Das Praxisbuch des Vini-Yoga.*Via Nova; 3. Edition, 10. September 2007

Robin, Mel: *A Handbook for Yogasana Teachers: The Incorporation of Neuroscience, Physiology, and Anatomy into the Practice*. Tucson, AZ: Wheatmark, 2009

Register

Über die Illustratorin

Lauren Rebbeck ist als freiberufliche Illustratorin tätig. Ihre Illustrationen wurden in internationalen Publikationen veröffentlicht. Ihre Arbeit umfasst redaktionelle Illustrationen, Kartenillustrationen, Buchillustrationen, Verpackungs- und Grafikdesign. Nach ihrem Bachelorabschluss (mit Auszeichnung) in Illustration und Animation an der Coventry University in England arbeitete Lauren zunächst als Grafikerin und ist heute als freiberufliche Illustratorin für einen weltweiten Kundenstamm tätig. Lauren reist gern, setzt sich für die Body-Positivity-Bewegung ein, ist begeisterter Katzenfan und lässt diese persönlichen Passionen auch gern in ihre künstlerische Arbeit einfließen. Mehr von Laurens Arbeiten findest du auf ihrer Website: www.laurenrebbeck.com

Über die Autorin

Kaum war Kristin Leal im Jahr 1993 in New York City angekommen, um ihre Karriere als Tänzerin weiterzuverfolgen, schleppte ihre Freundin sie zu ihrer ersten Yogastunde in der alten Jivamukti-Yogaschule. Obwohl sie keine Ahnung hatte, wovon die Leute dort redeten, verliebte sie sich sofort in die Poesie der Meditation in Bewegung.

Seitdem hatte Kristin Leal die Ehre, viele Yogaworkshops und Yogalehrer*innen-Ausbildungen auf der ganzen Welt zu leiten. Im Jahr 2005 gründete Kristin die 200- und 300-stündigen Kaya-Yogalehrer*innen-Ausbildungen, um ihre leidenschaftliche Begeisterung für das Wunder des menschlichen Körpers und das befreiende Potenzial von Bewegung und Stille weiterzugeben.

Im Jahr 2013 rief sie die 100-stündige MetaAnatomy-Ausbildung ins Leben, die seriöses wissenschaftliches Wissen mit einem Sinn für Humor und einer starken Beziehung zu dem Göttlichen verbindet, das in uns allen wohnt.

Seit 1995 ist Kristin Leal zugelassene Massagetherapeutin (Swedish Institute of Massage Therapy) und staatlich geprüfte Therapeutin für Reiki, Thai-Massage sowie neuromuskuläre und myofasziale Entspannung. Sie hat die Ausbildung für Ishta-Yoga-Marma-Therapy mitentwickelt und ist auch als Trainerin auf diesem Gebiet tätig. Kristin Leal ist Mitautorin des Buches *Yoga Fan: Practice Guide for Everyday* (2003). Weitere Informationen findest du unter www.kristinleal.com.

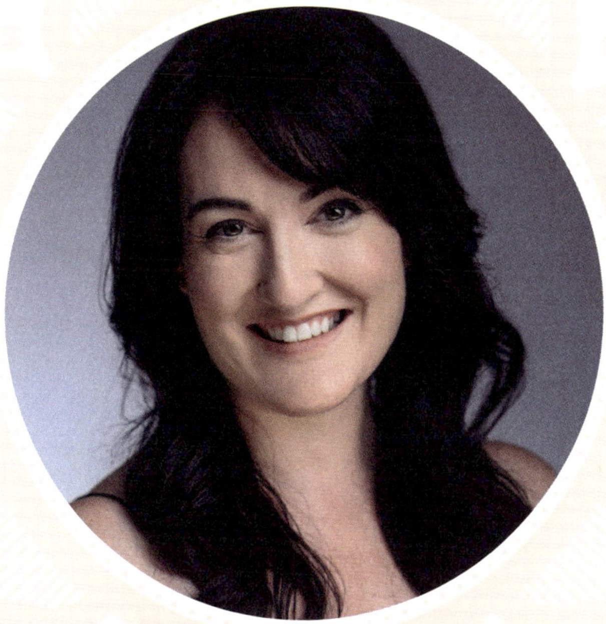

Dank

Viele Yogalehrer*innen haben über die Jahre hinweg meine Arbeit geprägt, meine Ideen beeinflusst und meine Leidenschaft für den menschlichen Körper beflügelt. Ihnen werde ich auf ewig dankbar sein.

Mein aufrichtiger Dank gilt all meinen Lehrer*innen, angefangen natürlich bei den OGs (Original-Gurus) Christopher und Marianne Leal. Mit ihrer standhaften Unterstützung und ihrem Vertrauen zu mir haben sie mich und alles, was ich tue, bis zum heutigen Tag entscheidend geprägt. Es war ein unglaublicher Segen für mich, in diese Familie hineingeboren worden zu sein und die Leal-Gene für Fleiß, Humor und Mitgefühl in mir zu tragen, während der Kelch des Gens für Laktoseintoleranz zum Glück irgendwie an mir vorübergegangen ist. Aber Spaß beiseite: Ihr beide seid für mich ein ständiger Quell der Stabilität und Liebe, und ich verneige mich vor euch in ewiger Dankbarkeit dafür, euer Kind zu sein. Meiner Schwester und meinem Bruder, Tracy und Tommy Cecil, die mein Leben mit ihrem Humor, ihrer Liebe und ihrem guten Essen in Gang halten, danke ich für ihre unendliche Großmut. Dir, meinem geliebten Matthew Home, bin ich dankbar dafür, dass du mir den Glauben daran zurückgegeben hast, dass alles möglich ist. Dir, meiner Freundin Jill Camera, die mir immer die besten Ratschläge zu allem (außer Männern) gibt, danke ich für deine unerschöpfliche Geduld, als du zum millionsten Mal eine historische Zeitlinie für mich erstellt hast. Herzlichen Dank auch an meine Freundinnen Jen Campbell-Munn, Tania Varela-Ibarra und Sarah Platt-Finger: Durch eure Liebe und die Gespräche mit euch bin ich zu einer besseren Freundin und Lehrerin geworden.

Euch, liebes Team von Sounds True, danke ich für eure Geduld mit meinem übermäßigen Gebrauch von Ausrufezeichen und meiner Ignoranz im Hinblick auf die Kommasetzung. Danke, dass ihr so liebevoll und zärtlich meine Hand und mein Herz gehalten habt!

Ein herzliches Dankeschön geht an alle meine Lehrer*innen, vor allem aber an Yoga-Rupa Rod Stryker und Kavi Yogiraj Alan Finger, die mich tagtäglich zum Streben danach inspirieren, in meinem Inneren einen besseren Menschen zutage zu fördern und dabei gleichzeitig über mein auf perfekte Weise unvollkommenes Menschsein zu lachen. Zu den meisten Übungen in diesem Buch wurde ich von ihnen inspiriert (oder habe sie – um ganz ehrlich zu sein – direkt von ihnen geklaut). Wie sehr die beiden Männer mein Verständnis dieser Arbeit geprägt haben, lässt sich mit Worten gar nicht beschreiben! Ich bin ihnen für immer und ewig dankbar für ihre Lehren und einfach dafür, sie in meinem Leben zu haben.

An meine liebe Illustratorin Lauren Rebbeck: Deine Fantasie und deine künstlerische Begabung haben die Idee dieses Buches auf unerwartete und unglaubliche Art tausendfach bereichert. Ich bin dir ungeheuer dankbar für all die schönen Dinge, die du erschaffst, und für die Großzügigkeit, mit der du sie an andere Menschen weitergibst. Danke dafür, dass du die Idee und die Worte dieses Buches mit deinen Illustrationen zum Leben erweckt hast.

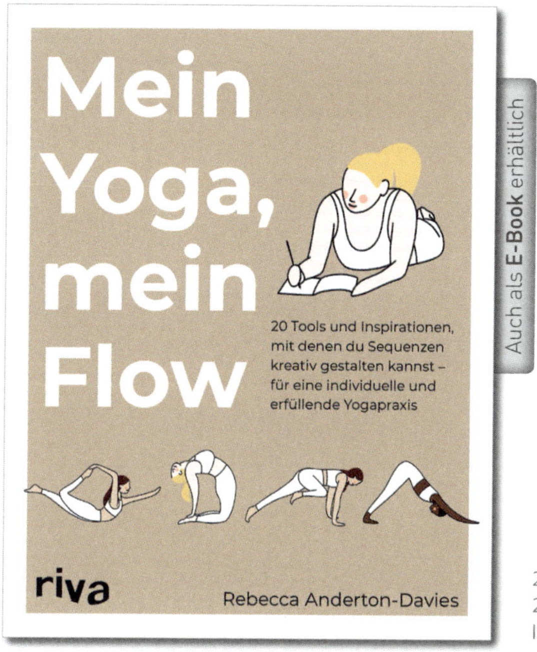

272 Seiten
22,00 € (D) | 22,70 € (A)
ISBN 978-3-7423-2025-4

Rebecca Anderton-Davies

Mein Yoga, mein Flow

20 Tools und Inspirationen, mit denen du Sequenzen kreativ gestaltest – für eine individuelle und erfüllende Yogapraxis

Ob zur Entspannung, zum Kraftaufbau oder als Schmerztherapie – Yoga ist extrem vielseitig. Diese Vielfalt kann es aber auch erschweren, den passenden Ansatz für sich zu finden. Um Yogis und Yoginis bei der Suche nach ihrem Flow zu unterstützen, hat Yogalehrerin Rebecca Anderton-Davies 20 Tools zusammengestellt, die dabei helfen, eine erfüllende Yogapraxis zu entwickeln. Veranschaulicht durch moderne Illustrationen und eine Gestaltung, die einlädt, selbst aktiv zu werden, zeigt sie, wie man sein Yogaziel definiert und sein persönliches Wohlfühlsetting kreiert. Zudem gibt sie zahlreiche anregende Tipps an die Hand, die es ermöglichen, individuelle Sequenzen zu gestalten. Impulse und Inspirationen ermutigen, Neues auszuprobieren und klassische Asanas abzuwandeln. So lässt sich Yoga auf die eigenen Bedürfnisse abstimmen und auf kreative und abwechslungsreiche Art in den Alltag integrieren.

riva

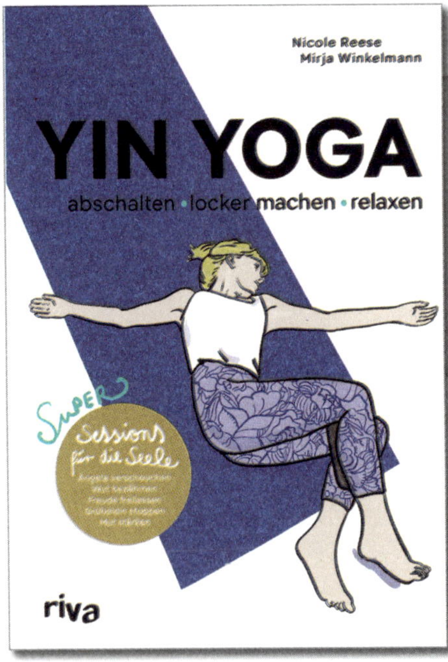

Auch als **E-Book** erhältlich

128 Seiten
18,00 € (D) | 18,60 € (A)
ISBN 978-3-7423-2237-1

Nicole Reese
Mirja Winkelmann

Yin Yoga – abschalten, locker machen, relaxen

Super Sessions für die Seele

Gedankenkarussell, innere Unruhe, Dauerstress – Yin Yoga ist der perfekte Ausgleich für jede Gemütslage: Es verknüpft die indische Yogalehre mit der Traditionellen Chinesischen Medizin und bringt dich von Kopf bis Fuß ins Gleichgewicht. Mit viel Humor und Leichtigkeit zeigen dir die erfahrenen Yogis Nicole Reese und Mirja Winkelmann über 30 einfache Übungen in fünf Yogasessions, die garantiert gute Laune machen. Erfahre, welche Organe und Meridiane deinen Emotionen zugrunde liegen, und finde die richtige Einheit, die sie harmonisiert und Ordnung in dein Gefühlschaos bringt. So kannst du mühelos und ganz entspannt Ängste verscheuchen, Wut zähmen, Grübeleien stoppen, Freude schenken oder Mut schöpfen.

riva